Δ𝑥

ISBN 978-3-903229-22-8

Printed in EU
Coverfoto: © Benjaminpx / stock.adobe.com

delta X Verlag im Internet: www.deltax.at

Bernd Mayer

Die E-Zigarette

Fakten & Mythen

delta x
VERLAG

Science is a candle
in the darkness of a demon-haunted world.

Carl Sagan (1934–1996)

INHALTSVERZEICHNIS

ABKÜRZUNGEN

Um das Buch lesbar zu halten, werden (häufig gebrauchte) Maßeinheiten, besonders dann, wenn sie in Rechenbeispielen gebraucht werden, abgekürzt.

Gewichtsmaße:
kg = Kilogramm (1 Kilogramm = 1.000 Gramm = 10^3 g)
mg = Milligramm (1 Milligramm = 1 Tausendstel Gramm = 10^{-3} g)
µg = Mikrogramm (1 Mikrogramm = 1 Millionstel Gramm = 10^{-6} g)

Hohlmaße:
ml = Milliliter (1 Milliliter = 1 Tausendstel Liter = 10–3 l)
l = Liter (1 Liter = 1.000 ml)

Längenmaße:
m = Meter (1 Meter)
km = Kilometer (1 Kilometer = 1.000 m = 10^3 m)

Flächenmaße:
m² = Quadratmeter
(1 Quadratmeter = Flächeninhalt von einem Quadrat von 1 x 1 m Seitenlänge)

Raummaße:
m³ = Kubikmeter
(1 Kubikmeter = Rauminhalt eines Quaders mit 1 x 1 x 1 m Seitenlänge)

Energieeinheiten:
kJ = Kilojoule (1 Kilojoule = 1.000 Joule)
kcal = Kilokalorie (1 Kilokalorie = 4,184 kJ)

1. Einleitung

Ende Februar 2006 suchte mich am Institut ein gewisser Renatus (alias René) Derler, wohnhaft etwa 50 Kilometer nördlich von Graz, auf und präsentierte mir eine sehr dekorativ mit chinesischen Zeichen beschriftete Holzschachtel. Der Inhalt entpuppte sich als zigarrenähnliches Teil, das man mit Filterdepots bestücken konnte, die mit nikotinhaltiger Flüssigkeit getränkt waren. Dieses Gerät, das René als „elektrische Zigarette" bezeichnete, erzeugte mittels eines Akkus einen Nebel, den man ähnlich wie den Rauch von Tabakzigaretten inhalieren konnte. Als damals starker Raucher war ich von dem Gerät begeistert und wagte die Prognose, dass aufgrund dieser Erfindung das Rauchen binnen 15 Jahren ausgerottet sein würde. Dass diese Prognose hoffnungslos optimistisch war, liegt wohl vor allem an dem in meiner Naivität nicht erwarteten massiven Gegenwind, der diesen Geräten von verschiedenen Seiten entgegen bläst und der ein wichtiges Thema dieses Buchs sein wird.

Wie sich herausstellte, hat René Derler die von der Firma Ruyan damals in China vertriebene E-Zigarette auf einer Asienreise entdeckt und beschlossen, sie in Europa zu vermarkten. Dazu bekam er von Ruyan die Generalvollmacht, wollte sich aber bei der in Österreich dafür zuständigen Agentur für Ernährungssicherheit (AGES) mit einem toxikologischen Gutachten absichern, wozu er mich beauftragte. Als Grundlage für mein Gutachten hatte ich die Patentschrift der Firma Ruyan, aus der das Funktionsprinzip ersichtlich war, eine Liste von Inhaltsstoffen der „Depots" und nicht zuletzt meinen Hausverstand zur Verfügung. Studien über E-Zigaretten gab es damals natürlich noch keine. Allerdings war seit langem bekannt, dass die schädlichen Wirkungen des Rauchens auf den Verbrennungsprodukten im Rauch beruhen. Außerdem gab es einige wenige tierexperimentelle Studien, die die Unbedenklichkeit der Inhalation der Hauptbestandteile der verdampften Flüssigkeiten, Glycerin und Propylenglykol (PG), belegten. Daraus folgte für mich zwingend, dass E-Zigaretten, in denen keine Verbrennung stattfindet, um ein Vielfaches weniger schädlich sind als Tabakzigaretten. Heute findet man in der Fachliteratur mehrere tausend Publikationen zu dem Thema – meine damalige Schlussfolgerung wurde aber bis heute nicht widerlegt.

In meinem Gutachten habe ich Rauchern dieses Produkt vorbehaltlos zur Entwöhnung empfohlen. Da ich bis dahin mit den ideologischen Konzepten der Tabakkontrolle nicht vertraut war, hatte ich nicht vorhergesehen, dass diese Empfehlung bei Gesundheitsbehörden sofort den „Arzneimittel-Reflex" auslösen würde. Raucherentwöhnung war – und ist bis heute – ein therapeutisches Verfahren zur medizinischen Behandlung von Rauchern. Würde man Gummibärchen zur Raucherentwöhnung empfehlen, müssten die Hersteller diese Produkte vermutlich als Arzneimittel registrieren lassen – und dürften sie nur mehr in Apotheken verkaufen. Für mich war – und ist nach wie vor – jeder Ausstieg aus dem Rauchen eine Form der Raucherentwöhnung, und zwar unabhängig davon, ob man mit Nicorette®, einem Stressball, Gummibärchen oder eben E-Zigaretten aussteigt. Diese Auffassung wird leider von den meisten Gesundheitsorganisationen und Behörden nicht geteilt. Jedenfalls haben in Österreich sowohl die AGES als auch das Gesundheitsministerium die E-Zigarette von Ruyan als Medizinprodukt und nikotinhaltige Liquids als registrierungspflichtige Arzneimittel eingestuft.

Da das Meinungsäußerungen ohne gesetzliche Bedeutung waren, startete René Derler im Frühsommer 2006 mit dem Direktvertrieb von Ruyan E-Zigaretten in Österreich und hielt diesen bis Mitte 2007 aufrecht. Viele österreichische Händler wagten es jedoch aufgrund der Verlautbarungen des Gesundheitsministeriums lange Zeit nicht, nikotinhaltige Liquids zu verkaufen. Erst 2014 sorgte die Europäische Tabakproduktrichtlinie (TPD2) für seit langem fällige Rechtssicherheit betreffend den Handel nikotinhaltiger Liquids außerhalb des Arzneimittelgesetzes.

Warum habe ich die E-Zigarette von Ruyan damals euphorisch begrüßt und empfehle Rauchern auch heute noch ebenso euphorisch den Umstieg? Wie viele andere habe ich im zarten Alter von 13 Jahren mit dem Rauchen begonnen – richtig coole Männer rauchen, und selbstverständlich wollte ich dazugehören. Als ich später erkannte, dass ich damit nicht nur meine Geldbörse, sondern vor allem meine Gesundheit nachhaltig schädige, war es zu spät. Unzählige Entwöhnungsversuche mit Hilfe von Nicorette®, Allen Carr, eisernem Willen, Gruppendynamik und anderem waren allesamt nach spätestens sechs Monaten gescheitert. Irgendwann hatte ich mich selbst aufgegeben und meinen zunehmend schlechteren Gesundheitszustand als unveränderlich akzeptiert. Wenn mein jüngster Sohn sich beim abendlichen Vorlesen in seinem Bett beklagt hatte, ich würde entsetzlich stinken, sagte ich ihm er solle nicht so zimperlich sein. Als Raucher hatte ich meine Gesundheit schwer geschädigt und Familie, Freunde und Arbeitskollegen durch permanenten Gestank belästigt.

Und dann bin ich eben über E-Zigaretten gestolpert. Anfangs waren die Geräte unzuverlässig und wenig effizient. Weder die von Ruyan, noch ihre kaum verbesserten Nachfolger benutzte ich regelmäßig und hatte stattdessen weiterhin geraucht. Anfang 2012 schickte mir jedoch Kollege Jürgen Ruhlmann ein Starterset der von ihm entwickelten Snoke® für ein Gutachten. Ohne es zu bemerken hatte ich den ganzen Tag an dieser kleinen, relativ schwachbrüstigen E-Zigarette gezogen und statt 30 plötzlich nur mehr drei bis vier Zigaretten täglich geraucht. So ging das etwa drei Wochen lang, bis mein Vorrat an Tabakzigaretten erschöpft gewesen war und ich mich entscheiden musste. – Ich habe mich damals gegen eine neue Stange Tabakzigaretten und stattdessen für eine leistungsstärkere E-Zigarette entschieden. Das war Anfang Februar 2012. Seither habe ich, abgesehen von der einen oder anderen ekelhaften „Testzigarette“, nicht mehr geraucht. Meine damals schwerwiegenden gesundheitlichen Probleme, vor allem nahezu permanente Infektionen der Atemwege und schwerer Husten, waren innerhalb weniger Wochen verschwunden. Ich war ein neuer Mensch! Durch E-Zigaretten wurde ich trotz offensichtlich extremer Abhängigkeit von Tabakzigaretten zwang- und schmerzlos zum Nichtraucher. Und Millionen Umsteiger weltweit erzählen ähnliche Geschichten.

In diesem Buch werde ich versuchen, die Vorteile des Umstiegs vom Rauchen auf das Dampfen anhand der verfügbaren Fakten darzulegen. In der biomedizinischen Datenbank *Medline* findet man zurzeit etwa 26.000 Publikationen zum Thema Tabak, Nikotin und E-Zigaretten. Bei Einschränkung auf E-Zigaretten sind es noch immer über 5.000 Arbeiten. Das zeigt uns erstens, dass die Aussage, über E-Zigaretten sei noch wenig bekannt, nicht zutreffend ist. Und zweitens zeigt das, dass es unmöglich ist, das verfügbare Wissen auch nur annähernd vollständig in einem schmalen Band wiederzugeben. Ich musste daher eine Auswahl treffen. Aufgrund meiner persönlichen Erfahrung, die man auch als Befangenheit werten könnte, ist diese Auswahl naturgemäß subjektiv. Kritiker mögen das als *cherry picking* bezeichnen, allerdings habe ich durchwegs verlässliche Studien mit Aussagekraft ausgewählt und werde auch die Argumente der Gegner anführen und diskutieren. Die Gründe warum ich diese für wenig überzeugend halte, sollten aus dem Text hervorgehen. Von den finanziellen und ideologischen Motiven der Gegner kann ich nur die Oberfläche freilegen, für eine eingehende Analyse ist dieser Sumpf zu tief.

Viele Themen, die für Dampferinnen und Dampfer von Interesse sein könnten, muss ich aus Gründen mangelnder Kompetenz und Zuständigkeit weglassen. Das sind wirtschaftliche Aspekte wie Markttrends, Verkaufszahlen, Umsätze einzelner Firmen und dergleichen. Ebenso ausklammern werde ich soziologische Aspekte, also Fragen nach den Motiven bestimmter Kohorten E-Zigaretten zu nutzen oder das nicht zu tun und Fragen nach dem Zusammenhang von Geschlecht, Alter, Sozialstatus usw. mit der Prävalenz des Dampfens. Und zuletzt möchte ich betonen, dass die Vor- und Nacheile bestimmter Geräte oder die Beurteilung des Geschmacks von Liquids nicht Thema dieses Buchs sind. Ich biete auch keine technischen Anleitungen zum Betrieb von E-Zigaretten, zur Akkusicherheit oder zur Anfertigung schicker Wicklungen. Dazu verweise ich meine Leserinnen und Leser auf die diversen deutschsprachigen Dampferforen, Facebook-Usergroups und unzählige informative Youtube-Videos und Blogs. Im Herbst 2019 hat der Suchtforscher Professor Heino Stöver einen Sammelband mit dem Titel „Ratgeber E-Zigarette: Einsteigen, Umsteigen, Aussteigen" herausgegeben, in dem 15 Fachleute, darunter auch Nutzer von E-Zigaretten ihre jeweiligen Positionen darlegen [1]. Die Darstellung des Themas wird daher in dem Ratgeber ausgewogener erscheinen, und dort findet man auch zahlreiche nützliche Tipps und Informationen rund um das Dampfen. Das vorliegende Buch kann und soll diesen Ratgeber nicht ersetzen.

2. Rauchen

2.1. SCHÄDLICHKEIT

Heutzutage ist wohl allen Raucherinnen und Rauchern bekannt, dass ihre Gewohnheit schwerwiegende Schäden für die Gesundheit zur Folge hat. Bei der Verbrennung von Tabak und Zigarettenpapier entstehen mehrere tausend Stoffe, von denen viele krebserregend oder anderweitig toxisch sind und die Entstehung tödlicher Erkrankungen wie Krebs, Herzinfarkt, Schlaganfall und schwerwiegende Lungenschäden fördern. Neben nachweislich krebserregenden polyzyklischen Kohlenwasserstoffen, Blausäure und mehreren toxischen Carbonylverbindungen entsteht aufgrund unvollständiger Verbrennung des Tabaks bei 800 bis 1000 °C auch Kohlenstoffmonoxid (CO), das als Verursacher von Rauchgasvergiftungen bekannt ist. CO bindet im Blut an Hämoglobin und behindert dadurch die Sauerstoffversorgung aller Gewebe des Körpers. Zahlreiche Studien zeigen, dass Raucherinnen und Raucher deutlich erhöhte CO-Spiegel im Blut haben und somit chronisch an einer leichten Rauchgasvergiftung leiden. Mit einem einfachen Testgerät lässt sich CO auch in der Ausatemluft nachweisen. Dieser Kohlenstoffmonoxid-Atemtest dient unter anderem der Überprüfung von Abstinenz in klinischen Studien zur Raucherentwöhnung.

Raucherinnen und Raucher haben ein massiv erhöhtes Risiko für Lungenkrebs und andere bösartige Tumorerkrankungen und leiden an beeinträchtigter Lungenfunktion, vom gut bekannten morgendlichen Raucherhusten bis hin zu schweren irreversiblen und potentiell tödlichen Lungenerkrankungen (Emphysem, *COPD*). Durch Beeinträchtigung des Immunsystems sind sie häufiger von Infektionen der oberen Atemwege betroffen (Erkältungen, Schleimbildung, „Schnupfen“) als nicht rauchende Personen. Jeder zweite Raucher stirbt vorzeitig an den Folgen des Rauchens, die Lebenserwartung wird durch das Rauchen um mehrere Jahre verkürzt.

2.2 RAUCHERQUOTEN, ABHÄNGIGKEIT UND ENTWÖHNUNG

Die weltweiten Raucherquoten variieren mit Geographie, Geschlecht und Alter. Laut Erhebung von statista.de betrug die Quote 2017 in der EU durchschnittlich etwa 18 Prozent. Das heißt jeder fünfte EU-Bürger raucht. Die länderspezifischen Unterschiede sind aber groß: Österreich und Deutschland liegen, was das Rauchen betrifft, im oberen europäischen Mittelfeld. Hier definiert sich ungefähr jeder Vierte als Raucher (28 bzw. 24 Prozent). Am meisten wird in Griechenland geraucht. Im südlichsten EU-Land greifen zwei von fünf Personen (37 Prozent) zur Zigarette. Am wenigsten rauchen die Schweden. Deren Raucherqoute beträgt sieben Prozent, gerade einmal ein Fünftel der von Griechenland. Die länderspezifischen Raucherquoten spiegeln sich auch in den Mortalitätsraten bei Lungenkrebs wieder: In Griechenland sterben 60 Personen je 100.000 Einwohner an Lungenkrebs, in Schweden nur 37 (2016; Quelle: Eurostat 11/2019).

Völlig auf Tabak verzichten Schweden aber dennoch nicht. Im Unterschied zu allen anderen EU-Mitgliedsstaaten ist in Schweden nikotinhaltiger

AUSFLUG IN DIE GRUNDLAGEN DER EPIDEMIOLOGIE: ASSOZIATION VS. URSACHE

Gelegentlich wird argumentiert, man könne die Ursache von Erkrankungen oder Todesfällen niemals mit Sicherheit dem Rauchen zuschreiben. Das ist selbstverständlich richtig und trifft auch auf die diversen Gesundheitsrisiken vieler anderer Umwelt- und Lifestylefaktoren zu. Deshalb wird in solchen Fällen das Risiko in epidemiologischen Studien erfasst, in denen man exponierte Personen mit nicht exponierten Kontrollen vergleicht und das relative Risiko bei Exposition errechnet. So können Assoziationen erkannt werden, die allerdings nicht notwendigerweise auf einem kausalen Zusammenhang beruhen.

Häufig werden epidemiologische Ergebnisse durch Störfaktoren, sogenannte Confounder, verzerrt. Ein einfaches Beispiel wäre die erhöhte Sterblichkeit von Menschen mit grauen Haaren im Vergleich zu Kontrollen mit anderer Haarfarbe. Daraus würde wohl niemand schlussfolgern, dass graue Haare tödlich sind. In dem Fall ist das Lebensalter der offensichtliche Confounder. Confounding ist ein grundsätzliches Problem epidemiologischer Studien, sodass für die kausale Interpretation von Assoziationen weitere Kriterien herangezogen werden müssen, die von Bradford Hill 1965 publiziert wurden [2]. Das sind unter anderem Plausibilität und Dosisabhängigkeit, die im Fall des Zusammenhangs von Krebserkrankungen und Rauchen beide erfüllt sind. Tabakrauch enthält eine Vielzahl krebserregender Stoffe, sodass der Zusammenhang hoch plausibel ist. Und das relative Risiko nimmt mit der Anzahl der gerauchten Zigaretten und der Dauer der Raucherkarriere zu, ist also von der Dosis abhängig. Auch wenn man das im Einzelfall nicht beurteilen kann, ist der kausale Zusammenhang zwischen Rauchen und der Entstehung von Krebserkrankungen zweifelsfrei belegt. Daran ändert auch der berühmte Großvater nichts, der täglich 80 Zigaretten geraucht hat und mit 104 Jahren beim Klettern tödlich verunglückte.

Lutschtabak, auch Snus genannt, legal erhältlich und vor allem unter Männern sehr beliebt. Ob sich Snus auch außerhalb Schwedens durchsetzen würde, wissen wir nicht. Das Verbot von Snus in der EU ist aber in Anbetracht der Erfahrungen in Schweden und anderen skandinavischen Ländern sachlich nicht gerechtfertigt.

Die WHO und nationale Regierungen haben in den vergangenen Jahrzehnten drastische Maßnahmen zur Verminderung des Rauchens ergriffen: Rauchverbote, regelmäßige Erhöhungen der Tabaksteuer, Schockbilder, Informationskampagnen, staatliche Förderung von Entwöhnungsprogrammen, soziale Ausgrenzung von Raucherinnen und Rauchern („Denormalisierung des Rauchens", siehe 10.1) und vieles andere mehr. Dennoch haben die Raucherquoten weltweit nur marginal abgenommen. Die Betroffenen wissen, dass sie mit ihrem Verhalten ihre Gesundheit nachhaltig schädigen und mit hoher Wahrscheinlichkeit ihre Lebenserwartung deutlich verkürzen. Dennoch nimmt die Mehrheit schwerwiegende finanzielle und soziale Einschränkungen in Kauf, anstatt dem vernünftigen Rat zu folgen und einfach aufzuhören [3,4].

„Mit dem Rauchen aufzuhören ist kinderleicht. Ich habe es schon hundertmal geschafft." Diese pointierte Bemerkung von Mark Twain trifft den Nagel auf den Kopf. Laut Umfragen würden etwa vier von fünf Raucherinnen und Raucher gerne aufhören, langfristig scheitern aber die meisten Versuche. Es ist internationaler wissenschaftlicher Konsens, dass die Schädlichkeit des Rauchens vorwiegend auf der Inhalation toxischer Verbrennungsprodukte beruht und nicht auf den biologischen Wirkungen von Nikotin. Diese Erkenntnis war die Grundlage für die Entwicklung nikotinhaltiger Arzneimittel zur Unterstützung der Raucherentwöhnung. Es bestand die Hoffnung, Raucherinnen und Raucher würden ihr Nikotin nicht mit Tabakrauch, sondern mit Kaugummis, Pflastern oder Inhalatoren konsumieren und so ihren Nikotinbedarf ohne Inhalation schädlicher Verbrennungsprodukte decken. Leider zeigten klinische Studien, dass diese sogenannten Nikotinersatzprodukte langfristig kaum effektiver sind als Placebo. Eine wesentliche Komponente der Zigarettenabhängigkeit ist die Gewöhnung an ein Verhalten, an das „Rauchritual", das die Arzneimittel nicht ersetzen. Daher wird von den medizinischen Fachgesellschaften zur effizienten

Raucherentwöhnung die Kombination von Nikotinprodukten mit Verhaltenstherapie und anderen psychotherapeutischen Verfahren empfohlen, wodurch die Einjahres-Erfolgsraten – je nach Methode und Studie – von etwa drei auf zehn bis zwanzig Prozent erhöht werden.

2.3 SCHADENSMINIMIERUNG

Nahezu alle Tätigkeiten unseres Lebens sind mit einem kleinen – manche auch mit einem größeren – Risiko verbunden. Das betrifft Autofahren und Sport ebenso wie viele Speisen und Getränke, die wir regelmäßig konsumieren. Nichts ist mit hundertprozentiger Gewissheit „harmlos", und Unschädlichkeit lässt sich grundsätzlich nicht beweisen (mehr dazu in den Abschnitten 10.4 und 10.5). Anstatt mit einem gewissen Risiko verbundene Tätigkeiten zu verbieten und so hundertprozentige Sicherheit zu gewährleisten, versucht der Gesetzgeber das Risiko zu minimieren. Als illustratives Beispiel möchte ich das Autofahren heranziehen. Laut Statistik Austria waren im Jahr 2019 in Österreich 409 Verkehrstote zu beklagen, darunter 16 Kinder. Außerdem wurden bei 36.856 Unfällen 46.525 Personen verletzt, davon 7.631 schwer. Diese Schäden für Leib und Leben könnte man durch ein Generalverbot des Autofahrens oder flächendeckende Geschwindigkeitsbeschränkung auf 20 km/h mit 100-prozentiger Gewissheit verhindern. Aus naheliegenden Gründen sind das keine sinnvollen Optionen. Daher versucht man die schädlichen Folgen des Autofahrens durch gesetzliche Regelungen zu minimieren: Gurtenpflicht, ABS, Airbags, regelmäßige Fahrzeugüberprüfungen, streng kontrollierte Verkehrsregeln, Verbot von Smartphones ohne Freisprechanlage – und nicht zuletzt Abschreckung vor Zuwiderhandlungen durch Androhung strenger Strafen. Das Prinzip der Schadensminimierung ist in nahezu allen Bereichen unseres Lebens fest verankert. Auch in der Drogenprävention wurden die Vertreter einer strikten Abstinenzstrategie weitgehend überzeugt: Programme zum Nadelaustausch, kontrollierte Heroin-Substitution oder Verteilung von Kondomen zur HIV-Prophylaxe sind heute in den meisten Ländern etablierter Standard. Bei der Therapie der Alkoholabhängigkeit steht seit einigen Jahren die pharmakotherapeutische Reduktion des Alkoholkonsums mit Nalmefen (Handelsname: Selincro®) als Alternative zum Ziel vollständiger Abstinenz zur Verfügung.

Während also in den meisten Bereichen das Idealziel absoluter Abstinenz zugunsten der Minimierung des Schadens aufgegeben wurde, lehnt eine Mehrheit der Gesundheitsexperten in der Tabakkontrolle das Konzept der Schadensminimierung („*tobacco harm reduction*“) ab. Die WHO und mit ihr assoziierte Gesundheitsorganisationen bekämpfen etwa E-Zigaretten mit allen Mitteln (Abb. 1), und man beharrt auf der Maxime „Quit or Die“. Die zugrunde liegenden Ursachen sind vielfältig und werden gegen Ende dieses Buchs in Kapitel 11 diskutiert.

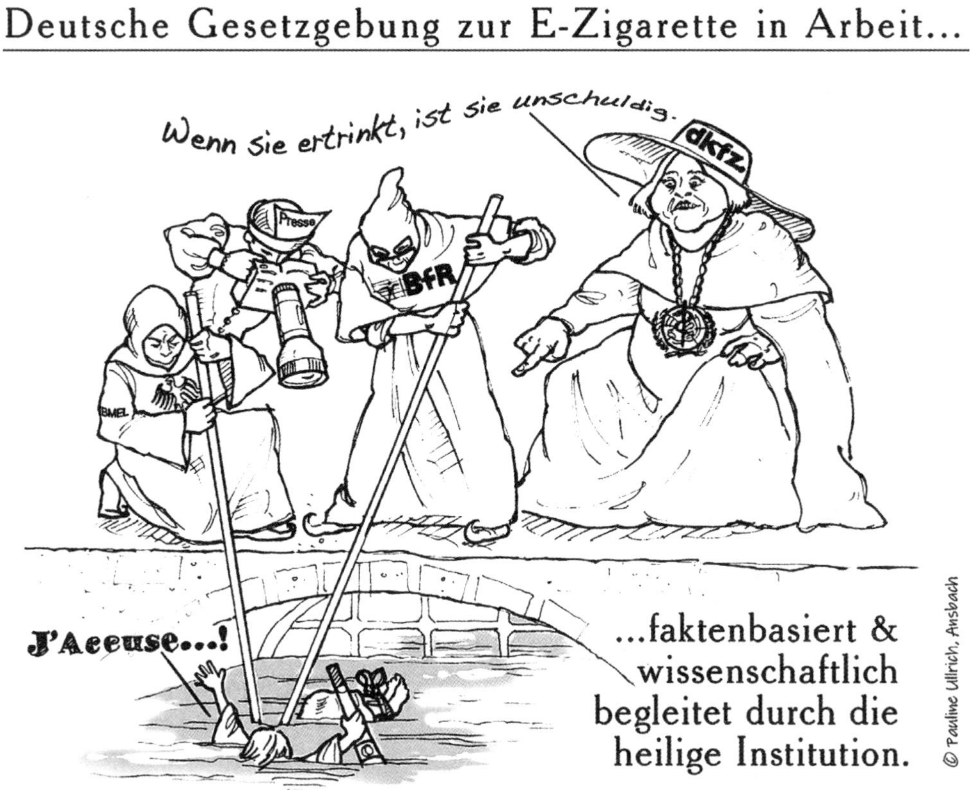
Deutsche Gesetzgebung zur E-Zigarette in Arbeit...
Wenn sie ertrinkt, ist sie unschuldig.
dkfz
Presse
BfR
BMEL
J'Accuse...!
...faktenbasiert & wissenschaftlich begleitet durch die heilige Institution.
© Pauline Ullrich, Ansbach

Abbildung 1: Der Kampf gegen E-Zigaretten.
Mit freundlicher Genehmigung von Pauline Ullrich, Grafikerin, Kunsttherapeutin und Coach.

2.4 E-ZIGARETTEN: ALTERNATIVE FÜR RAUCHER ZUR SCHADENSMINIMIERUNG

Trotz aller Bemühungen versagen in den meisten Fällen die von den medizinischen Fachgesellschaften empfohlenen und in den medizinischen Leitlinien verankerten Verfahren zur Raucherentwöhnung. Außerdem betrachten viele Raucherinnen und Raucher Zigaretten als Genussmittel und sehen Rauchen nicht als Krankheit sowie sich selbst nicht als behandlungsbedürftige Patienten. Sie lehnen medizinische „Behandlung" ihres Verhaltens ab und bestehen auf ihrem Grundrecht der Entscheidungsfreiheit. Die ethisch vielschichtige Frage, ob gesundheitsschädigendes Verhalten der Entscheidungsfreiheit des Einzelnen obliegt, kann und möchte ich hier nicht beantworten. Ich werde aber eine alternative Form des Nikotinkonsums vorstellen, die es erlaubt, das jahre- oft sogar jahrzehntelang konditionierte Rauchverhalten aufrecht zu erhalten, ohne gesundheitsschädlichen Tabakrauch zu inhalieren. Seit etwa 15 Jahren stehen uns Geräte zur Verfügung, die durch Erhitzung nikotinhaltiger Lösungen einen Nebel (umgangssprachlich Dampf) erzeugen, der mit Hilfe eines Mundstücks inhaliert wird. Man raucht also nicht, sondern dampft. Da diese Geräte als Ersatz für Tabakzigaretten dienen und mit Strom betrieben werden, wurden sie elektronische Zigaretten (E-Zigaretten) genannt. Diese Bezeichnung sorgt in der Bevölkerung gelegentlich für Verwirrung und hat vermutlich erheblich zur fälschlichen Gleichsetzung des Rauchens mit dem Dampfen durch Behörden und die Politik beigetragen [5]. Die Bezeichnung „E-Zigarette" ist allerdings mittlerweile dermaßen gut etabliert, dass eine Änderung der Terminologie hoffnungslos erscheint. Dieser Tatsache Rechnung tragend werde ich den Terminus „E-Zigaretten" beibehalten. Allerdings werde ich penibel auf die Unterscheidung zwischen „Dampfen" (Inhalation von Nebel) und „Rauchen" (Inhalation von Verbrennungsrauch) achten.

3. Nikotin

Als ich vor einigen Jahren beim Aufnahmegespräch vor einer ärztlichen Untersuchung meinen Kardiologen informiert hatte, dass ich früher starker Raucher war, hat er *Ex-Nikotinabusus* in die Anamnese geschrieben. Diese Gleichsetzung des Rauchens mit „Nikotinmissbrauch“ ist auch außerhalb der medizinischen Fachkreise in der Bevölkerung fest verankert. Über Jahrzehnte hinweg war das Zigarettenrauchen die bei weitem vorherrschende Form des Nikotinkonsums. Und noch immer sind viele Menschen der Überzeugung, dass die Schädlichkeit des Rauchens vorwiegend auf den Effekten von Nikotin beruht. Tatsächlich hat aber bereits in den 1970er Jahren der 2009 verstorbene Professor Michael Russell, den man als Vater von *tobacco harm reduction* bezeichnen könnte, diesen Mythos zu beseitigen versucht: *„People smoke for the nicotine but they die from the tar“*, erklärte er 1976 in der Einleitung einer Publikation im *British Medical Journal* [6]. Man raucht wegen des Nikotins, aber man stirbt am Teer. Dieses berühmte Zitat hat bis heute nichts an Aktualität und Bedeutung eingebüßt. Auf einer Informationsseite von Nicorette® wird Raucherinnen und Rauchern durch Hinweise auf die geringe Schädlichkeit von Nikotin die Sorge vor medizinischen Nikotinersatzprodukten genommen. Auch viele Gegner empfehlen diese Produkte, warnen aber im gleichen Atemzug vor der Gefährlichkeit von Nikotin in E-Zigaretten. Die Hintergründe der erstaunlichen Verwandlung einer vergleichsweise harmlosen Substanz in ein tödliches Sucht- und Nervengift, sobald sie nicht in Form eines registrierten Arzneimittels, sondern mittels E-Zigaretten konsumiert wird, werden wir später beleuchten.

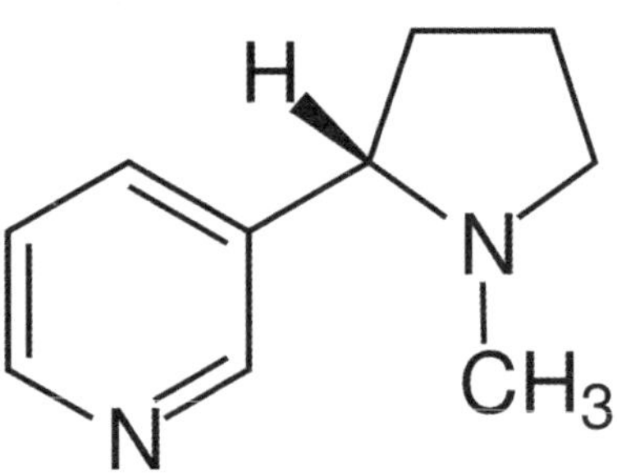

(S)-Nikotin
(S)-(–)-1-Methyl-2-(3-pyridyl)pyrrolidin

3.1 BIOLOGISCHE EFFEKTE

Nikotin kommt in zwei spiegelbildlichen Konformationen vor. Die Blätter von Tabakpflanzen enthalten (S)-Nikotin (in der Strukturformel als dicker Pfeil dargestellt), das biologisch etwa 10-mal aktiver ist als die R-Konformation. Ohne aufwändige Isomerentrennung liefern chemische Syntheseverfahren eine Mischung der beiden Formen, die man als *Racemat* bezeichnet. Nahezu alle nikotinhaltigen Produkte, die derzeit am Markt sind – inklusive Arzneimittel und Liquids – enthalten aus Tabak isoliertes (S)-Nikotin. Die Substanz ist auch in den Blättern anderer Nachtschattengewächse enthalten, beispielsweise Tomaten, Kartoffeln, Paprikas und Auberginen (Abb. 2). Hersteller von Liquids in den USA überlegen, aus anderen Pflanzen gewonnenes Nikotin zu verwenden, um die FDA-Regulierung der Liquids als Tabakprodukte zu umgehen. Gelegentlich wird in den sozialen Medien mit dem Nikotingehalt dieser Lebensmittel argumentiert, das heißt, man würde auch durch das Essen von Kartoffeln Nikotin zu sich nehmen. Dabei wird aber nicht bedacht, dass wir nicht die Blätter, sondern die Früchte, genauer gesagt die Knollen dieser Pflanzen verzehren, also Bestandteile, deren Nikotingehalt vernachlässigbar ist. Gemäß einer publizierten Analyse enthalten 500 kg Kartoffeln 1 mg Nikotin [7], wovon bei Verzehr 0,2 mg ins Blut gelangen und systemisch wirksam würden (siehe 3.2.).

Im menschlichen Körper imitiert Nikotin einen Teil der Wirkungen des Neurotransmitters Acetylcholin und bewirkt dadurch eine leichte Erhöhung von Herzfrequenz und Blutdruck. Diese Effekte sind harmlos und ähneln jenen von Koffein oder leichter körperlicher Betätigung. Klinische

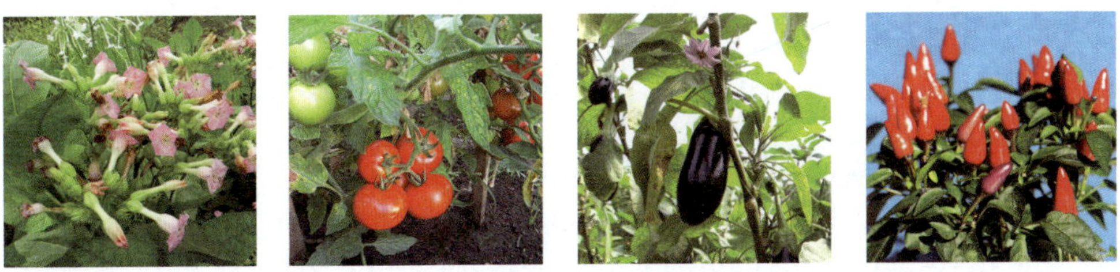

Abbildung 2: Einige Nachtschattengewächse, die durch Nikotin in den Blättern vor Insekten und anderen Fressfeinden geschützt sind – v.l.n.r.: Nicotiana tabacum (Tabakpflanze), Solanum lycopersicum (Tomate), Solanum melongena (Aubergine) und Capsicum (Paprika).

Studien, in denen man die langfristigen Konsequenzen von Nikotinersatzprodukten untersucht hat, erbrachten keinen Hinweis auf ein erhöhtes Risiko für schwerwiegende Erkrankungen des Herzkreislauf-Systems [8,9]. Dennoch sollten Personen mit schweren kardiovaskulären Erkrankungen wie etwa überstandenem Herzinfarkt, Schlaganfall oder peripherer arterieller Verschlusskrankheit („Schaufensterkrankheit") sicherheitshalber ihren Nikotinkonsum möglichst einschränken oder ganz darauf verzichten. Die Ergebnisse klinischer Studien sind nicht in Stein gemeißelt, und der Teufel schläft bekanntlich nicht.

Neben den typischen, gut untersuchten Wirkungen auf das Herzkreislauf-System wurden in der Fachliteratur vielfältige biologische Effekte von Nikotin beschrieben, deren Relevanz für unsere Gesundheit unklar ist. Herausgreifen möchte ich den möglichen Einfluss des Nikotinkonsums auf Krebserkrankungen. Nikotin ist nicht als krebserregend eingestuft, da es keinen belastbaren Hinweis auf krebserregende Wirkungen gibt. Allerdings fördert Nikotin die Neubildung von Blutgefäßen, die sogenannte *Angiogenese* [10]. Dieser Prozess ist wichtig für die Wundheilung, führt allerdings bei bestehenden Krebserkrankungen zu einer verbesserten Blutversorgung des Tumors und hat damit beschleunigtes Tumorwachstum zur Folge. Versuche mit Labortieren zeigten derartige Effekte von Nikotin und wiesen auch daraufhin, dass Nikotin die Wirksamkeit von Zytostatika, die in der Chemotherapie das Tumorwachstum bremsen sollen, beeinträchtigen könnten [11-13]. Im Bereich Tabak/Nikotin sind Ergebnisse aus Tierversuchen allerdings besonders schlecht oder gar nicht auf den Menschen übertragbar (siehe Kapitel 8), sodass es unklar ist, ob die Befunde zur Beschleunigung des Tumorwachstums in Labortieren für den Nikotinkonsum mittels E-Zigaretten relevant sind. Bei lebensbedrohlichen Erkrankungen sollte man aber nicht hasardieren, und ich empfehle daher Personen mit Krebserkrankungen sicherheitshalber, wenn möglich, auf Nikotin zu verzichten.

Nikotin hat aber auch positive Wirkungen, die von der Tabakkontrolle unter den Teppich gekehrt werden, um die politisch erwünschte Denormalisierung des Rauchens nicht zu gefährden. Im Vordergrund steht dabei die entzündungshemmende Wirkung, auf der wahrscheinlich die Schutzwirkung gegen die *Colitis ulcerosa*, einer ausgesprochen unangenehmen entzündlichen Darmerkrankung, beruht. Raucherinnen und Raucher leiden wesentlich seltener an dieser Krankheit, und die Wirksamkeit der Therapie mit Nikotinpflastern ist in klinischen Studien dokumentiert [14,15]. Aus unbekannten Gründen schützt Nikotin aber nicht gegen *Morbus Crohn*, einer mit der *Colitis ulcerosa* verwandten Erkrankung. Auch bei Autoimmunerkrankungen [16] wie der Sarkoidose, einer auch in der Lunge auftretenden Bindegewebserkrankung, verbesserte Nikotin die Symptomatik [17]. Im Gehirn scheint die entzündungshemmende Wirkung von Nikotin zur geringeren Häufigkeit von *Morbus Parkinson* [18,19] und *Morbus Alzheimer* [20,21] unter Raucherinnen und Rauchern beizutragen.

Besonders interessant sind die psychischen Effekte von Nikotin. Häufig beklagen sich Raucherinnen und Raucher über mangelnde Konzentrationsfähigkeit im Rahmen von Entwöhnungsversuchen. Und tatsächlich zeigen klinische Studien eine Verbesserung kognitiver Leistungen wie Lernen, Gedächtnis und Konzentration durch Nikotin [22,23], während Nikotinentzug im Zuge der Raucherentwöhnung kognitive Beeinträchtigungen zur Folge hat [24]. Der Neurowissenschaftler Paul Newhouse untersucht seit langem die therapeutische Wirksamkeit von Nikotinbehandlung bei Personen mit leichter geistiger Behinderung [25,26]. Die Therapie mit Nikotin wird aufgrund des angeblich hohen Suchtpotentials (siehe 3.4.) abgelehnt, aber analoge Substanzen, die bestimmte Nikotinrezeptoren im Gehirn stimulieren, werden zur Therapie diverser kognitiver Störungen und psychischer Erkrankungen in Betracht gezogen [27]. Kontrovers beurteilt werden die Effekte von Nikotin bei Erkrankungen wie der Schizophrenie [28,29] oder der Aufmerksamkeitsdefizit-Störung mit oder ohne Hyperaktivität, dem AD(H)S [30]. Bei beiden Erkrankungen ist die Raucherquote wesentlich höher als in der Normalbevölkerung, bei Schizophrenie beträgt sie bis zu 80 Prozent. Manche Fachleute gehen davon aus, dass sich die Patienten unbewusst selbst mit Nikotin behandeln und kritisieren die strikten Rauchverbote in psychiatrischen Kliniken. An Schizophrenie erkrankte Personen zeigen aber insgesamt verstärktes Suchtverhalten, sind also zum Beispiel auch eher alkoholabhängig als Gesunde. Somit könnte die hohe Raucherquote auch eine Ausprägung des Suchtverhaltens sein, was die Selbsttherapie-Hypothese des Rauchens bei Schizophrenie in Frage stellt [31].

Mit dem Effekt von Nikotin auf AD(H)S habe ich mich selbst näher beschäftigt. Eine kürzlich publizierte Studie zeigt, dass junge Erwachsene mit ADHS signifikant stärker zur Selbstverabreichung von Nikotin neigen als Kontrollgruppen [32], sodass die höheren Raucherquoten unter Betroffenen offenbar auf Neigung zum Nikotinkonsum zurückzuführen sind. Allerdings stellt sich auch hier die Henne-Ei Frage: Verursacht die kognitive Störung die Vorliebe für Nikotin oder verbessert Nikotin die Symptomatik? Die Fachliteratur dazu ist kontrovers, aber in persönlichen Mitteilungen haben mir Betroffene einhellig berichtet, dass sich ihre Symptome bei Nikotinkonsum, entweder durch Rauchen oder mittels E-Zigaretten, verbessern und nach Entzug wieder verschlechtern. Nachdem diese Erfahrungsberichte auch durch vereinzelte klinische Studien bestätigt wurden, wird die therapeutische Wirksamkeit von Nikotin zur Behandlung des AD(H)S auch von Fachleuten in Erwägung gezogen [27].

3.2 TOXIZITÄT

Häufig liest man Nikotin sei ein tödliches Nervengift. Das ist grundsätzlich richtig, aber nur die halbe Wahrheit. Um das zu verstehen müssen wir zunächst klären, welche Stoffe als Gifte zu bezeichnen sind. In der Bevölkerung besteht vermutlich Einigkeit, dass die aus Kriminalromanen gut bekannten Stoffe Arsenik oder Kaliumcyanid („Blausäure") Gifte sind, wohingegen Kochsalz oder Arzneimittel gemeinhin als nützlich erachtet werden. Diese Unterscheidung ist wissenschaftlich allerdings nicht haltbar. Bereits vor 500 Jahren hat Paracelsus erkannt, dass der Begriff „Gift" oder „giftig" immer auf eine Dosis Bezug nehmen muss. Oder wie das in einem Standard-Lehrbuch der Toxikologie formuliert ist: *Es mag ein Dosisbereich existieren, in dem ein bestimmtes Agens eine giftige Wirkung entfaltet. Es gibt immer auch Expositionsbereiche eines Agens, die keine unerwünschten Wirkungen auslösen.* [33] Um beim Beispiel Blausäure zu bleiben: Bittermandeln, Aprikosenkerne und andere pflanzliche Nahrungsmittel enthalten Bestandteile (Glykoside), die im Körper Blausäure freisetzen. Dennoch ist der Verzehr geringer Mengen unbedenklich. Unter Berücksichtigung der Dosisabhängigkeit biologischer Wirkungen werden von den Behörden deshalb Grenzwerte für die Aufnahme potentiell schädlicher Substanzen definiert. Im Fall von Cyanid beträgt der tägliche Grenzwert 20 mg pro Kilogramm Körpergewicht. Für einen 60 kg schweren Menschen ist demnach die über den Tag verteilte Aufnahme von bis zu 1,2 Gramm Cyanid nicht „giftig". Umgekehrt kann der Verzehr von an sich als „ungiftig" angesehenen Lebensmitteln durchaus fatal enden: 150 Gramm Kochsalz können tödlich sein. In hoher Dosierung wirkt also ein Stoff, den jeder von uns im Küchenschrank aufbewahrt und täglich benutzt, als tödliches Gift. Für das gut verträgliche, auch für Kleinkinder und schwangere Frauen zugelassene Schmerzmittel Paracetamol (zum Beispiel Mexalen®) beträgt die empfohlene Einzeldosis 0,5 Gramm, die tägliche Maximaldosis 2 Gramm. Aber bereits ab einer Dosis von etwa 8 Gramm führt Paracetamol zu schweren, lebensbedrohlichen Leber- und Nierenschäden. In Abhängigkeit von der Dosis ist diese Substanz entweder ein hilfreiches Schmerzmittel für Babys oder tödliches Gift.

Aber nun zum Nikotin. Die Wirkungen von Nikotin beruhen auf der Stimulierung von bestimmten Rezeptoren auf Nervenzellen, die durch den Neurotransmitter Acetylcholin aktiviert werden. Nikotin imitiert also ein körpereigenes Wirkprinzip. In dem beim Rauchen oder Dampfen erzielten Konzentrationsbereich regt Nikotin die Zellen zur Aktivität an, hat also einen stimulierenden Effekt. In mehr als 100-fach höherer Konzentration kehrt sich dieser Effekt jedoch um, sodass die Funktion der Nervenzellen blockiert wird und Nikotin seine neurotoxische Wirkung als Nervengift entfaltet.

> Die Wirkumkehr beruht dabei auf der Dauerstimulierung der Acetylcholin-Rezeptoren, die zu einer Aktivitäts-Blockade der Nervenzellen führen. Auf einem ähnlichen biochemischen Effekt beruht auch die relaxierende Wirkung von Suxamethonium (Succinylcholin), einem Mittel, das bei chirurgischen Eingriffen zur Entspannung der Skelettmuskulatur verwendet wird. Eine Wirkung, die im übrigen auch Curare-Derivate entfalten, die als muskellähmende Pfeilgifte südamerikanischer Indianer bekannt sind.

Nunmehr stellt sich die wesentliche Frage, unter welchen Umständen die Nikotinkonzentration im Blut so hoch werden kann, dass die neurotoxische Wirkung von Nikotin zum Tragen kommt. Nikotin wird im Körper rasch abgebaut und verteilt sich in zahlreichen Geweben, sodass bei kontinuierlicher Zufuhr kleiner Mengen, wie das beim Rauchen oder Dampfen der Fall ist, gefährliche Blutspiegel niemals erreicht werden. Es stellt sich ein Fließgleichgewicht (*steady state*) ein, das den Anstieg der Nikotinkonzentration im Blut limitiert. Außerdem löst Nikotin bereits bei leichter Überdosierung unangenehme Wirkungen wie Schwindel, Kopfschmerzen und – in Extremfällen – Erbrechen aus, die uns zur Unterbrechung der Aufnahme veranlassen: man legt eine Rauch- oder Dampfpause ein. Somit stellt man durch Anpassung des Rauchverhaltens unbewusst optimale Nikotinspiegel ein, man „titriert" die erforderlichen Blutspiegel an Nikotin, ohne sich dessen bewusst zu sein. Diese *Selbsttitration* mit Nikotin ist für das Rauchen seit langem dokumentiert, und aktuelle Studien zeigten das auch für das Dampfen [34]. Das von Frau Dr. Martina Pötschke-Langer bei einer Anhörung im deutschen Bundestag gezeichnete Schreckensbild von Dampferinnen und Dampfern, die bis zur Bewusstlosigkeit an ihren E-Zigaretten ziehen [35], ist daher realitätsfern und als Science Fiction zur Bekämpfung von E-Zigaretten einzustufen.

Ernsthafte Vergiftungserscheinungen bis hin zum Tod treten nur auf, wenn größere Mengen an Nikotin als *Bolus* („auf einen Sitz") aufgenommen werden. Bei oraler Aufnahme (Verschlucken) von Nikotin in Form von Tabak oder nikotinhaltigen Flüssigkeiten wird nur etwa ein Fünftel der verschluckten Menge im Körper wirksam, der Rest wird in der Leber abgebaut und ausgeschieden. Fachleute nennen den Anteil eines Wirkstoffs, der ins Blut gelangt und systemisch wirksam werden kann *Bioverfügbarkeit*. Definitionsgemäß beträgt die Bioverfügbarkeit eines Stoffes bei intravenöser Verabreichung 100 Prozent, da in dem Fall die gesamte Menge direkt in das Blut injiziert wird und dort wirksam werden kann. Je nachdem, wie man einen Wirkstoff zuführt (appliziert), kann die Bioverfügbarkeit aber varriieren. Wie ist das bei Nikotin? Bei Verschlucken ist sie, siehe oben, gering. Beim „Lungenzug" ist sie hoch. Bei inhalativer Applikation oder „bukkal" über die Mundschleimhaut, wird Nikotin nahezu vollständig aufgenommen. [36].

Neben der Bioverfügbarkeit ist auch die Geschwindigkeit der Aufnahme von Stoffen zu berücksichtigen. Wenn man Nikotin verschluckt, muss die Substanz zunächst in den Dünndarm und gelangt über die Pfortader und die Leber ins Blut. Das dauert je nach Füllung des Magen-Darmtrakts 30 bis 60 Minuten. Auch über die Haut wird Nikotin aufgrund der Barrierefunktion der Epidermis nur sehr langsam aufgenommen [37,38]. So geben die sogenannten Pflaster (*transdermale therapeutische Systeme,* TTS) das enthaltene Nikotin nur langsam über einen Zeitraum von 12 bis 24 Stunden ab. Deshalb ist auch die Gefahr von Nikotinvergiftung bei versehentlicher Kontamination der Haut vernachlässigbar. Selbst hochkonzentrierte Nikotinlösungen verursachen keinen merkbaren Effekt, wenn man sich nach einem allfälligen Missgeschick die Hände wäscht.

Bei Aufnahme über die Mundschleimhaut (Lutschtabletten, Sprays) wird Nikotin wesentlich schneller aufgenommen, da der Umweg über den Magen-Darmtrakt und die Leber entfällt. Besonders schnelle Aufnahme beobachtet man bei Inhalation von Tabakrauch, da Nikotin im Rauch an feste Partikel gebunden ist, die aufgrund ihres geringen Durchmessers tief in die Lunge eindringen können und das Nikotin von den Lungenbläschen direkt ins Blut abgegeben wird. Häufig wird kolportiert, inhaliertes Nikotin würde im Gehirn binnen weniger Sekunden seine Wirkung entfalten. Das wurde aber durch eine elegante Studie widerlegt, in der die Aufnahme beim Rauchen mit einem bildgebenden Verfahren untersucht wurde. Es vergingen mehrere Minuten bis im Gehirn maximal wirksame Spiegel an Nikotin erreicht wurden [39].

Bei Inhalation nikotinhaltiger Aerosole aus E-Zigaretten scheint die Geschwindigkeit der Aufnahme etwas langsamer zu sein als beim Rauchen, wobei die in Studien gemessenen Werte allerdings stark variieren [40-43]. Die Geschwindigkeit ist wahrscheinlich nicht nur von der Nikotinkonzentration des Liquids und der eingestellten Leistung, sondern auch von der Zugtechnik abhängig (siehe Kapitel 4). So ist es denkbar, dass bei konventioneller Inhalation („Mund-zu-Lunge“) ein erheblicher Anteil des Nikotins bereits in der Mundschleimhaut und in den oberen Atemwegen aufgenommen wird und daher im Vergleich zur Inhalation „Direkt-auf-Lunge“ verzögert ins Blut gelangt. Dazu liegen aber bisher keine Untersuchungen vor. Unabhängig vom zeitlichen Verlauf sind die maximalen Nikotinkonzentrationen im Blut beim Dampfen ähnlich wie beim Rauchen.

3.3 TÖDLICHE NIKOTINDOSIS

Trotz der häufigen Warnungen vor Nikotinvergiftungen sind ernsthafte Vergiftungen selten. Auch Selbstmordversuche sind fast immer erfolglos. Das ist erstaunlich, da gemäß Lehrbüchern und Datenbanken bereits das Verschlucken von 60 mg Nikotin für einen erwachsenen Menschen tödlich sein soll. Diese Menge an Nikotin entspricht etwa einem Tropfen reines Nikotin oder dem Nikotingehalt des Tabaks von 5 Zigaretten. Demnach wäre Nikotin ähnlich giftig wie Kaliumcyanid («Zyankali»), dem Stereotyp eines Werkzeugs für Mord und Selbstmord. Das Verschlucken von 5 Zigaretten wäre für einen Erwachsenen tödlich, bei Kleinkindern könnte bereits eine Kippe ausreichen. Entsprechend häufig wird in den sozialen Medien vor den achtlos weggeworfenen Zigarettenresten auf Kinderspielplätzen gewarnt, obwohl kein einziger Fall einer ernsthaften Vergiftung dokumentiert ist. Es handelt sich hier ganz offensichtlich um eine moderne Sage, oder – im aktuellen Jargon – um „urban legends" oder „fake-news".

Die ausgesprochen seltenen fatalen Fälle von Nikotinvergiftungen und andere Ungereimtheiten rund um die berühmte Dosis von 60 mg veranlassten mich im Sommer 2013 zur Suche nach der Quelle für diese allgemein akzeptierte letale Nikotindosis. Dabei lief ich lange im Kreis: ein Lehrbuch zitierte dazu eine Datenbank, diese wiederum eine andere Datenbank, wo dann ein weiteres Lehrbuch als Beleg angeführt wurde, bis ich am Ende wieder beim ersten Buch angelangt war. Somit war ich gezwungen, meine Suche auf die bereits etwas verstaubte deutschsprachige Literatur der Zwischenkriegszeit zu erweitern. Nach langem Stöbern und mit Hilfe der Mitglieder eines Internetforums führte mich ein Artikel aus den 1930er Jahren zu dem 1906 veröffentlichten *Lehrbuch der Intoxikationen* des Universitätsprofessors für Toxikologie in Rostock, Rudolf Kobert [44]. Kobert schätzte die Dosis von 60 mg aufgrund von Selbstversuchen, die Karl Damian von Schroff, Leiter des Pharmakologischen Instituts der Universität Wien, 1856 in seinem Lehrbuch *Pharmacologie* beschrieben hatte [45]. Demnach hatten die Versuchspersonen bereits nach Aufnahme von 4 mg Nikotin, was der Menge in einem Nikotin-Kaugummi entspricht, schwerwiegende Symptome bis hin zu Krampfanfällen und Bewusstlosigkeit. Welcher Fehler den damaligen Experimentatoren unterlaufen ist, lässt sich heute nicht mehr eruieren, aber geringe Mengen an Nikotin verursachen definitiv nicht derart schwerwiegende Symptome. Die Kobert'sche Schätzung der letalen Dosis beruhte also auf einem offensichtlich fehlerhaften Bericht, wurde aber über 100 Jahre lang von Lehrbuchautoren unreflektiert abgeschrieben und noch zu Beginn des 21. Jahrhunderts als allgemein gültig akzeptiert.

Somit galt es die tatsächliche letale Dosis abzuschätzen. Dazu lieferten in der Fachliteratur beschriebene letale und fast letale Vergiftungsfälle wertvolle Hinweise, in denen die aufgenommene Menge an Nikotin und dessen Konzentration im Blut dokumentiert waren. Mit diesen Informationen konnte ich den Grenzwert für die letale Dosis abschätzen, wobei ich den ursprünglich errechneten Wert von 2 Gramm vorsichtshalber auf 0,5 bis 1 Gramm reduziert hatte. Meine Schätzung wurde im Oktober 2013 online und im Jänner 2014 in Papierversion publiziert und ist mittlerweile allgemein akzeptiert [46]. Ausnahmen sind Gesundheitsorganisationen wie die *US Centers for Disease Control* (CDC), die einen langjährigen Kampf gegen Nikotin führen und alle Informationen unter den Teppich kehren, die diesen Kampf gefährden könnten. Auf der Webseite der CDC findet man daher noch immer die berühmten 60 mg mit einem Literaturzitat, das ins Nirwana führt [47].

Ich möchte aber betonen, dass man nikotinhaltige Lösungen dennoch mit Vorsicht handhaben sollte. Auch in deutlich niedrigerer Dosis kann Nikotin schweres Erbrechen und andere unerwünschte Wirkungen auslösen. Das betrifft vor allem Kinder, für die die gefährliche Dosis ihrem geringeren Körpergewicht entsprechend niedriger ist. In einem gewissen Alter tendieren Kleinkinder dazu alles zu schlucken was sie in die Finger bekommen. Es gab auch schon Verwechslungen aufgrund mangelhaft beschrifteter Gefäße. Wenn Papa konzentrierte Nikotinlösung in ein unbeschriftetes Arzneifläschchen abfüllt und Mama später der kleinen Tochter davon zehn Milliliter verabreicht, kann das ein fatales Ende nehmen. Deshalb ist unbedingt dafür Sorge zu tragen, Gefäße mit nikotinhaltigen Liquids sorgfältig zu beschriften und außerhalb der Reichweite kleiner Kinder aufzubewahren. Das gilt allerdings gleichermaßen für viele Dinge unseres Lebens, die für Kinder gefährlich sind, vom WC-Reiniger über Spirituosen bis hin zu Tabakzigaretten.

3.4 HOHES SUCHTPOTENTIAL?

Das hohe Suchtpotential von Nikotin ist wohl der am weitesten verbreitete Mythos über das Rauchen. Die Suchtwirkung von Nikotin sei vergleichbar mit – wenn nicht sogar stärker als – jene von Heroin, hört und liest man regelmäßig. Wenn ich in Vorträgen die diversen Mythen rund um Nikotin sachlich und evidenzbasiert als Schauermärchen entlarve, rufen meine Ausführungen zur „Nikotinsucht" regelmäßig Zweifel an meiner Glaubwürdigkeit hervor. Von kopfschüttelndem Lächeln bis hin zu offener Feindseligkeit reichen die Reaktionen des Publikums. Die starke Abhängigkeit der meisten Raucherinnen und Raucher sei ja wohl offenkundig. Wie bereits im Abschnitt über die gesundheitlichen Aspekte geschildert, wird auch bei der Diskussion über Sucht und Abhängigkeit Nikotinkonsum mit dem Rauchen gleichgesetzt. Und es erweist sich als schwierig bis fast unmöglich, diese Gleichsetzung ohne Verlust von Glaubwürdigkeit sachlich und unaufgeregt zu hinterfragen.

Bevor ich den Versuch wage, das hier zu tun, möchte ich daran erinnern, dass Raucherinnen und Raucher nicht an ihrer Abhängigkeit sterben, sondern an den schädlichen Wirkungen der Inhaltsstoffe von Tabakrauch. Man würde eine Sucht gegen eine andere tauschen, wird häufig angeführt. Selbst wenn dieses Argument gegen den Umstieg auf E-Zigaretten gerechtfertigt wäre, sollte man das tatsächliche Problem nicht aus den Augen verlieren. Es stellt sich allenfalls die Frage, ob Abhängigkeit ohne Schädigung von sich selbst oder anderen eine Einschränkung der persönlichen Entscheidungsfreiheit darstellt, die zu vermeiden und gegebenenfalls medizinisch zu behandeln wäre. Diese ethisch/moralische Frage lässt sich nicht sachlich beantworten.

Die Abgrenzung von Sucht (englisch: *addiction*) und Abhängigkeit (englisch: *dependence*) ist ebenso schwierig wie eine allgemein akzeptierte Definition dieser Begriffe. Als Mitglied eines internationalen Netzwerks zu *tobacco harm reduction* hatte ich Gelegenheit, Diskussionen zur Definition dieser Begriffe von weltweit anerkannten Suchtexperten zu verfolgen, die letztendlich kein Ergebnis erbrachten. Auch die WHO kämpft seit Jahrzehnten mit der Terminologie und wird demnächst (ICD-11) auf die Verwendung dieser Begriffe gänzlich verzichten und stattdessen von *substance use disorder* (Substanzmissbrauch) sprechen. Ich bin kein Experte auf diesem Gebiet und fühle mich nicht dazu berufen, zu dieser Diskussion substantiell beizutragen.

Die WHO hat in ihrer Klassifikation von Krankheiten in der derzeit gültigen Fassung (ICD-10) Kriterien für die Abhängigkeit von Suchtmitteln erstellt (*substance use disorder*). Demnach ist die Diagnose „Abhängigkeit" gerechtfertigt, wenn mindestens drei der folgenden Kriterien erfüllt sind (deutsche Übersetzung gemäß drug.com.de):

1. Ein starker Wunsch oder eine Art Zwang, psychotrope Substanzen zu konsumieren.
2. Verminderte Kontrollfähigkeit in Bezug auf den Beginn, die Beendigung oder die Menge des Konsums.
3. Ein körperliches Entzugssyndrom bei Beendigung oder Reduktion des Konsums, nachgewiesen durch substanzspezifische Entzugssymptome oder durch die Aufnahme der gleichen oder nahe verwandter Substanzen, um Entzugssymptome zu vermindern oder zu vermeiden.
4. Nachweis einer Toleranz gegenüber der Substanz, im Sinne von erhöhten Dosen, die erforderlich sind, um die ursprüngliche durch niedrigere Dosen erreichte Wirkung hervorzurufen.
5. Fortschreitende Vernachlässigung anderer Vergnügungen oder Interessen zugunsten des Substanzkonsums sowie ein erhöhter Zeitaufwand, um die Substanz zu konsumieren oder sich von den Folgen zu erholen.
6. Anhaltender Substanzkonsum trotz des Nachweises eindeutig schädlicher Folgen.

Ob bei einem Großteil der Raucher drei dieser Kriterien erfüllt sind, weiß ich nicht. Mit Sicherheit fehlt aber das Kardinalsymptom substanzspezifischer Sucht, wonach Toleranz gegenüber dem Suchtstoff eine zunehmende Steigerung der zur Befriedigung erforderlichen Dosis zur Folge hat. Jedenfalls wäre ein beträchtlicher Anteil der Raucherinnen und Raucher gemäß WHO-Kriterien nicht abhängig, was aber Umfragen widerspricht, wonach 80 Prozent gerne aufhören würden, das aber nicht schaffen. Die WHO-Kriterien mögen für Heroinsucht anwendbar sein, sind aber offenbar nur sehr begrenzt für die Erfassung von Zigarettenabhängigkeit geeignet.

Als Alternative hat der schwedische Tabakforscher Karl Fagerström einen nach ihm benannten Test entwickelt, der mittels eines Punktesystems die Einstufung des Schweregrads der Nikotin- bzw. Zigarettenabhängigkeit ermöglichen soll [48].

Der Fagerström-Test (auf Seite 32) wurde in unzähligen Studien zum Abhängigkeitspotential des Rauchens eingesetzt. Die erzielte Punktezahl variiert mit Alter, Geschlecht, ethnischer Zugehörigkeit, Sozialstatus und anderen Faktoren, sodass die Angabe eines Mittelwerts weder möglich noch sinnvoll ist. Der Fragebogen wurde auch vielfach kritisiert und modifiziert. Besonders augenscheinlich ist, dass man selbst bei einer Punktezahl von 0 als „gering abhängig" eingestuft wird, die Möglichkeit völliger Unabhängigkeit also nicht besteht. Zudem wurde gezeigt, dass die im Fagerström-Test ermittelte Punktezahl mit der Anzahl der täglich gerauchten Zigaretten korreliert [49], der komplexe Fragebogen demnach schlichtweg überflüssig wäre. Unabhängig von den teilweise kontroversen Zahlen aufgrund der WHO-Kriterien und des Fagerström-Tests ist das starke Abhängigkeitspotential des Rauchens wohl augenscheinlich. Im Folgenden werde ich kurz die Mechanismen beschreiben, die dieser Abhängigkeit zugrunde liegen.

Ein gemeinsames Merkmal aller suchterzeugenden Substanzen ist die Freisetzung von Botenstoffen im Gehirn, sogenannten Neurotransmittern, die das Belohnungs- und Belohnungserwartungssystem aktivieren. Durch die Aussendung positiver Reize signalisieren diese Systeme Lust und Freude und motivieren uns durch diese „Belohnung" zur Wiederholung der lustvollen Handlung. Allerdings gewöhnen wir uns sehr rasch an die positiven Reize und das Belohnungssystem fordert mehr, es fordert Steigerung der Lust. Ein klassisches Beispiel dafür ist die Kaufsucht, bei der sich unmittelbar nach jedem Einkauf Unzufriedenheit einstellt und zur Befriedigung des Belohnungssystems der nächste Einkauf getätigt wird. Es wurde über Betroffene berichtet, bei denen hunderte nicht ausgepackte Warenpakete aufgefunden wurden. Wir tendieren also dazu, Handlungen zu wiederholen, die lustvolle Erfahrungen zur Folge hatten. Und das ist die Grundlage jeder Form von Sucht und Abhängigkeit.

FAGERSTRÖM-TEST FÜR ZIGARETTENABHÄNGIGKEIT

Wann nach dem Aufstehen rauchen Sie Ihre erste Zigarette?

- ☐ nach 5 Minuten (3 Punkte)
- ☐ nach 6 bis 30 Minuten (2 Punkte)
- ☐ nach 31 bis 60 Minuten (1 Punkt)
- ☐ nach mehr als 60 Minuten (0 Punkte)

Finden Sie es schwierig, an Orten, wo das Rauchen verboten ist, das Rauchen zu unterlassen?

- ☐ ja (1 Punkt)
- ☐ nein (0 Punkte)

Auf welche Zigarette würden Sie nicht verzichten wollen?

- ☐ die erste am Morgen (1 Punkt)
- ☐ andere (0 Punkte)

Wie viele Zigaretten rauchen Sie im allgemeinen pro Tag?

- ☐ 31 und mehr (3 Punkte)
- ☐ 21 bis 30 (2 Punkte)
- ☐ 11 bis 20 (1 Punkt)
- ☐ bis 10 (0 Punkte)

Rauchen Sie am Morgen im allgemeinen mehr als am Rest des Tages?

- ☐ ja (1 Punkt)
- ☐ nein (0 Punkte)

Kommt es vor, dass Sie rauchen, wenn Sie krank sind und tagsüber im Bett bleiben müssen?

- ☐ ja (1 Punkt)
- ☐ nein (0 Punkte)

AUSWERTUNG

0 bis 2 Punkte:	geringe Abhängigkeit
3 bis 4 Punkte:	mittlere Abhängigkeit
5 bis 6 Punkte:	starke Abhängigkeit
7 bis 10 Punkte:	sehr starke Abhängigkeit

Der bedeutendste Aktivator des Belohnungssystems ist der Neurotransmitter Dopamin, der im Gehirn in den Basalganglien (genauer: im *Striatum*) durch endogene (körpereigene) Opiate (*Endorphine*) und Cannabinoide freigesetzt wird. Dopamin aktiviert Dopamin-Rezeptoren in einem für das Belohnungssystem sehr wichtigen Gehirnareal, dem sogenannten *Nucleus accumbens*; durch Weiterleitung der Erregung an andere Gehirnstrukturen wird Zufriedenheit, Freude und Lust vermittelt. Die Freisetzung von Dopamin in den Basalganglien ist ein gemeinsames Merkmal der meisten missbräuchlich verwendeten Suchtstoffe, wie Amphetaminen, Opiaten oder Kokain [50]. Daher wird Dopaminfreisetzung durch eine bestimmte Substanz häufig als hinreichend für deren Einstufung als Suchtstoff erachtet. Allerdings sind die neuronalen Mechanismen der Erzeugung von Sucht sehr komplex und nur teilweise verstanden. Es besteht keine einfache Korrelation zwischen dem Suchtpotential einzelner Stoffe und dem Ausmaß der Dopaminfreisetzung, und langfristiger Drogenkonsum führt eher zu einer Abnahme der Aktivität dopaminerger Systeme [50]. Eine detaillierte Diskussion der neuronalen Mechanismen von Sucht und Abhängigkeit würde den Rahmen dieses Buches sprengen, daher wollen wir uns nun den Faktoren der Zigarettenabhängigkeit zuwenden. Ich spreche bewusst nicht von Tabakabhängigkeit, da unterschiedliche Tabakprodukte wie Pfeifen, Zigarren, Snus, Kautabak oder Wasserpfeifen jeweils unterschiedliches Abhängigkeitspotential haben, das durchwegs niedriger ist als jenes von Zigaretten.

Es besteht kein Zweifel, dass Nikotin durch Stimulierung nikotinerger Acetylcholin-Rezeptoren in den Basalganglien die Freisetzung von Dopamin auslöst und damit zur Abhängigkeit von Raucherinnen und Rauchern beiträgt. Allerdings weisen zahlreiche Befunde daraufhin, dass diese Wirkung von Nikotin die Zigarettenabhängigkeit nur unzureichend erklärt. Einen auch Laien unmittelbar einsichtigen Hinweis darauf liefert die bereits erwähnte geringe Wirksamkeit von Nikotinersatzprodukten bei der Raucherentwöhnung. Die Entwicklung dieser Produkte in den 1970er Jahren beruhte auf der Annahme, dass Nikotin der entscheidende Suchtstoff in Tabakrauch ist und daher die Substitution mit nikotinhaltigen Arzneimitteln Raucherinnen und Rauchern ausreichende Befriedigung bietet. Wie wir heute wissen, ist das nicht der Fall [51,52]. Die Verabreichung von Nikotin in Interventionsstudien wird von Ethikkommissionen kritisch beurteilt und bedarf daher einer guten Begründung des Therapieziels. Daher sind Studien zum Abhängigkeitspotential von Nikotin ohne Tabak rar gesät. In der Fachliteratur findet man aber zwei Studien, in denen die therapeutische Wirkung von Nikotinpflastern bis zu sechs Monate lang an Patientinnen und Patienten untersucht wurde, die niemals geraucht hatten. Nach Beendigung der Studien wurde kein einziger Fall von Abhängigkeit beobachtet [14,26]. Gegen diese Argumente wird zumeist die „Geschwindigkeitshypothese" der Sucht angeführt, wonach das Suchtpotential einer Substanz umso stärker ausgeprägt ist, je schneller sie aufgenommen wird und in das Gehirn gelangt. Daher würden Zigaretten, aus denen Nikotin binnen Sekunden in das Gehirn gelangt, abhängig machen, wohingegen das bei Pflastern und Kaugummis mit langsamer Anflutung nicht der Fall sei. Abgesehen davon, dass diese Hypothese aus vielerlei Gründen auf wackeligen Beinen steht, ist die Geschwindigkeit der Nikotinaufnahme auch aus medizinischen Nikotininhalatoren relativ schnell und beim Rauchen langsamer als behauptet wird [39]. Beim Dampfen ist die Anflutung von Nikotin im Blut je nach Bedingungen eher etwas langsamer als beim Rauchen, allerdings weist eine 2019 publizierte Studie auf Nikotin-Anflutung im Gehirn mit einer Halbwertszeit zirka 30 Sekunden hin, was im Vergleich zu den bisher vorliegenden Studien zur Anflutung im Blut sehr schnell wäre [53].

Das Suchtpotential von reinem Nikotin, also in Abwesenheit von Tabakrauch, sorgt seit langem für Kontroversen unter Fachleuten. Christine Fowler und Mitarbeiter haben kürzlich in einem exzellenten Übersichtsartikel die divergierenden Befunde in der Fachliteratur beschrieben und die Konsequenzen für die Regulierung von E-Zigaretten und anderen neuen nikotinhaltigen Erzeugnissen diskutiert [54]. Versuche mit Labortieren zeigen weitgehend einhellig, dass zwar Nikotin in Tabakrauch die Tiere sehr schnell abhängig macht, reines Nikotin aber deutlich weniger wirksam ist. Diese Befunde legen nahe, dass Tabakrauch Substanzen enthält, die die suchterzeugende Wirkung von Nikotin verstärken [55-57]. Sowohl in der Tabakpflanze als auch im Tabakrauch wurden mehrere Substanzen mit derartiger Wirkung identifiziert, unter anderem Hemmstoffe des Enzyms Monoamino-Oxidase (MAO), das für den Abbau von Dopamin im Gehirn verantwortlich ist. Demnach würde Nikotin die Freisetzung von

Dopamin bewirken, während die mit dem Rauch inhalierten Hemmstoffe der MAO den Abbau von Dopamin blockieren und damit dessen Wirkung synergistisch verstärken [58-62]. Die MAO-Aktivität ist im Gehirn und peripheren Geweben von Raucherinnen und Rauchern signifikant vermindert und erreicht erst Wochen oder Monate nach dem Rauchstopp wieder den Spiegel nichtrauchender Kontrollgruppen [63-65]. Die sehr langsame Erholung der MAO-Aktivität könnte zeitverzögerte Rückfälle nach Rauchstopp ebenso erklären wie die Unzufriedenheit von Raucherinnen und Rauchern einige Wochen nach dem Umstieg auf nikotinhaltige E-Zigaretten ohne die wirkungsverstärkenden Substanzen im Tabakrauch. Depressive Erkrankungen sind mit hohen Raucherquoten assoziiert, und umgekehrt geht Raucherentwöhnung häufig mit depressiven Phasen einher [66-69]. Synthetische MAO-Inhibitoren sind zur Pharmakotherapie von Depressionen zugelassen (zum Beispiel Aurorix®) und Antidepressiva wie Buprion (Zyban®) oder Vareniclin (Champix®) zur medikamentösen Unterstützung der Raucherentwöhnung [70]. Die MAO-Hypothese erscheint daher sehr attraktiv, zu deren Bestätigung sind aber weiterführende Untersuchungen erforderlich. Bisher vorliegende Studien zur Wirksamkeit von MAO-Hemmern bei der Raucherentwöhnung waren nur eingeschränkt erfolgreich [71,72]. Möglicherweise liefert zukünftige Forschung alternative Erklärungen für das hohe Abhängigkeitspotential von Tabakrauch im Vergleich zu reinem Nikotin – und damit neue pharmakotherapeutische Möglichkeiten zur Unterstützung der Raucherentwöhnung [73].

Expertinnen und Experten in der Tabakkontrolle wissen, dass die biologischen Effekte der Rauchinhaltsstoffe nur eine Komponente der Zigarettenabhängigkeit darstellen. Eine weitere wesentliche Komponente ist die Gewöhnung an ein Rauchritual, die Konditionierung des Rauchverhaltens, wie das in der Fachsprache genannt wird. Die Öffnung der Zigarettenpackung, die Haptik der Zigarette in der Hand, das Anzünden, die Hand-zu-Mund Bewegung, und die Ausatmung des Rauchs sind über viele Jahre konditionierte Verhaltensmuster, von denen man sich nur sehr schwer trennt. Eine rauchende Kollegin, die meiner Empfehlung zum Umstieg auf E-Zigaretten nicht folgen wollte, hat das damit begründet, dass ihr das Abaschen der Zigarette im Aschenbecher fehlen würde. Ein Wiener Trafikant erzählte mir bei einer Veranstaltung, manche seiner Kunden würden bei der Benutzung von E-Zigaretten mit Mundstücken aus Kunststoff oder Metall die physische Beschaffenheit der Zigarettenfilter vermissen und deshalb den Tabakerhitzer IQOS (siehe 5.2) bevorzugen, bei dem ein solcher Filter als Mundstück dient.

Verhaltensabhängigkeit manifestiert sich also in individuell unterschiedlicher Ausprägung. Dass Verhaltensabhängigkeit wesentlich zur psychischen Abhängigkeit vom Zigarettenrauchen beiträgt, steht aber für Fachleute außer Zweifel. Daher sind psychotherapeutische Maßnahmen, vor allem Verhaltenstherapien, zentraler Bestandteil der medizinischen Raucherentwöhnung. Obwohl die körperlichen Symptome des Nikotinentzugs sehr rasch abklingen und spätestens nach einer Woche gänzlich verschwunden sind, scheitern Entwöhnungsversuche oft nach Monaten oder gar Jahren. Daher liegt die Vermutung nahe, dass der Gewöhnung an das Rauchverhalten deutlich größere Bedeutung zukommt als den substanzspezifischen Effekten von Nikotin und anderen Inhaltsstoffen des Tabakrauchs.

Damit sind wir beim wesentlichen Vorteil von E-Zigaretten gegenüber anderen nikotinhaltigen Produkten angelangt. E-Zigaretten erlauben die Beibehaltung des Rauchverhaltens (sofern man auf das Abaschen und den Zigarettenfilter als Mundstück verzichten kann). Eine Änderung des Verhaltens, das zentrale Ziel medizinischer Raucherentwöhnung, wird damit nicht erreicht. E-Zigaretten sollten daher nicht als Nicorette®, Version 2.0. betrachtet werden, sondern als um Größenordnungen weniger schädliche Alternativen zu Tabakzigaretten. Die Aufrechterhaltung des Rauchverhaltens ist jedoch ein zentrales Argument der Gegner, die nur vollständigen Verzicht mit entsprechender Verhaltensänderung als erfolgreiche Raucherentwöhnung akzeptieren. Dass Umsteiger aufgehört haben zu rauchen, ist in deren Augen anscheinend bedeutungslos.

Karl Fagerström, den wir bereits als Erfinder des nach ihm benannten Tests kennengelernt haben, war in den 1970er Jahren maßgeblich an der Entwicklung nikotinhaltiger Arzneimittel zur Behandlung der Nikotinsucht beteiligt. Sein Test fand als „Fagerströmtest für Nikotinabhängigkeit" Eingang in die Literatur und wurde in hunderten einschlägigen Studien angewendet. Später hat Fagerström allerdings erkannt, dass sein Konzept der Nikotinsucht unhaltbar ist. Konsequenterweise hat er im Jahr 2012 in einer

Fachpublikation seinen Test in „Fagerströmtest für Zigarettenabhängigkeit" umbenannt [74]. In seiner Arbeit diskutiert Fagerström nicht nur die hier erwähnten Argumente, sondern zahlreiche weitere Befunde, die die Existenz klinisch bedeutsamer Nikotinsucht in Frage stellen. Wer meine Argumentation aus verständlichen Gründen mit Skepsis betrachtet, sollte die Ausführungen von Professor Fagerström lesen, der seit Jahrzehnten den inneren Kreisen der Tabakkontrolle angehört und als lebende Legende auf dem Gebiet von Nikotin- und Tabakabhängigkeit bezeichnet werden kann. Im Unterschied zu vielen anderen Vertretern der Tabakkontrolle hat er – wie man das von einem seriösen Wissenschaftler erwarten würde – seine Lieblingshypothese aufgrund der Fakten *ad acta* gelegt. Zu ähnlichen Schlussfolgerungen wie Fagerström gelangten Hanan Frenk und Reuven Dar, die 2011 unter dem Titel *If the Data Contradict the Theory, Throw Out the Data: Nicotine Addiction in the 2010 Report of the Surgeon General* den Bericht über Nikotinsucht des Direktors des öffentlichen Gesundheitswesens der USA anhand der verfügbaren Fachliteratur heftig kritisierten [75]. In der Tabakkontrolle und im öffentlichen Gesundheitswesen ignoriert man die von Fagerström und anderen angeführten Fakten hartnäckig. In einem mit aller Vehemenz geführten Kampf gegen Tabak – der sich mittlerweile in einen Kampf gegen Nikotin verwandelt hat – beharrt man hartnäckig und faktenresistent auf dem angeblich mit Heroin vergleichbaren Suchtpotential von Nikotin.

Wie entwickelt sich die Abhängigkeit von Raucherinnen und Rauchern nach dem Umstieg auf E-Zigaretten? Aufgrund erheblicher individueller Unterschiede lässt sich diese Frage nicht allgemein gültig beantworten. Manche Umsteiger berichten von massiver Reduktion des „Suchtdrucks" und problemloser Abstinenz für viele Stunden oder sogar Tage, die zuvor kaum erträglich war. Viele hören binnen einiger Monate auf zu dampfen und haben somit E-Zigaretten als Hilfsmittel für den Totalausstieg aus ihrem Inhalationsverhalten benutzt. Andere wiederum sind von ihren „Dampfen" ebenso abhängig wie früher von Zigaretten und haben fast immer ein Gerät in Händen oder zumindest in Reichweite und beabsichtigen nicht, später einmal mit dem Dampfen aufzuhören. Die überwiegende Mehrheit ordnet sich wohl irgendwo in der Mitte zwischen diesen Extremen ein. Ähnlich heterogen wie die anekdotischen Erfahrungsberichte sind auch die Ergebnisse publizierter Studien, die allerdings mit einer Ausnahme auf ein deutlich niedrigeres Abhängigkeitspotential von E-Zigaretten hinweisen [76-79].

Ex-Raucherinnen und -Raucher, die auf das Dampfen umgestiegen sind, halten ihre Nikotinspiegel im Blut weitgehend aufrecht. Es besteht zwar die Tendenz zur Reduktion der Nikotinkonzentration der Liquids, was aber zumeist durch größere Mengen an täglich konsumiertem Liquid kompensiert wird [80]. Entgegen den soeben diskutierten Befunden ist diese offenbar unbewusste Einstellung eines langfristig konstanten Nikotin-Blutspiegels ein Hinweis auf Nikotinabhängigkeit von Umsteigern. Eine mögliche Erklärung wäre die Aufrechterhaltung konditionierter Zigarettenabhängigkeit durch Nikotin. Tatsächlich weisen Tierversuche daraufhin, dass Ratten, die experimentell von Tabakrauch abhängig gemacht wurden, danach signifikant stärkere Nikotinabhängigkeit und andere neuronale Nikotineffekte zeigen als Kontrolltiere [81,82]. Der konditionierende Effekt von Tabakrauch könnte auf Hemmung der Neubildung von Nervenzellen aus Stammzellen, der sogenannten Neurogenese, im Gehirnareal des *Hippocampus* beruhen [83]. Neurogenese und deren Hemmung bei depressiven Erkrankungen beziehungsweise Förderung durch Antidepressiva ist ein heißes und ausgesprochen kontroverses Thema aktueller Forschung [84,85]. Ein möglicher Zusammenhang von Neurogenese mit den antidepressiven Effekten von MAO-Hemmern im Tabakrauch und Zigarettenabhängigkeit ist nicht von der Hand zu weisen. Sollten diese Ergebnisse auf den Menschen übertragbar sein, würde man sich durch das Rauchen eine langfristige Nikotinabhängigkeit quasi anzüchten, während man als Nichtraucher bei Exposition mit Nikotin in Abwesenheit von Tabakrauch nicht abhängig wird. Leider lässt sich die Übertragbarkeit der Tierversuche auf den Menschen aus ethischen Gründen nur sehr eingeschränkt in klinischen Interventionsstudien verifizieren.

Neben allfälligen Effekten von Nikotin spielt bei der Abhängigkeit vom Dampfen mit hoher Wahrscheinlichkeit die bereits besprochene Gewöhnung an das Verhalten eine entscheidende Rolle. In einem Selbstversuch habe ich vor einiger Zeit herauszufinden versucht, ob ich vorwiegend vom Verhalten oder von Nikotin abhängig bin. Leider ist das nicht so einfach, wie es den Anschein haben mag. Beim Dampfen nikotinfreier Liquids fehlt mir – und viele andere berichten Ähnliches – das leichte Kratzen im Hals, das man auch beim Rauchen verspürt. Ohne dieses Kratzen hat man das unbefriedigende Gefühl Alpenluft zu inhalieren. Diese leichte Reizung der Atemwege, auch als *throat hit* bezeichnet, beruht auf Aktivierung von nikotinergen Acetylcholinrezeptoren auf sensorischen Zellen der oberen Atemwege [86] und trägt maßgeblich zur Befriedigung beim Rauchen bei [87,88]. Für meinen Selbstversuch habe ich mir daher ein besonders kratziges Liquid gemischt und einen ebenso kratzigen Verdampfer gewählt. Eine Woche lang verwendete ich dieses Setup ohne merkliche Entzugssymptomatik. Auch im Zuge einer Infektionserkrankung, bei der das Dampfen aufgrund von Reizung der Atemwege ausgesprochen schmerzhaft war, habe ich einige Tage ohne Probleme darauf verzichtet, allerdings regelmäßig ein Gerät in Reichweite gehabt, dieses in die Hand genommen und damit „gespielt". Als Raucher hatte ich hingegen bei regelmäßig wiederkehrenden Infektionskrankheiten die Zähne zusammengebissen und trotz heftiger Halsschmerzen geraucht. Aufgrund dieser Erfahrungen gehe ich davon aus, dass ich viele Jahre nach dem Umstieg noch immer vom Verhalten, aber kaum oder gar nicht von Nikotin abhängig bin. Nachdem bekanntlich jeder Mensch anders ist, lässt sich diese Selbstbeobachtung allerdings nicht generalisieren.

Zum Abschluss dieses Kapitels möchte ich die regelmäßig wiederkehrenden und mantra-artig wiederholten Warnungen vor Nikotinsucht relativieren. Unabhängig davon, ob diese tatsächlich oder nur in den Köpfen von WHO, CDC und Tabakkontrolle existiert, ist der entscheidende Punkt nicht die mögliche Abhängigkeit an sich, sondern allfällige Schädigung der Gesundheit. Gesundheitsorganisationen führen einen jahrzehntelangen Krieg gegen das Rauchen, weil das ein potentiell tödliches Verhalten ist. Alternative Nikotinprodukte, allen voran E-Zigaretten, könnten dazu beitragen diesen Krieg endgültig zu gewinnen. Nur leider hat die Tabakkontrolle irgendwann den tatsächlichen Feind aus den Augen verloren und bekämpft nunmehr seinen harmlosen Gefährten. Da mir die Botschaft immens wichtig ist, wiederhole ich sie hier: Raucherinnen und Rauchern sterben nicht an ihrer Abhängigkeit, sondern an den Folgen der Inhalation von gesundheitsschädlichem Verbrennungsrauch.

3.5. NIKOTINSALZE

Die Firma *Juul Labs®* hat 2015 ein Podsystem (siehe Kapitel 4) mit Nikotinsalzen auf den Markt gebracht. In einer Patentschrift [89] behauptet die Firma, Nikotin würde aus diesen Liquids schneller aufgenommen und die Inhalation würde geringere Reizung der Atemwege verursachen. Die E-Zigarette von Juul hat in den darauffolgenden Jahren einen regelrechten Hype ausgelöst und sehr schnell erhebliche Marktanteile gewonnen. In den Jahren 2018/2019 war die Juul die am häufigsten verkaufte E-Zigarette in den USA. Die „Salzliquids" von Juul haben sowohl bei der Bevölkerung als auch in Politik und Medien für Verunsicherung gesorgt und aufgrund des vergleichsweise hohen Nikotingehalts von 5 Gewichtsprozent (60 mg/ml in PG/Glycerin 30/70) Sorgen von Eltern und Schulen vor der Nikotinsucht Jugendlicher ausgelöst. Darauf werden wir in Abschnitt 10.11 noch zurückkommen. Hier möchte ich den Begriff „Nikotinsalz" erklären und allfällige Unterschiede zwischen herkömmlichen Liquids und den „Salzliquids" der Firma Juul diskutieren. In Abhängigkeit vom pH-Wert (siehe Glossar) liegt Nikotin in wässrigen Lösungen teilweise als freie Base (ungeladen, in der Abbildung links) und teilweise positiv geladen (protoniert, rechts) vor. Im Körper ist der pH-Wert sehr genau auf 7.4 eingestellt, Nikotin liegt daher im Blut zu etwa 30 Prozent ungeladen und zu 70 Prozent protoniert vor.

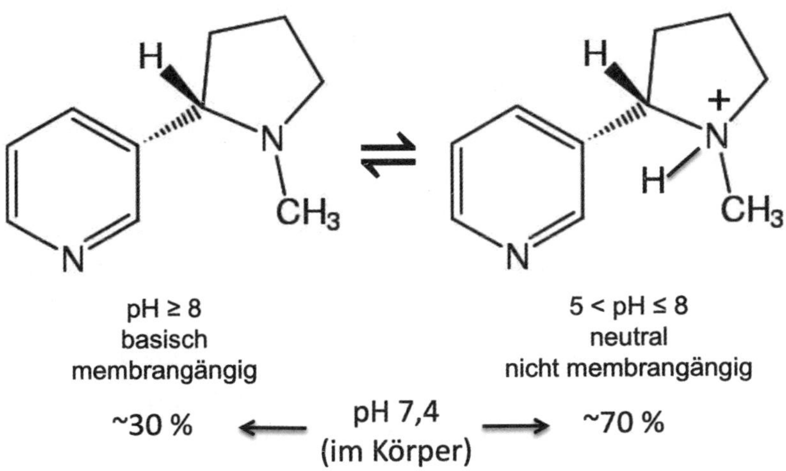

Gleichgewicht zwischen ungeladenem und protoniertem Nikotin.

Herkömmliche Liquids enthalten vorwiegend basisches Nikotin, bei Zugabe von Säure (H^+-Ionen) wird das in der Abbildung dargestellte Gleichgewicht nach rechts, also in Richtung der protonierten Form verschoben. Das in den Liquids der Firma *Juul Labs* enthaltene Nikotin wird durch Zugabe von Benzoesäure vollständig in die protonierte Form überführt, sodass eine neutrale Lösung mit positiv geladenem Nikotin und negativ geladener Benzoesäure (Benzoat) entsteht. Das entsprechende Nikotinsalz (Nikotinbenzoat) hat also im Zuge der Herstellung der Liquids niemals real als Salz existiert und existiert auch in Lösung nur formal in Form der beiden, voneinander durch Lösungsmittel getrennten, positiv und negativ geladenen Bestandteile. Eine Analogie wäre Kochsalz (NaCl), das in wässriger Lösung umgehend zu positiv geladenen Natrium- und negativ geladenen Chlorid-Ionen dissoziiert.

Welche Konsequenzen hat die Nutzung von Liquids mit Nikotinsalzen anstatt der freien Base? Zunächst möchte ich feststellen, dass allfällige Wirkungen von Nikotin nach dessen Aufnahme aufgrund des im Körper exakt gepufferten pH-Werts unabhängig vom pH-Wert des Liquids oder des inhalierten Dampfs sind. Der Verzehr von mit Essig angemachtem Salat hat keinen Einfluss auf den pH-Wert des Körpers. In esoterisch angehauchten Schriften der Alternativmedizin wird zwar „Übersäuerung" des Körpers gelegentlich für die Entstehung diverser Krankheiten verantwortlich gemacht (und zumeist ein angeblich Wunder wirkendes Heilmittel dagegen angeboten), diese Behauptungen sind aber wissenschaftlich unhaltbar. Metabolische oder respiratorische Störungen, die mit einer Erniedrigung des pH-Werts im Blut auf unter 7,35 einhergehen, werden als Azidosen bezeichnet, die in schwerwiegenden Fällen intensivmedizinische Behandlung erfordern.

Somit beschränken sich allfällige Unterschiede zwischen herkömmlichen Liquids und jenen mit Nikotinsalzen auf Ausmaß und Geschwindigkeit der Aufnahme von Nikotin sowie dessen Wirkung auf der Oberfläche sensorischer Zellen der Atemwege, die als leichte Reizung der oberen Atemwege (*throat hit*) verspürt wird. Die Verminderung der Atemwegsreizung durch Protonierung von Nikotin ist gut bestätigt und führt dazu, dass die Inhalation von Aerosolen mit höherer Nikotinkonzentration toleriert wird. In einem Selbstversuch habe ich einen entleerten Juul-Pod mit 20 mg/ml herkömmlicher Nikotinbasis gedampft und dabei ähnlichen *throat hit* verspürt wie mit der Standard US-Variante, die 60 mg/ml neutralisiertes Nikotin enthält. Somit ermöglichen Salzliquids ausreichende Nikotinzufuhr durch vergleichsweise leistungsschwache Podsysteme, ohne zu starke, als unangenehm empfundene Reizung der Atemwege.

Inwieweit Geschwindigkeit und Aufnahme von Nikotin durch Neutralisierung der Liquids beeinflusst werden, ist unklar. Die Aufnahme der meisten Stoffe erfordert deren Diffusion durch Zellmembranen. Da diese Membranen lipophil („fettfreundlich") sind, können geladene Moleküle nicht passieren. In manchen Geweben erfolgt die Nikotinaufnahme zusätzlich über spezifische Transportproteine, aber auch in dem Fall nimmt die Geschwindigkeit der Aufnahme bei Erniedrigung des pH-Werts ab [90,91]. Es ist somit wissenschaftlich gesichert, dass die Aufnahme von Nikotin durch Ansäuern vermindert und durch Erhöhung des pH-Werts mit Basen beschleunigt wird. Diesem Faktum Rechnung tragend setzt die Industrie dem Tabak angeblich Ammoniak zu, um das Gleichgewicht von Nikotin in Richtung freier Base zu verschieben und so die Aufnahme von Nikotin zu beschleunigen. Juul Labs hat mit den Nikotinsalzen den umgekehrten Weg beschritten, sodass – entgegen den Behauptungen der Firma – gemäß Grundlagenwissen in Biochemie und Biophysik verzögerte Nikotinaufnahme zu erwarten wäre. Allerdings wurde hinterfragt, ob der pH-Wert von Tabakrauch tatsächlich Einfluss auf die Nikotinaufnahme hat, da geringfügige Unterschiede im pH-Wert des inhalierten Rauchs durch die physiologische Pufferung des Lungenepithels abgefangen würden [92]. Diese Überlegungen treffen gleichermaßen auf die Inhalation von Aerosolen aus E-Zigaretten zu. Es ist jedoch nicht auszuschließen, dass die physikalische Beschaffenheit des Aerosols der Salzliquids bessere Lungengängigkeit der Aerosol-Partikel und damit beschleunigte Nikotinaufnahme zur Folge hat [93]. Eine publizierte Pilotstudie lieferte erste Hinweise auf anscheinend effizientere Aufnahme von Nikotin aus angesäuerten Liquids, aber die statistischen Abweichungen der Ergebnisse und die relativ kleine Zahl der für diese Frage relevanten Messergebnisse erlauben keine definitiven Schlussfolgerungen [94]. Dazu wäre eine ausreichend große klinische Studie mit vergleichenden pharmakokinetischen Daten der Nikotinaufnahme erforderlich.

4. Funktion von E-Zigaretten

E-Zigaretten sind in unüberschaubarer Vielfalt am Markt. Die Palette reicht von kleinen, zigarettenförmigen Wegwerfgeräten, *Cigalikes* genannt, über relativ handliche Pod- und Tanksysteme bis hin zu schweren Geräten, die man auch als Totschläger verwenden könnte (Abb. 3). Abbildung 4 zeigt einige heute gebräuchliche Varianten, die alle nach demselben Prinzip funktionieren. Das Herzstück ist eine Verdampferkammer, in der sich eine Drahtspule mit einem Watte- oder Baumwoll-Docht befindet. Die Drahtspule wird gemeinhin als Wicklung (englisch: *Coil*) bezeichnet. Der Docht wird laufend mit Flüssigkeit, dem Liquid, versorgt, ohne dabei die Verdampferkammer zu fluten. Dazu wurden unterschiedliche Systeme entwickelt, deren Funktionen ebenso wie deren Vor- und Nachteile in den sozialen Medien und in zahlreichen Youtube-Videos detailliert beschrieben und diskutiert werden.

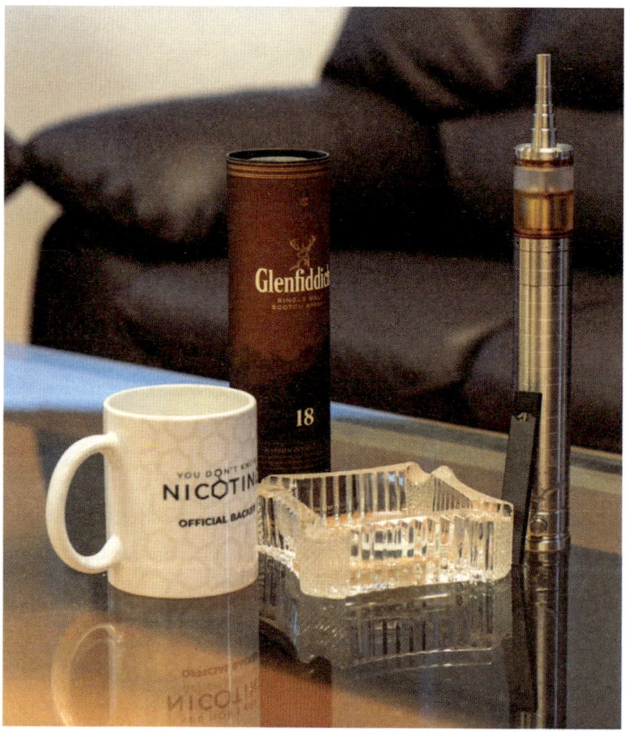

Abbildung 3:
Größenvergleich: Vapor Giant mit zwei gestackten 26650 Akkus und 17 ml Tank vs. Juul.

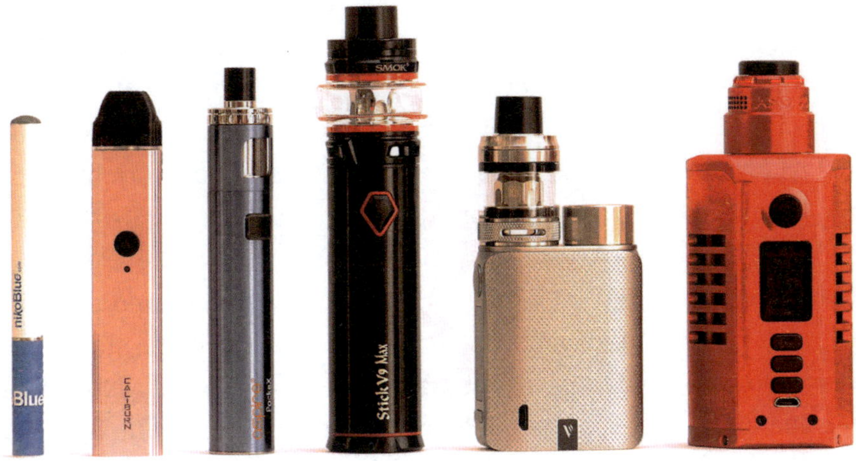

Abbildung 4: Gebräuchliche Varianten von E-Zigaretten (Auswahl). Von links: *Cigalike, Podsystem, verschiede Tanksysteme* (3x), RDA (Rebuildable Dripping Atomizer = wiederherstellbarer Tröpflerverdampfer).

Die Wicklung wird elektrisch erhitzt, wobei der Strom von einer Batterie oder einem aufladbaren Akku geliefert wird. Zumeist betätigt man dazu einen Knopf am Gerät. Manche E-Zigaretten, vor allem *Cigalikes*, sind mit einem drucksensitiven Sensor („Zugautomatik") ausgestattet, der bei Unterdruck, der durch das Ziehen entsteht, den Stromkreis schließt. Durch die Erhitzung der Wicklung wird das Liquid im Docht verdampft, der Dampf über ein Mundstück abgesaugt und inhaliert. Bei bestimmungsgemäßem Gebrauch sollte Liquid permanent nachfließen und den Docht mit ausreichend Flüssigkeit versorgen. Der grundlegende Aufbau von E-Zigaretten ist in Abbildung 5 schematisch dargestellt.

Der wesentliche Parameter bei der Verdampfung des Liquids ist die Tem-

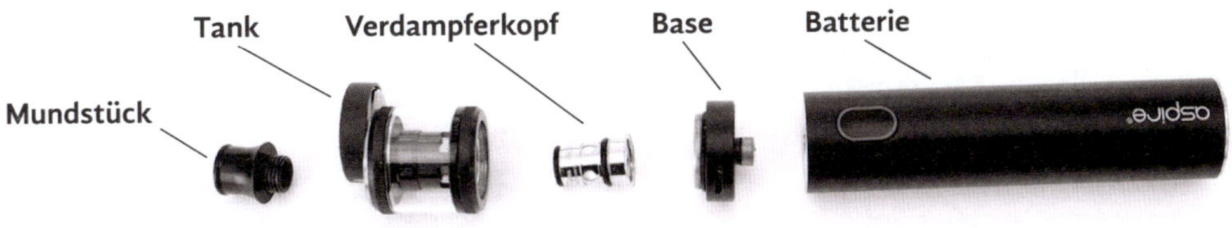

Abbildung 5:
Bestandteile einer E-Zigarette (aspire®), von links: Mundstück, Tank, Verdampferkopf, Base, Batterie.

peratur an der Wicklung. Der typische Temperaturbereich beträgt 150 bis 250 °C, wobei die Temperatur von der Leistung des Setups (Einheit: Watt) abhängig ist. Zur Erinnerung an den Physikunterricht: Die Leistung P ist das Produkt aus Spannung (U) und Stromstärke (I), also P (Watt) = U (Volt) x I (Ampere). Gemäß dem Ohm'schen Gesetz entspricht die Stromstärke I dem Quotienten aus Spannung und Widerstand, also I (Ampere) = U (Volt)/R (Ohm). Wenn man diesen Ausdruck in die Formel für die Leistung einsetzt erhält man $P = (U^2)/R$, die Leistung nimmt also mit dem Quadrat der angelegten Spannung zu und ist indirekt proportional dem Widerstand der Wicklung. Dementsprechend verwenden Nutzer, die an hoher Leistung interessiert sind, Wicklungen mit niedrigem Widerstand.

Wie groß sind diese Parameter beim Dampfen? Die überwiegende Mehrheit der in E-Zigaretten verwendeten Akkus liefert voll aufgeladen maximal 4,2 Volt. Bei Geräten ohne elektronische Regelung („mechanischen Geräten") wird die Leistung über den Widerstand der Wicklung eingestellt und nimmt mit Entladung des Akkus fortlaufend ab. Bei einem Widerstand von 1 Ohm würde ein solches Gerät zu Beginn $(4{,}2)^2 = 17{,}6$ Watt liefern, nach Entladung des Akkus auf 3 Volt hingegen nur mehr 9 Watt. Dieser Abfall der Leistung erfordert relativ häufiges Wechseln des Akkus, sodass mechanische Akkuträger zunehmend vom Markt verschwinden und vorwiegend von Liebhabern benutzt werden, die das Dampfen als Hobby betreiben. Außerdem sind die meisten dieser Geräte mit keiner Schutzelektronik ausgestattet, die Überbelastung oder Tiefentladung des Akkus sowie Kurzschlüsse verhindern würde. Mechanisches Dampfen und Modifikation der Geräte durch Bastler sind der häufigste Grund für „explodierende E-Zigaretten" (korrekt: ausgasende Akkus), über die dann lustvoll – zumeist mit Fotos der blutigen oder angebrannten Opfer illustriert – in den Medien berichtet wird. Solche Geräte sollten daher nur von erfahrenen Dampferinnen und Dampfern mit ausreichender Kenntnis der Materie benutzt werden. Es besteht allerdings keine Veranlassung mechanische Geräte gesetzlich zu verbieten. Sportwagen mit 500 PS überfordern manche Autofahrer, sind aber deshalb nicht verboten. In beiden Fällen sollten Konsumenten jedoch beim Kauf eingehend über die Risiken und die korrekte Handhabung der Geräte informiert werden.

Cigalikes, Podsysteme und kleine Akkuträger, die häufig von Einsteigern gekauft werden, sind mit Elektronik ausgestattet, die die Leistung über die gesamte Nutzungsdauer konstant hält (zumeist auf 3,5 bis 3,8 Volt). Diese Art von E-Zigaretten oder Akkuträgern nennt man getaktet. Abgesehen von der Sicherstellung gleichmäßiger Leistungsabgabe schützt die Taktung auch vor Tiefentladung des Akkus. Für langfristige Nutzung am sinnvollsten sind geregelte Akkuträger, auf die ein passender Verdampfer mit einem Tank für das Liquid aufgeschraubt wird. Die Regelung erlaubt variable Einstellung von Spannung oder Leistung. Mittlerweile wird anstatt der Spannung zumeist die Leistung eingestellt, sodass die abgegebene Dampfmenge unabhängig vom Widerstand der Wicklung ist. Zur Vermeidung des Trockenlaufens der Wicklung, was zum sogenannten Kokeln führen würde (siehe 5.1), stehen auch Geräte mit Temperaturbegrenzung zur Verfügung. Dazu werden Drahtmaterialen verwendet, deren Widerstand im Unterschied zum weit verbreiteten Kanthaldraht stark temperaturabhängig ist. Nickel, Titan oder Edelstahl sind die gebräuchlichsten Materialen. Bei ungenügendem Nachfluss von Liquid wird die Wicklung zunehmend heißer, was eine Erhöhung des Widerstands und damit einen Abfall der Leistung zur Folge hat. Temperaturkontrolle ist mittlerweile Standard bei den meisten höherpreisigen Akkuträgern. Aufgrund der verstärkten Emission gesundheitsschädlicher Carbonylverbindungen durch überhitzte Wicklungen (siehe 5.1) wird gelegentlich gefordert, E-Zigaretten ohne Temperaturkontrolle gesetzlich zu verbieten. Meines Erachtens ist das nicht gerechtfertigt, da das Dampfen trockener (kokelnder) Wicklungen äußerst unangenehm ist und daher von Nutzern vermieden wird. Auch handelsübliche Toaster erlauben Einstellungen, bei denen das Brot verkohlt, sind aber deshalb nicht verboten. Gesetzgebung sollte mit Augenmaß erfolgen und den Bürgerinnen und Bürgern nicht den letzten Rest an Eigenverantwortung nehmen. Im Folgenden werde ich kurz auf die verfügbaren Typen von E-Zigaretten eingehen. Für weitergehende Informationen verweise ich meine Leserinnen und Leser auf das Internet.

Cigalikes sind kleine Geräte in Zigarettenoptik mit Zugautomatik und LED am vorderen Ende zur Simulation der Zigarettenglut. In der einfachsten Ausführung sind das Wegwerfgeräte, wobei die Kapazität der Batterie der Liquidmenge im Depot angepasst ist. Es sind aber auch Varianten mit wieder aufladbaren Akkus und auswechselbaren Liquid-Depots am Markt. Die Grenze zur Kategorie der Podsysteme ist fließend. *Cigalikes* haben ihre Berechtigung, da sie Raucher durch Optik, Handlichkeit und sehr einfache Handhabung ansprechen und damit deren Bereitschaft zum Umstieg fördern könnten. Langfristig werden solche Geräte aber aufgrund ihrer geringen Leistung und kurzen Nutzungsdauer nicht zufriedenstellen. Daher besteht die Gefahr, dass potentielle Umsteiger aufgrund der Mängel und eingeschränkten Tauglichkeit dieser Geräte die gesamte Produktgruppe „E-Zigarette" als mangelhaft bewerten und vom Umstieg abgehalten werden könnten.

Podsysteme sind etwas größer als *Cigalikes* und unterscheiden sich von diesen durch Fehlen der Zigarettenoptik. Sie bestehen aus aufladbaren Akkus mit etwas höherer Kapazität, auf die sogenannte Pods mit integriertem Verdampfer und Liquidtank aufgesteckt werden. Podsysteme sind in diversen Ausführungen am Markt. So findet man sowohl Geräte mit, als auch ohne Zugautomatik. Manche Varianten erlauben Füllungen der Pods mit selbstgewählten Liquids, bei anderen kommen Einweg-Pods zum Einsatz, die regelmäßig nachgekauft werden müssen. Es gibt exzellente Podsysteme, die aufgrund ihrer Handlichkeit auch von erfahrenen Dampferinnen und Dampfern langfristig benutzt werden. Das zurzeit wohl bekannteste Podsystem wurde von der Firma *Juul Labs* in USA entwickelt. In Abschnitt 10.11 werden wir den Einfluss dieses Fabrikats auf die Dampferszene näher beleuchten.

Langfristig sind Systeme empfehlenswert, die aus einem geregelten Akkuträger mit auswechselbarem Akku und einem Tankverdampfer bestehen. Die beiden Komponenten werden über ein 510er Feingewinde verbunden, das weltweiter Standard von E-Zigaretten ist und Kompatibilität zwischen handelsüblichen Akkuträgern und Verdampfern gewährleistet. Die breite Vielfalt an Verdampfern und Akkuträgern ist für Neueinsteiger verwirrend und gelegentlich wohl auch abschreckend. Zur Erleichterung des Umstiegs bieten die meisten Hersteller Einsteigersets mit aufeinander abgestimmtem Akkuträger und Verdampfer an. Zur Auswahl des geeigneten Sets sollte man sich in Fachgeschäften (Dampfshops) informieren und beraten lassen.

Cigalikes und Podsystemen geht relativ schnell der Saft aus, sodass man zum Austausch von Gerät oder Pod gezwungen ist. Tanksysteme zeichnen sich durch höhere Kapazität des Akkus aus, allerdings ist die Lebensdauer jeder Wicklung begrenzt. Nicht verdampfbare Liquid-Bestandteile lagern sich auf der Wicklung ab und verkrusten sie oder machen sie anderweitig unansehnlich, was den Geschmack zunehmend beeinträchtigt und früher oder später zum Austausch zwingt. Die Lebensdauer von Wicklungen wird maßgeblich vom verwendeten Liquid bestimmt. Bei manchen „Coilkillern" kann bereits nach 5-10 ml Schluss sein (also nach einem halben bis ganzen Liquid-Fläschchen), während von anderen Liquids die 10- oder 20-fache Menge problemlos ohne Austausch der Wicklung konsumiert werden kann. In Abhängigkeit vom gewählten Liquid und dem täglichen Verbrauch variiert die Lebensdauer einer Wicklung demnach von einem Tag bis hin zu mehreren Wochen. Für den Wechsel der Wicklungen hat man die Wahl zwischen Verdampfern mit fertigen Köpfen, die man in die Kammer einschrauben kann und sogenannten Selbstwickelverdampfern, bei denen man sich die Wicklungen mit Draht und Watte selbst anfertigt (Abb. 6). Für den Einstieg wird man wohl Fertigverdampfer wählen, und auch viele erfahrene Dampfer benutzen diese langfristig, um sich die

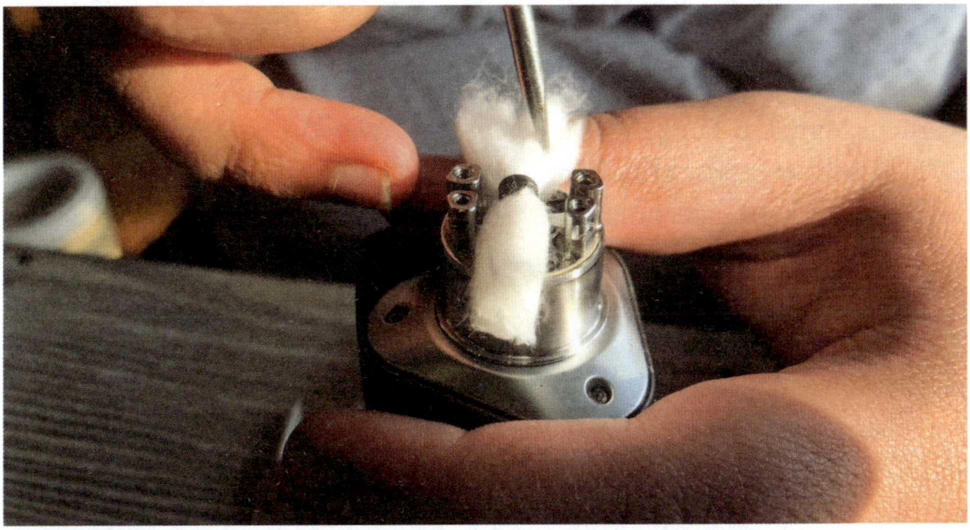

Abbildung 6:
Selbstwickelverdampfer mit Wicklung (Drahtspule und Watte)

regelmäßige Anfertigung neuer Wicklungen zu ersparen. Allfällige Nachteile gegenüber Selbstwickelverdampfern sind neben geringeren individuellen Adaptierungsmöglichkeiten der Dampfeigenschaften die laufend anfallenden Kosten (2.- bis 5.- Euro pro Stück) sowie eventuell langfristige Einschränkungen der Kompatibilität mit neu entwickelten Verdampfern bzw. Verdampferköpfen.

Selbstwickelverdampfer bieten das größte Maß an Flexibilität bezüglich Geometrie, Widerstand und anderen Eigenschaften von Wicklungen, die an individuelle Bedürfnisse angepasst werden können. Auch der Nachfluss an Liquid und der Luftstrom lassen sich variabel einstellen. Langfristig gewährleisten diese Geräte Unabhängigkeit von Entwicklungen am Markt und allfälligen Einschränkungen durch den Gesetzgeber. An Verbrauchsmaterial benötigt man nur Draht und Watte, sodass die laufenden Kosten vernachlässigbar sind. Qualitativ hochwertige Verdampfer sind relativ kostspielig (typischerweise 100 bis 150 Euro), man erhält aber gute Geräte für unter 50 Euro. Im Internet findet man Informationen zu den Besonderheiten der diversen Verdampfertypen und detaillierte Anleitungen zur Herstellung von Wicklungen.

Bei der Auswahl geeigneter Verdampfer – egal ob fertig oder zum Selbstwickeln – ist die Art des Dampfens bzw. die Zugtechnik ein wesentlicher Punkt, den man berücksichtigen muss. Es gibt zwei grundsätzlich unterschiedliche Varianten, für die unterschiedliche Verdampfertypen gebaut werden: Mund-zu-Lunge (MTL für *mouth-to-lung*) und Direkt-auf-Lunge (DTL, *direct-to-lung*). MTL könnte man als konventionelles Dampfen bezeichnen, da die Zugtechnik jener des Rauchens entspricht. Man zieht und sammelt den Dampf in der Mundhöhle bevor man ihn inhaliert. Beim DTL-Dampfen wird der Dampf hingegen, wie die Bezeichnung nahelegt, direkt in die Lunge gezogen. Charakteristika von DTL-Verdampfern sind vergleichsweise niedrige Widerstände der Wicklungen (unter 0,5 Ohm), entsprechend hohe Leistung (zumeist über 50 Watt), sehr geringer Zugwiderstand und hohe Luftströmung (*airflow*). Unter diesen Bedingungen wird pro Zug wesentlich mehr Liquid verdampft als bei MTL, und es entstehen die riesigen Wolken der *cloud chaser*, die der Bevölkerung manchmal Angst und Schrecken einjagen (Abb. 7). Beim DTL-Dampfen verbraucht man täglich 20-30 ml Liquid mit Nikotinkonzentrationen im Bereich von etwa 2 mg/ml, während das beim MTL-Dampfen durchschnittlich 5 ml mit 10 mg/ml Nikotin sind. Die beiden Varianten sind unter Dampferinnen und Dampfern annähernd gleichverteilt, in den vergangenen Jahren wurde der Markt aber mit unzähligen neuen DTL-Verdampfern überschwemmt, nach guten MTL-Geräten muss man daher gezielt suchen.

Wie wir im nächsten Abschnitt sehen werden, ist die Belastung mit potentiellen Schadstoffen bei beiden Varianten des Dampfens viel geringer als beim Rauchen. Logischerweise nimmt aber mit zunehmendem Liquidverbrauch auch die Menge an inhalierten Schadstoffen zu. Wenn man auf besonders niedriges Gesundheitsrisiko Wert legt, ist es daher vernünftiger wenig Liquid mit der erforderlichen höheren Nikotinkonzentration zu dampfen anstatt umgekehrt. Besonders gering ist der Liquidverbrauch bei Verwendung kleiner, leistungsschwacher E-Zigaretten. Zur Befriedigung ehemaliger Raucherinnen und Raucher ist in diesen Geräten eine

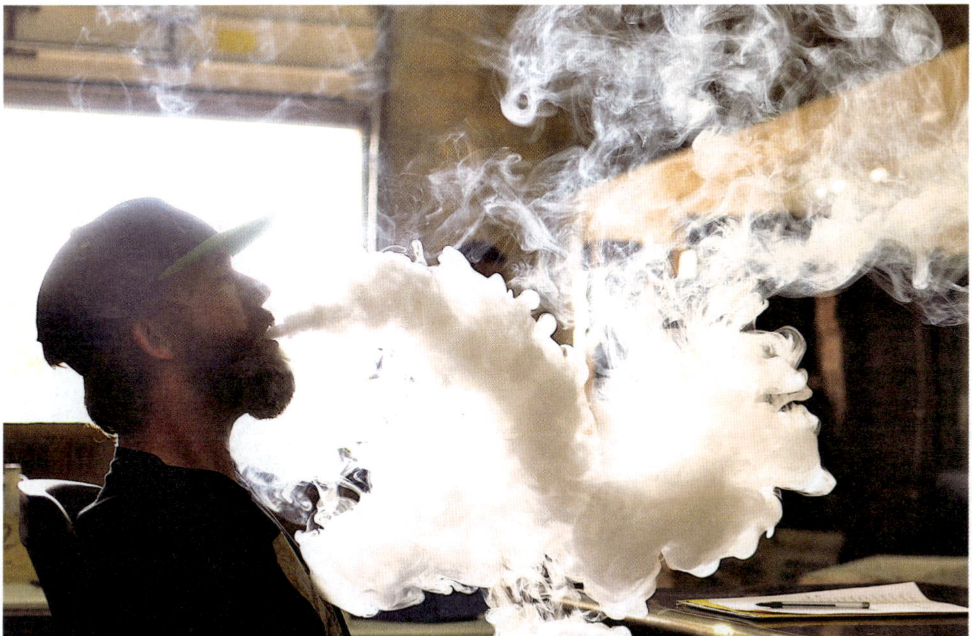

Abbildung 7: Cloud chasing

vergleichsweise hohe Nikotinkonzentration erforderlich, die in vielen Fällen das von der EU in der Tabakproduktrichtlinie TPD2 vorgeschriebene Limit von 20 mg/ml überschreitet. Zu niedrige Nikotinkonzentration ist eine der wesentlichen Ursachen für die Unzufriedenheit von Umsteigern und deren Rückkehr zum Rauchen. Somit wird durch die EU-Begrenzung der nachhaltige Umstieg auf das Dampfen gefährdet ohne einen sichtbaren Schutz der Gesundheit der Bevölkerung zu bieten. Das Limit von 20 mg/ml beruht nicht auf sachlichen Überlegungen, sondern einem politischen Kompromiss (um nicht zu sagen Kuhhandel) zwischen Kommission, Parlament und Rat. Es wäre wünschenswert, dass in der EU-Kommission die Vernunft siegt und dieses Limit im Zuge der bevorstehenden Revision der Tabakproduktrichtlinie aufgehoben wird.

Abschließend möchte ich Einsteiger vor den Gefahren des Hochleistungsdampfens, besonders mit mechanischen Geräten warnen. Gelegentlich werden in entsprechend dimensionierten Akkuträgern zwei Akkus in Serie verwendet („gestackt“) und so eine maximale Spannung von 8,4 Volt erreicht. Bei einem Widerstand von 0,5 Ohm fließen dann 16,8 Ampere durch die Wicklung, und die Leistung beträgt 150 Watt. Selbst bei Beschränkung auf einen Akku erreicht man ähnliche Leistung durch Erniedrigung des Widerstands. Widerstände in der Größenordnung von 0,1 Ohm oder niedriger sind keine Seltenheit. Elektriker ohne Bezug zum Dampfen würden das vermutlich bereits als Kurzschluss bezeichnen. Diese Art der Nutzung mag für all jene erfahrenen Dampferinnen und Dampfer attraktiv sein, die sich an riesigen Wolken erfreuen, das Dampfen als Hobby betreiben und sich dazu eingehend mit der Materie beschäftigt haben. Vor allem bedarf es guter Kenntnisse in Akkutechnik, da viele der handelsüblichen Akkus einer derartigen Belastung nicht standhalten. Mit dem Bestimmungszweck von E-Zigaretten als alternative Genussmittel für Raucherinnen und Raucher hat diese Art des Dampfens nichts mehr zu tun. Und Einsteiger sollten sich nicht im Dampfshop eine kostspielige 200-Watt-Hochleistungsbox aufschwatzen lassen.

5. Verdampfung statt Verbrennung

Während herkömmliche Zigaretten Tabak verbrennen und dadurch Rauch erzeugen, wird in E-Zigaretten durch Verdampfung von Flüssigkeiten („Liquids") ein Nebel gebildet, der umgangssprachlich als Dampf bezeichnet wird. Von den Gegnern des Dampfens wird oft kritisch angemerkt, man wisse nicht, was in handelsüblichen Liquids enthalten sei. Diese Aussage ist schlichtweg falsch. Die Hersteller sind zur Deklaration der Inhaltsstoffe verpflichtet und müssen diese gemäß Tabakproduktrichtlinie der EU (TPD2) den Behörden melden. In diesem Kapitel werde ich die Wirkungen der Hauptbestandteile von Liquids, Proplyenglykol und Glycerin besprechen und die allfällige Schädlichkeit von Carbonylverbindungen diskutieren, die bei Erhitzung der Liquids entstehen. Am Ende dieses Kapitels werde ich einen kurzen Ausflug zu den Tabakerhitzern machen, die neben klassischen E-Zigaretten als weitere risikoreduzierte Nikotinprodukte am Markt sind. Den Liquids zugesetzte Geschmackstoffe (*Aromen*) sind Thema von Kapitel 7.

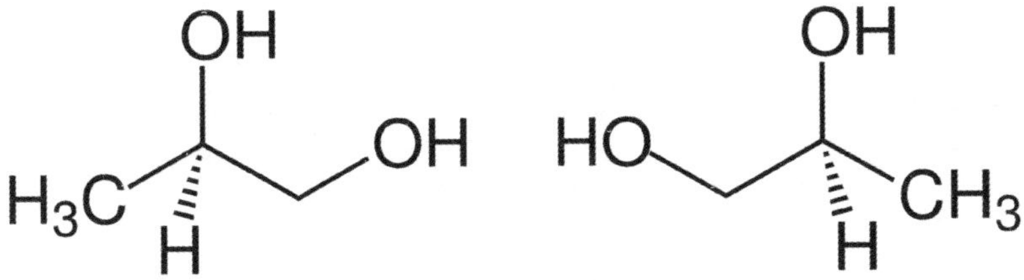

Die beiden Stereoisomere von 1,2-Propandiol (Propylenglykol, PG)

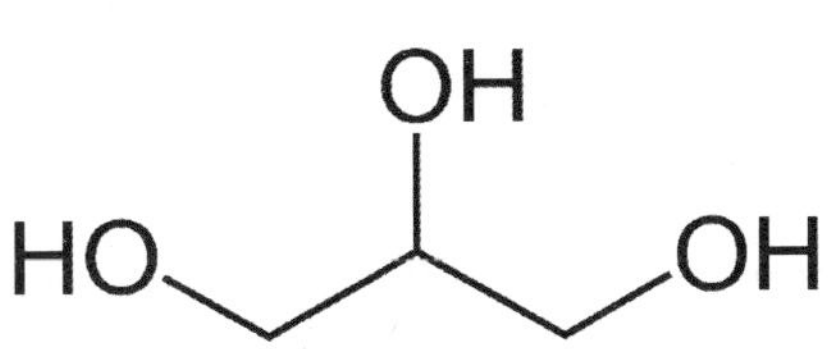

Glycerin (1,2,3-Propantriol)

Die Hauptbestandteile aller Liquids sind Propylenglykol (1,2-Propandiol; PG) und Glycerin (1,2,3-Propantriol) in unterschiedlichen Verhältnissen. Man mag sich fragen, warum man für die Herstellung von Liquids diese Stoffe und nicht Wasser als Lösungsmittel verwendet, dessen Siedepunkt deutlich niedriger ist (PG 188 °C und Glycerin 290 °C). Wasser hat eine wesentlich höhere Verdampfungswärme (2257 kJ/kg im Gegensatz zu 974 bzw. 914 kJ/kg) und erzeugt bei Erhitzung keinen sichtbaren Nebel. Daher werden PG und Glycerin auch für die Erzeugung von Bühnennebel verwendet. Beim Dampfen kann man Liquids mit Glycerin ohne PG und umgekehrt verwenden, zumeist kommen aber Mischungen der beiden Stoffe zur Anwendung. Glycerin sorgt für den gut sichtbaren weißen Nebel. Die oben erwähnten *cloud chaser* verwenden daher glycerinlastige Liquids. Im Unterschied dazu produziert PG kaum sichtbaren Dampf, eignet sich also gut für unbemerktes Dampfen (*stealth vaping*) an Orten wo sichtbare Dampfwolken stören könnten. Außerdem schätzen manche Dampfer den durch PG verstärkten *throat hit*, ein Effekt durch den PG ähnlich wie Menthol (siehe 7.5.) die Reduktion der Nikotinkonzentration in Liquids erlaubt.

In der Dampferszene ist für Glycerin auch die Bezeichnung vegetable glycerol (VG, pflanzliches Glycerin) gebräuchlich. Tatsächlich stammt der Großteil des Glycerins im Handel aus Pflanzen. Bei der industriellen Herstellung von Biodiesel wird das in Ölpflanzen, wie zum Beispiel Raps, reichlich vorkommende Fett chemisch gespalten. Im Zuge dieses Prozesses fällt Glycerin als Abfallprodukt an, über dessen sinnvolle Verwertung sich Fachleute seit langem die Köpfe zerbrechen und eine Vielzahl an Patenten angemeldet haben. Laut Wikipedia betrug der Verbrauch an Biodiesel im Jahr 2010 in der EU 11,25 Millionen Tonnen. Bei dieser Größenordnung ist der Bedarf an Glycerin für die Liquid-Herstellung vernachlässigbar. Die Bezeichnung „pflanzlich" ist sowohl korrekt als auch irreführend. Korrekt, weil es aus Pflanzen gewonnen wird, irreführend, weil damit dem Abfallprodukt eines großindustriellen Verfahrens unterschwellig Natürlichkeit und Gesundheit zugeschrieben wird. Manche Liquid-Hersteller bewerben ihre Produkte mit dem Hinweis auf besondere pflanzliche Quellen des verwendeten Glycerins und die angeblichen Auswirkungen dieses besonderen Ursprungs von Glycerin auf den Geschmack der Liquids. Die Eigenschaften eines Stoffes sind allerdings unabhängig von der Art seiner Gewinnung. Ob Glycerin aus Pflanzen gewonnen oder synthetisch in einem Labor hergestellt wurde, ist für dessen Eigenschaften unerheblich. Entscheidend ist ausschließlich die Reinheit. Wenn Liquids mit Glycerin aus Quelle A anders schmecken als jene mit Glycerin aus Quelle B, ist zumindest eines der beiden Produkte offensichtlich verunreinigt. Minimale Verunreinigungen sind oft unvermeidbar und haben keine negativen Auswirkungen auf die Gesundheit. In Einzelfällen könnten sie sogar die Geschmacksnote von Liquids verfeinern, Qualitätsmerkmale sind das aber definitiv nicht.

Ist die Inhalation von PG oder Glycerin gesundheitsschädlich? Nach der Aufnahme wird PG teilweise unverändert über die Nieren ausgeschieden und teilweise über die natürlichen Stoffwechselprodukte Milchsäure (Lactat) und Brenztraubensäure (Pyruvat) in Glukose umgewandelt [95]. Als Bestandteil von Phospholipiden und Triglyceriden ist Glycerin eine wesentliche Komponente von Zellmembranen und Fettspeichern. Aufgrund der Umwandlung in Glucose dient PG als Energielieferant und findet in der Landwirtschaft Verwendung als Futtermittel von Nutztieren. Sowohl PG als auch Glycerin werden in kosmetischen Produkten und Nahrungsmitteln verwendet und sind als „nicht toxisch" eingestuft. In einer 1992 publizierten Studie wurde nach Inhalation hoher Konzentrationen von Glycerin über drei Wochen nur schwach ausgeprägte Veränderung des Kehlkopfepithels von Ratten beobachtet, ein Effekt den die Autoren als Reaktion des Organismus auf die irritierenden Effekte des inhalierten Aerosols interpretierten. Unerwünschte Wirkungen auf Lunge oder andere Organe wurden nicht beobachtet [96]. Zwei tierexperimentelle Studien haben sich spezifisch mit E-Zigaretten beschäftigt und die Auswirkungen der Inhalation von PG/Glycerin-Gemischen über 90 Tage an Ratten untersucht. In beiden Studien wurden bei inhalativer Verabreichung von PG- und Glycerin in Mengen, die dem täglichen Dampfen von 60 ml Liquid entsprachen, nach 90 Tagen keine nennenswerten Nebenwirkungen beobachtet [97,98].

Gesundheitsorganisationen warnen indessen regelmäßig vor Irritation der Atemwege durch PG. Die Warnungen beruhen vorwiegend auf einer Publikation aus dem Jahr 2012, in der nach Inhalation von Liquids mit PG und Nikotin im Vergleich zu Luft eine minimale Erhöhung des Atemwegswiderstand beobachtet wurde [99]. Die klinische Relevanz dieses Effekts, zu dem vermutlich die dokumentierte Atemwegsreizung durch Nikotin beigetragen hat [86], wurde sogar von den Autoren selbst in Frage gestellt. Außerdem ist die leichte Reizung der Atemwege, der bereits erwähnte *throat hit*, von vielen Dampferinnen und Dampfern erwünscht. Aufgrund der vorliegenden Daten hat die Europäische Chemikalien Agentur ECHA im Dezember 2016 den Antrag der deutschen *Bundesanstalt für Arbeitsschutz und Arbeitsmedizin* (BAuA) auf Einstufung von PG als atemwegsirritierend abgelehnt [100]. Nach derzeitigem Kenntnisstand ist die langfristige Inhalation von PG und Glycerin toxikologisch unbedenklich.

Gelegentlich wird kolportiert, PG und Glycerin könnten aufgrund ihrer hygroskopischen (wasseranziehenden) Eigenschaften den Körper dehydrieren, was durch Trinken großer Mengen an Flüssigkeit kompensiert werden müsse. Nach kurzer Überlegung sollte klar werden, dass diese Sorge unberechtigt ist. Der Wassergehalt des menschlichen Körpers beträgt in Abhängigkeit vom Alter 50 bis 70 Prozent, was bei einem Körpergewicht von 60 kg 30 bis 42 Liter Wasser entspricht. Wie soll die über den Tag verteilte Inhalation einiger Milliliter PG/Glycerin einen nennenswerten Einfluss auf eine derart große Wassermenge haben? Allenfalls könnte das Dampfen eine leichte Austrocknung der Schleimhäute im Mund- und Rachenbereich verursachen, systemische Dehydrierung ist aber mit Sicherheit auszuschließen.

In Anbetracht der Covid-19 Pandemie von 2020 (siehe 10.9) sollte die mögliche keimhemmende Wirkung von PG nicht unerwähnt bleiben. Mehrere in den 1940er Jahren publizierte Studien berichteten über antibakterielle und antivirale Effekte von PG, unter anderem wurde auch Hemmung der Replikation von Grippeviren beobachtet [101,102]. Aufgrund dieser Ergebnisse wurde PG-Dampf gelegentlich zur Desinfektion der Raumluft in Krankenhäusern eingesetzt. Tatsächlich berichtet eine große Mehrheit von Umsteigern auf das Dampfen über massiv reduzierte Häufigkeit und Schwere von Atemwegsinfektionen (Erkältung, Schnupfen) [103]. Da Rauchen die Funktion des Immunsystems beeinträchtigt (siehe 10.9), könnte jedoch der Rauchstopp alleine bereits ausreichende Erklärung für die beobachteten Verbesserungen sein. Ohne Wiederholung der damaligen Studien mit aktueller Methodik sind definitive Schlussfolgerungen nicht möglich. Und selbstverständlich liegen keine Informationen zur möglichen Schutzwirkung von PG-Aerosol gegen Sars-Cov-2 vor, wie in den sozialen Medien spekuliert wurde. Die mögliche protektive Wirkung von Nikotin gegen Covid-19 werde ich in Abschnitt 10.9 diskutieren.

5.1 SCHADSTOFFE IM DAMPF

Die Inhalation von PG und Glycerin ist zwar gesundheitlich unbedenklich, aber beide Substanzen zersetzen sich bei Erhitzung unter Bildung potentiell schädlicher Pyrolyse-Produkte. Das sind vor allem Aldehyde wie Formaldehyd, Acetaldehyd und Acrolein. Diese als Carbonylverbindungen bezeichneten Substanzen reagieren im Körper mit diversen Zellbestandteilen. Durch Reaktion mit Desoxyribonukleinsäure verändern sie das Erbgut und sind daher als mutagen und krebserregend eingestuft. Tabakrauch enthält relativ große Mengen dieser Aldehyde, die maßgeblich zur krebserregenden Wirkung des Rauchens beitragen. Durch lokale mutagene Wirkung können diese Substanzen bei Inhalation bösartige Tumore der Atemwege auslösen [104,105].

Wie bei allen schädlichen Wirkungen von Stoffen ist aber auch in diesem Fall die Menge zu berücksichtigen, der man beim Konsum eines Produkts ausgesetzt ist. Die WHO und mit ihr assoziierte Gesundheitsorganisationen behaupten oft, dass es keine Untergrenze für die Wirkungen krebserregender Stoffe gäbe und daher keine noch so niedrige Konzentration an Aldehyden unbedenklich wäre. Diese Behauptung widerspricht allerdings dem pharmakologischen Grundgesetz der Dosisabhängigkeit von Wirkungen. Würde die Behauptung zutreffen, wären beispielsweise Grenzwerte für Pestizide in Lebensmitteln oder für die Schadstoffemissionen von Dieselkraftfahrzeugen sinnlos. Man müsste jegliche Emission verbieten. Zudem enthalten viele Lebensmittel, vor allem üblicherweise als gesund erachtetes Obst, große Mengen an Aldehyden. Sowohl Formaldehyd als auch Acetaldehyd sind, was viele nicht wissen, körpereigene Stoffwechselprodukte. Menschen produzieren täglich etwa 60 bis 90 Gramm Formaldehyd, und ein kleiner Anteil davon, etwa 10 mg, zirkulieren permanent im Blut. Ein noch kleinerer Teil davon wird ausgeatmet. Unsere Atemluft enthält so aber, aus körpereigener Produktion, pro Kubikmeter bis zu 10 Mikrogramm Formaldehyd. Gemäß Diktion der Gesundheitsorganisationen wäre unsere Atemluft demnach krebserregend. Glücklicherweise ist das nicht der Fall. Zur Verdeutlichung wiederhole ich den weiter oben zitierten Text aus einem Standard-Lehrbuch der Toxikologie: *Es mag ein Dosisbereich existieren, in dem ein bestimmtes Agens eine giftige Wirkung entfaltet. Es gibt immer auch Expositionsbereiche eines Agens, die keine unerwünschten Wirkungen auslösen* [33]. Dieses von Paracelsus bereits vor 500 Jahren korrekt erkannte Grundprinzip der Toxikologie hat die WHO in ihrem Kampf gegen das Rauchen und Dampfen sozusagen per Dekret außer Kraft gesetzt. Leider haben das viele Ärzte und Journalisten unreflektiert übernommen und damit zur Desinformation der Bevölkerung beigetragen. Die Behauptung der fehlenden

Untergrenze für die krebserregende Wirkung potentieller Schadstoffe – gelegentlich erweitert auf alle unerwünschten Wirkungen – wurde durch ständige Wiederholung fest in den Gehirnen der Menschen verankert. Wenn man diese Behauptung mit sachlichen Argumenten hinterfragt, läuft man Gefahr umgehend in einen Bereich abgeschoben zu werden, den ich das Spinnereck nenne. Wenn möglich, gräbt man zur Begründung angebliche Befangenheiten aus. Geringste Berührung mit der Tabakindustrie oder mit Herstellern von E-Zigaretten genügt WHO & Co, um Tatsachenbehauptungen als befangen und gekauft abzutun. Durch persönliche Attacken unter der Gürtellinie erspart man sich die sachliche Diskussion des jeweiligen Sachverhalts. Aber darüber mehr in Abschnitt 11.3.

Der wesentliche im Dampf von E-Zigaretten nachgewiesene Schadstoff ist Formaldehyd. In den vergangenen Jahren wurden zahlreiche Arbeiten zur Emission dieser Substanz publiziert, die Ergebnisse sind allerdings ausgesprochen unterschiedlich. So variieren die gemessenen Werte von winzigen 0,009 µg pro Zug, was knapp an der Nachweisgrenze der analytischen Methoden liegt, bis hin zum besorgniserregenden Wert von 342 µg pro Zug [106]. Nachdem Formaldehyd durch thermische Zersetzung (Pyrolyse) von PG entsteht, ist dessen Bildung von der Temperatur an der Wicklung abhängig [107]. Bei ausreichender Versorgung der Wicklung mit Liquid erklären aber unterschiedliche Temperaturen keinesfalls die fast 40.000-fache Differenz in den publizierten Messwerten. Dr. Konstantinos Farsalinos und Mitarbeiter konnten zeigen, dass die gelegentlich gemessenen sehr hohen Formaldehydwerte auf mangelhaftem Nachfluss von Liquid beruhen. Für Emissionsmessungen werden die Aerosole, wie der Rauch aus Tabakzigaretten, maschinell erzeugt. Im Unterschied zu Menschen reagieren die Maschinen nicht auf mangelhafte Versorgung der Wicklungen mit Liquid bei für den jeweiligen Verdampfertyp unangemessen hoher Leistung. Unter diesen Bedingungen steigt die Temperatur, was die Verbrennung von Watte und Liquid zur Folge hat. Dieser umgangssprachlich als „Kokeln“ bezeichnete Prozess resultiert in der Emission von heißem, brennenden Dampf, den man nicht freiwillig inhaliert. Die Maschinen ziehen also unter Bedingungen munter drauflos, die menschliche Nutzer umgehend zur Unterbrechung des Dampfens veranlassen würden. Ich besitze einen Akkuträger, der sich gelegentlich ohne ersichtliche Ursache von den eingestellten 12–15 Watt selbständig und von mir zunächst unbemerkt auf die maximale Leistung von 85 Watt hochstellt. Nachdem diese hohe Leistung den Verdampfer hoffnungslos überfordert, spüre ich die Konsequenzen der fehlerhaften Einstellung nach dem ersten Halbzug. Auch wenn mit dem Dampfen nicht vertraute Fachleute das nicht glauben wollen: Man vermeidet kokelnde E-Zigaretten ebenso wie man den Verzehr von verbranntem Toastbrot vermeidet.

In einer viel beachteten Publikation hat Kollege Farsalinos den Einfluss der eingestellten Leistung auf die Emission von Aldehyden durch zwei unterschiedliche Verdampfer untersucht. Die Kontrolle auf „Kokeln" (Englisch: *Dry Puffs*) erfolgte dabei durch 7 Dampferinnen und Dampfer, die unabhängig voneinander in allen Fällen ein identisches Urteil fällten [108]. Die Ergebnisse der Messungen sind in Tabelle 1 (auf Seite 59) dargestellt.

In der linken Spalte sieht man die eingestellte Leistung von zwei Verdampfern (VD1 und VD2), daneben die gemessenen Werte von 4 Carbonylverbindungen: Formaldehyd, Acetaldehyd, Aceton und Acrolein, jeweils in Mikrogramm pro 10 Züge). Am Ende der Tabelle sind die mit einer Tabakzigarette gemessenen Werte eingetragen. Die Ergebnisse zeigen, dass die Bildung der Carbonylverbindungen durch beide Verdampfer bei Erhöhung der Leistung zunimmt. Während VD1 auch bei 10 Watt keine Anzeichen von Kokeln zeigte, war VD2 wesentlich weniger robust, sodass bei der gleichen Leistung erhebliche Mengen potentiell schädlicher Verbindungen emittiert wurden. Die Mengen an Formaldehyd und Acrolein waren sogar signifikant höher als in Tabakrauch. Die in dieser Studie untersuchte Leistung von maximal 10 Watt mag niedrig erscheinen. Es ist jedoch zu berücksichtigen, dass die von Verdampfern tolerierte Leistung unterschiedlich ist und die Studie mit heute nicht mehr aktuellen Geräten durchgeführt wurde. Aktuelle DTL-Verdampfer, die sich durch hohen Liquidnachfluss und kaum beschränkten Luftstrom auszeichnen, tolerieren problemlos Leistungen von 100 Watt und darüber, während MTL-Geräte bereits mit 15 Watt oder weniger überfordert sein können. Entscheidend ist daher die Anpassung der Leistung an den Verdampfertyp und Korrektur des Setups bei ersten Anzeichen von Kokeln. Gegen die von Farsalinos und Mitarbeitern verwendete „Kokelkontrolle" wurde vorgebracht, objektive wissenschaftliche Analysen durch eine subjektive Komponente zu verwässern. Außerdem wurde vielfach kritisiert, dass für diese Experimente erfahrene Dampferinnen und Dampfer ausgewählt wurden, während unerfahrene Neueinsteigerinnen und -einsteiger das Kokeln nicht erkennen oder aufgrund ihrer Nikotinsucht in Kauf nehmen würden [109]. Die subjektive Überprüfung auf Kokeln ist unvermeidbar, wenn man an Messungen unter realistischen Bedingungen interessiert ist. Dass man frei-

Leistung	Formaldehyd	Acetaldehyd	Aceton	Acrolein
6,5 Watt	Mikrogramm pro 10 Züge			
VD1	6,5	n.d.	n.d.	n.d.
VD2	3,7	0,8	n.d.	0,2
7,5 Watt	Mikrogramm pro 10 Züge			
VD1	6,1	n.d.	n.d.	n.d.
VD2	n.d.	0,8	n.d.	1,3
9 Watt	Mikrogramm pro 10 Züge			
VD1	9,5	3,5	n.d.	0,8
VD2	119,2	58,9	4,6	48,4
10 Watt	Mikrogramm pro 10 Züge			
VD1	11,3	4,5	n.d.	1,0
VD2	344,6	206,3	22,5	210,4
Tabakzigarette	Mikrogramm pro Zigarette			
	74,0	1240,3	641,9	120,4

Tabelle 1:
Carbonylverbindungen im Aerosol von E-Zigaretten, die mit zwei unterschiedlichen Verdampfern ausgestattet waren (VD1 und VD2) in Abhängigkeit von der eingestellten Leistung (Watt) im Vergleich zu Tabakzigaretten. Unter den grau unterlegten Messbedingungen waren „Kokelkontrollen" (siehe Text) positiv. „n.d." heißt: nicht detektiert. Statistische Parameter wurden zwecks Übersichtlichkeit weggelassen. Adaptiert von [108].

willig verbranntes Liquid inhalieren könnte, behaupten nur Leute, die das noch nicht selbst ausprobiert haben.

Die hier exemplarisch vorgestellten Ergebnisse unterstreichen, dass bei Emissionsmessungen im Labor Überhitzung der Wicklungen durch mangelhaften Nachfluss an Liquid verhindert werden muss. Andernfalls sind die Messwerte für das Dampfen unter realistischen Bedingungen irrelevant. Diese wesentliche Erkenntnis wird leider auch heute noch in vielen Studien nicht berücksichtigt. Die fälschlich erhobenen Befunde veranlassen die Medien dann zu reißerischen Berichten mit Warnungen vor der hohen Schadstoffexposition beim Dampfen. Die bisher publizierten Daten zur Emission von Aldehyden demonstrieren hingegen zweifelsfrei, dass die Exposition beim Dampfen um ein Vielfaches geringer ist als beim Rauchen. Je nach Studie, experimentellem Protokoll und gemessener Verbindung enthält das Aerosol von E-Zigaretten um 80 bis 99,5 Prozent weniger Aldehyde als Tabakrauch [110]. Im Folgenden zeige ich anhand von Formaldehyd, dass die von E-Zigaretten emittierte Menge an Aldehyden deutlich unter den von Gesundheitsbehörden für Inhalation empfohlenen Grenzwerten liegen.

Das deutsche Bundesinstitut für Risikobewertung (BfR) weist in seiner toxikologischen Bewertung von Formaldehyd daraufhin, dass aufgrund von Tierversuchen die langfristige Inhalation von 1 ppm (parts per million, entsprechend 1,25 mg/m^3) Formaldehyd als sicher erscheint, schlägt aber sicherheitshalber ein 10-fach niedrigeres *safe level* von 0,1 ppm vor [111]. Bei einem täglichen Atemvolumen von 15 m^3 entspricht dieser Wert der Inhalation von 1,87 mg Formaldehyd innerhalb von 24 Stunden. Laut WHO enthält unbelastete Raumluft durchschnittlich 50 µg Formaldehyd pro m^3, was der inhalativen Aufnahme von 0,75 mg Formaldehyd pro Tag entspricht. Beim typischen Verbrauch von 5 ml Liquid pro Tag und unter der (unrealistischen) Annahme von 100 Prozent Lungengängigkeit des Aerosols inhalieren Dampferinnen und Dampfer durchschnittlich 0,31 mg Formaldehyd pro Tag [110], also etwa 17 Prozent der vom BfR selbst bei konservativer Schätzung als sicher eingestuften Menge, beziehungsweise 41 Prozent der über die Atmung in unbelasteter Raumluft aufgenommenen Menge. In anderen Worten: Man inhaliert beim Atmen normaler Raumluft doppelt so viel Formaldehyd wie beim Dampfen. Ähnliche Überlegungen zeigen, dass auch die Aufnahme von Acetaldehyd und Acrolein bei der Nutzung von E-Zigaretten um ein Vielfaches niedriger ist als beim Rauchen und weit unter den Grenzwerten für inhalative Exposition liegt.

Neben Carbonylverbindungen wurden sowohl in Liquids als auch im Aerosol von E-Zigaretten Spuren an Metallen nachgewiesen, von denen manche als krebserregend oder anderweitig toxisch eingestuft sind. Als mögliche Quellen kommen Verdampfer, Drähte der Wicklungen und Kontamination von Watte oder Liquids in Frage. In einem 2019 publizierten Übersichtsartikel findet man eine hilfreiche Liste aller bis dahin publizierten Metallanalysen [112]. Wie bereits bei den Aldehyden erläutert, muss auch bei der Exposition mit Metallen die Menge berücksichtigt werden, die bei Nutzung von E-Zigaretten aufgenommen wird. Da Metalle und Metallionen in unserer Umwelt weit verbreitet sind, wurden von internationalen Gesundheitsbehörden Grenzwerte definiert. Leider werden diese in Studien zur Emission von E-Zigaretten häufig ignoriert oder die Messwerte falsch interpretiert. Ein besonders drastisches Beispiel ist die Publikation von Olmedo *et al.* [113], in der angeblich besorgniserregende Metallkonzentrationen im Aerosol von E-Zigaretten gemessen wurden und über die in den Medien weltweit mit reißerischen Überschriften berichtetet wurde. Selbst unter der – nur beschränkt zutreffenden – Annahme, dass die Studie methodisch einwandfrei durchgeführt wurde, sind die Berechnungen der Exposition in dieser Arbeit unhaltbar. Olmedo *et al.* verglichen ihre Messwerte im Aerosol mit den Grenzwerten in Umgebungsluft und errechneten die Exposition unter der Annahme permanenter Inhalation des Aerosols über 24 Stunden. Tatsächlich ziehen Dampferinnen und Dampfer aber täglich etwa 300 Mal an ihren Geräten (entsprechend dem Rauchen von 30 Zigaretten), wobei die durchschnittliche Zugzeit drei Sekunden beträgt. Man inhaliert das Aerosol also nicht permanent über 24 Stunden sondern nur 15 Minuten lang, was einer fast 100-fach niedrigeren Exposition entspricht als von Olmedo und Mitarbeitern fälschlicherweise angenommen. Der Vergleich der Daten mit den Grenzwerten des *U. S. Department of Health and Human Services* sowie der CDC zeigte, dass die Erreichung des Grenzwerts nur für die Exposition mit Nickel zumindest annähernd realistisch ist (Konsum von 73 bzw. 17 ml Liquid pro Tag bezogen auf den Median, beziehungsweise die 75. Perzentile laut Messwerten der Olmedo-Studie). Für alle anderen Metalle müssten für die Erreichung des Grenzwerts bezogen auf die 75. Perzentile der Messwerte 68 ml (Chrom) bis zu 1500 ml (Aluminium) Liquid pro Tag konsumiert werden [114]. Der Nachweis potentieller

Schadstoffe ohne Berücksichtigung der tatsächlichen Exposition im Vergleich zu den internationalen Grenzwerten ist sinnlos und irreführend.

Neben Carbonylverbindungen und Metallen enthält Tabakrauch tausende anderer potentiell schädlicher und als krebserregend eingestufter Stoffe, unter anderem flüchtige organische Verbindungen, wie polyzyklische aromatische Kohlenwasserstoffe und N-Nitrosamine, die in unterschiedlichem Ausmaß zur Schädlichkeit des Rauchens beitragen. Im Aerosol von E-Zigaretten wurden vereinzelt vernachlässigbare Spuren an Benzol, Toluol, polyzyklischen aromatischen Kohlenwasserstoffen und N-Nitrosaminen nachgewiesen [115]. Es ist daher internationaler wissenschaftlicher Konsens, dass der Schadstoffgehalt des Aerosols von E-Zigaretten um Größenordnungen niedriger ist als jener von Tabakrauch.

5.2 EXKURS TABAKERHITZER

Neben den hier beschriebenen klassischen E-Zigaretten, die nikotinhaltige Flüssigkeiten verdampfen und keinen Tabak enthalten, wurden von den führenden Tabakkonzernen Tabakerhitzer (*tobacco heating systems*, THS, oder *heat-not-burn*, HNB) als risikoreduzierte Alternativen zu Tabakzigaretten entwickelt. In diesen Geräten wird Tabak nicht verbrannt wie in herkömmlichen Zigaretten, sondern auf maximal 300 °C erhitzt und das dadurch entstehende Aerosol inhaliert. Hier werde ich kurz die wissenschaftlichen Fakten über Tabakerhitzer darlegen und dann die Vor- und Nachteile deren Entwicklung durch die Tabakindustrie aus meiner Sicht diskutieren.

Die Entwicklung von Tabakerhitzern hat bereits in den 1960er Jahren begonnen, die ersten kommerziell erhältlichen Produkte (*Premiere, Eclipse* und *Revo*) wurden von R.J. Reynolds ab Ende der 1980er Jahre auf den Markt gebracht. Die Vorläufer des IQOS waren die PMI Produkte *Accord* (1998) und *Heatbar* (2007). Die frühen Versionen von Tabakerhitzern wurden aber von den Konsumenten aus unterschiedlichen Gründen (Größe, Geschmack, Handhabung, unzureichende Nikotinfreisetzung u.a.) nicht in nennenswertem Ausmaß angenommen [116,117]. Die aktuellen Tabakerhitzer IQOS (PMI) und glo (*British American Tobacco*) kamen 2014 bzw. 2016 auf den Markt. Die häufig kolportierte und naheliegende Interpretation der Bezeichnung „IQOS“ als Akronym für *I Quit Ordinary Smoking* wird von PMI dementiert [118]. Danke an Dr. Alexander Nussbaum (Philip Morris Deutschland) für diesen Hinweis. Der IQOS wurde 2019 von der US-amerikanischen Gesundheitsbehörde „Food and Drug Administration“ (FDA) gemäß dem PMTA-Prozess als neuartiges Tabakprodukt zugelassen, womit die FDA dem Tabakerhitzer IQOS bescheinigt, zum Schutz der öffentlichen Gesundheit beizutragen. Als neues Geschäftsmodell von PMI mit dem kolportierten Ziel eine rauchfreie Welt (*smoke-free world*) zu schaffen, hat der IQOS für erhebliche Kontroversen sowohl in der Tabakkontrolle als auch in der Dampferszene gesorgt. Aufgrund der größeren Verbreitung des IQOS sowie dessen Präsenz in der Fachliteratur und in den Medien werde ich meine Ausführungen auf dieses Gerät beschränken.

Die ersten Studien zu den Emissionen des IQOS und deren Toxizität wurden, wenig überraschend, von PMI durchgeführt und publiziert. Im Vergleich zum Rauch von Verbrennungszigaretten waren die Konzentrationen an etablierten Schadstoffen um durchschnittlich 90 Prozent geringer, was stark verminderte Zytotoxizität und geringere Schädlichkeit in Tiermodellen

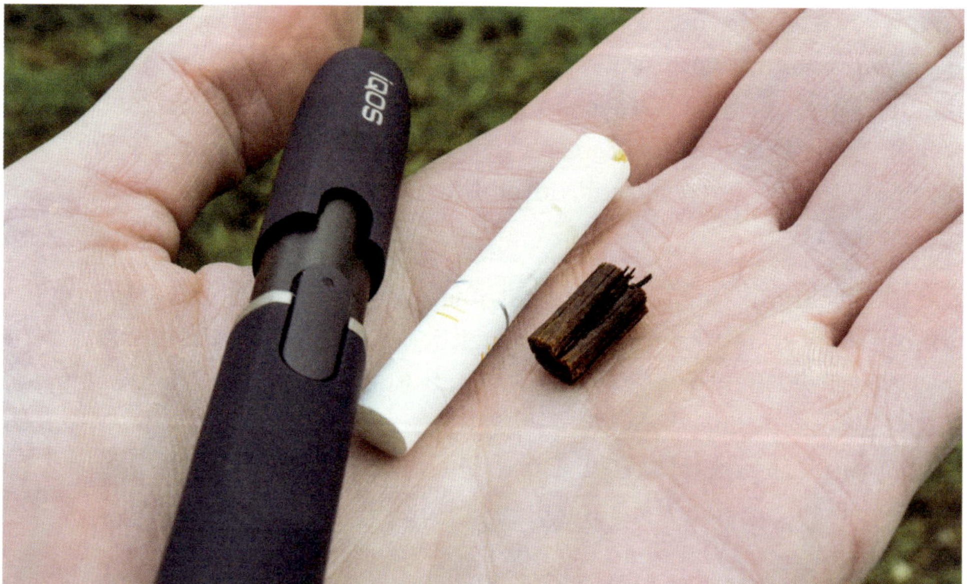

Abbildung 8: Tabakerhitzer IQOS von Philip Morris, mit Heet stick/Tabak nach der Benutzung.

zur Folge hatte [119-122]. Die Studien wurden aber vielfach als unglaubwürdig abqualifiziert. Schließlich ist die Tabakindustrie dafür bekannt zur Maximierung ihres Gewinns zu lügen und zu betrügen – jedenfalls werden mit dieser Feststellung Studien der Tabakindustrie ignoriert und unter den Teppich gekehrt. Dazu möchte ich anmerken, dass die Industrie – egal ob Tabak, Pharma oder andere – dazu tendieren mag, unerwünschte Ergebnisse unpubliziert zu archivieren oder Daten ihrem Wunsch gemäß zu interpretieren. Die Tabakindustrie hat aber nicht einmal in ihrer dunkelsten Zeit gefälschte Werte publiziert. Die Fälschung von Daten ist die schlimmste Form von wissenschaftlichem Fehlverhalten und ruiniert bei Entdeckung nicht nur den Ruf von Wissenschaftlerinnen und Wissenschaftlern sondern bedeutet zumeist auch das Ende der wissenschaftlichen Karriere. Der IQOS ist frei verfügbar, und die Messmethoden sind in jedem besseren Analytiklabor etabliert, sodass die Ergebnisse von unabhängigen Labors sehr einfach überprüft werden können. Fälschung der Messwerte käme daher wissenschaftlichem Suizid der Beteiligten gleich und hätte erheblichen Schaden für PMI zur Folge. Die finanziellen Möglichkeiten erlauben der Tabakindustrie die Rekrutierung hervorragender Wissenschaftlerinnen und Wissenschaftler aus anderen Industriezweigen oder akademischen Institutionen, die nicht durch Betrügereien ihren Ruf riskieren würden. Außerdem hat die Industrie ausreichende Mittel für die Anschaffung bestmöglicher Ausstattung und gegebenenfalls die Beauftragung externer Labors, die für bestimmte Fragestellungen validiert sind. Aus diesen Gründen sind die aktuellen Studien der Tabakindustrie als qualitativ hervorragend und makellos zu bewerten. Bei der Beurteilung von Studien oder öffentlichen Aussagen sollte man stets Methodik und Inhalt bewerten anstatt mit persönlichen Attacken die Seriosität der Quellen in Frage zu stellen.

Die von PMI publizierten Emissionen aus dem IQOS wurden mittlerweile von mehreren unabhängigen Labors bestätigt [123-126], unter anderem auch dem BfR, dem man wohl kaum ein Naheverhältnis zur Tabakindustrie unterstellen wird [127]. Eine gute Zusammenfassung der bis Ende 2018 vorliegenden Ergebnisse findet man in einem Übersichtsartikel einer unabhängigen australischen Arbeitsgruppe [128]. In weiterer Folge konnte PMI durch Messung etablierter Biomarker für Toxizität das deutlich geringere Schädlichkeitspotential des Tabakerhitzers zweifelsfrei belegen [129].

Dennoch ist der Konzern mit dem Antrag auf Zulassung des IQOS bei der FDA im ersten Anlauf gescheitert. Ein Experten-Panel hat das erstaunliche Argument vorgebracht, reduzierte Emission an Schadstoffen, signifikant verminderte Toxizität auf Zellen und Gewebe und Reduktion von Biomarkern für Toxizität hätte nicht notwendigerweise reduziertes Gesundheitsrisiko menschlicher Nutzer zur Folge. Diese Einschätzung teilt das BfR in seiner Stellungnahme zum Gesundheitsrisiko des IQOS, unter anderem weil die relative Reduktion der *in vivo* gemessenen Biomarker geringer war als jene der Emissionen [130]. Den positiven Ausschlag für die Zulassung durch die FDA hatten dann klinische Studien bewirkt, in denen Biomarker für Toxizität in Umsteigern auf den IQOS nach drei Monaten vergleichbar mit jenen von abstinenten Ex-Raucherinnen und Ex-Rauchern waren [131,132]. Einen interessanten Vergleich der Emissionen von Tabakzigaretten und Tabakerhitzern verschiedener Tabakkonzerne hat Neil Collisha 2019 publiziert [133].

Emittiert der IQOS ein Aerosol mit festen Partikeln (Rauch) oder Flüssigkeitströpfchen (Dampf)? Bei der in diesen Geräten maximal erreichten Temperatur von 300 °C findet keine Verbrennung statt und daher sollte auch kein Rauch entstehen. Leichtes Glosen des Tabaks schließt das aber nicht mit Sicherheit aus. In einer von PMI publizierten methodisch aufwändigen Studie waren feste Partikel im Tabakrauch nachweisbar, jedoch nicht im Aerosol des IQOS [134]. Die Schlussfolgerung, dass Tabakerhitzer keinen Rauch sondern Nebel emittieren, wurde etwas verklausuliert und für Laien schwer verständlich auch vom BfR bestätigt [127]. Außerdem haben mehrere Studien gezeigt, dass im Aerosol von Tabakerhitzern Kohlenmonoxid (CO) nicht oder nur in Spuren nachweisbar ist [123,135]. Unvollständige Verbrennung würde zur Bildung von CO führen und kann daher ausgeschlossen werden.

Es ist meines Erachtens zweifelsfrei belegt, dass Raucherinnen und Raucher durch den Umstieg auf Tabakerhitzer ihr Gesundheitsrisiko erheblich reduzieren. Wie E-Zigaretten produzieren die Geräte keinen Rauch, sondern ein Aerosol (Nebel) ohne feste Partikel, die Nutzer rauchen also nicht, sondern dampfen. Die Reduktion des Risikos ist vermutlich etwas geringer als beim Umstieg auf tabakfreie E-Zigaretten, aber sehr nahe daran. Tabakerhitzer haben den Vorteil, dass Geruch, Geschmack und Handhabung eher dem Rauchen ähneln als das beim Dampfen der Fall ist. Man steckt sich einen *Heet* an, dessen Filter sich wie der Filter einer Zigarette anfühlt, und das Gerät verströmt tabakartigen Geruch. Man ist gezwungen, diesen *Heet* fertig zu „rauchen“, während man von E-Zigaretten typischerweise ein paar Züge nimmt und sie dann wieder wegstellt. Aufgrund dieser Ähnlichkeiten fällt es manchen Raucherinnen und Rauchern leichter auf Tabakerhitzer umzusteigen als auf E-Zigaretten. Tabakerhitzer haben daher ihre Daseinsberechtigung zur Schadensminimierung des Rauchens.

Die genannten Vorteile könnten allerdings von manchen Raucherinnen und Rauchern auch als Nachteile empfunden werden. Der tabakartige Geruch und auch der Geschmack werden nicht von allen geschätzt. Für den IQOS werden zwar *Heets* in unterschiedlichen Tabak-Geschmacksnoten angeboten, die Geschmacksvielfalt von Liquids, die für jeden etwas Passendes bereithält, wird aber bei Weitem nicht erreicht. Nicht zuletzt kosten die von PMI angebotenen *Heets* gleich viel wie Tabakzigaretten. Neben gesundheitlichen Überlegungen sind geringere Kosten ein wesentliches Motiv für den Umstieg auf das Dampfen. Die laufenden Kosten für den Nachkauf der *Heets* und die damit einhergehende Aufrechterhaltung der Abhängigkeit von der Tabakindustrie könnten daher für viele abschreckend wirken. Etablierte Dampferinnen und Dampfer sehen Tabakerhitzer jedenfalls mehrheitlich kritisch und würden ihre geliebten Dampfen wohl kaum gegen den IQOS eintauschen und sind auch nicht die Zielgruppe des IQOS.

Somit könnten Nutzer des IQOS früher oder später die Vorteile herkömmlicher E-Zigaretten erkennen und auf das Dampfen umsteigen, sodass E-Zigaretten langfristig die Umsätze mit Tabakerhitzern gefährden. Verhindert würde das nur durch eingeschränkte Verfügbarkeit von E-Zigaretten. Ein Beispiel dafür ist Japan, wo das Verbot nikotinhaltiger Liquids wohl maßgeblich zum Erfolg des IQOS beigetragen hat [136,137]. Somit besteht meines Erachtens berechtigte Sorge, die Tabakindustrie könnte durch entsprechendes Lobbying bei Behörden und der EU-Kommission möglichst strenge Regulierung des Dampfens erwirken. Sofern sich an den Plänen der FDA nichts ändert, müssen Hersteller von E-Zigaretten in USA in Zukunft erhebliche Summen für Zulassungsanträge investieren, die vielleicht bewilligt werden oder eben nicht. PMI hat in die Entwicklung des IQOS mehrere Milliarden Dollar investiert. Fachleute schätzen, dass aufgrund der FDA-Regulierung über 99 Prozent der Geräte vom Markt verschwinden und nur mehr die großen Konzerne, die *big player*, überleben werden. Wenig überraschend empfiehlt der Geschäftsführer von PMI, André Calantzopoulos, den Regierungen anderer Länder ähnlich strikte Zulassungsprozesse wie in den USA zu etablieren – selbstverständlich zum Schutz der Gesundheit der Bevölkerung, vor allem der Kinder, wie er betont [138].

6. Belastung der Raumluft und Passivdampfen

Beim Dampfen erzeugt man Wolken, die aussehen wie Rauch, wobei die Dampfwolken in vielen Fällen deutlich massiver sind als die Rauchwölkchen von Tabakzigaretten (siehe Abb. 7). Es ist daher naheliegend und verständlich, dass diesen Wolken intuitiv ähnliche Schädlichkeit wie dem Rauch zugeschrieben wird. In Österreich wurde in der Novelle des Tabakgesetzes 2016 ohne sachliche Begründung das Dampfen in der Öffentlichkeit dem Rauchen gleichgesetzt und ist seither überall dort verboten wo das Rauchen verboten ist. In Deutschland versucht die Bundesregierung seit Jahren ein ähnliches Verbot durchzusetzen, bemüht sich aber im Unterschied zu Österreich um dessen sachliche Rechtfertigung. In diesem Abschnitt werde ich das Gesundheitsrisiko bei der Exposition mit Dampf aus E-Zigaretten diskutieren und dazu publizierte Studien zur Belastung der Raumluft vorstellen. Außerdem werde ich den Missbrauch von Wissenschaft durch deutsche Behörden zur Durchsetzung politischer Ziele der Bundesregierung aufzeigen.

Dazu müssen wir uns zunächst mit den Gesundheitsrisiken des Passivrauchens beschäftigen, also der Schädigung der Gesundheit von Dritten durch Raucherinnen und Raucher. Aufgrund jahrelanger Warnungen durch Gesundheitsorganisationen erachtet die breite Öffentlichkeit die Schädlichkeit des Passivrauchens für zweifelsfrei belegt. Das ist auch tatsächlich der Fall, das Ausmaß der Schädlichkeit wird jedoch stark übertrieben dargestellt und von der Bevölkerung ebenso überschätzt wie von der Politik. Das hatte weltweit bizarre Rauchverbote zur Folge, die beispielsweise auch Grünflächen und Parks umfassen. Rauchverbote in der Öffentlichkeit sind eine sinnvolle gesundheitspolitische Maßnahme zur Verminderung der Raucherquoten. Da dies eine Einschränkung der persönlichen Freiheit darstellt, ist es erforderlich diese Verbote durch den Nachweis von Schädlichkeit – oder zumindest plausibler Annahme von Schädlichkeit aufgrund von Schadstoffemissionen – zu rechtfertigen. Dazu wurde allerdings vielfach über das Ziel geschossen. Als Argumentation gegen Lüftungsanlagen wurde das Märchen von der fehlenden Untergrenze schädlicher Wirkungen in die Welt gesetzt, und mit statistischen Taschenspielertricks wurden fiktive Zahlen an „Passivrauchtoten“ errechnet. Für Deutschland hat das DKFZ im

Jahr 2005 die erstaunlich präzise Zahl von 3301 Toten pro Jahr verlautbart [139], die für viel Kritik und Spott sorgte (zum Beispiel [140]).

Die Ergebnisse epidemiologischer Studien zur Schädlichkeit von Passivrauch sind heterogen und von zahlreichen Faktoren abhängig, deren Diskussion hier zu weit führen würde. Im Mittel weisen die publizierten Studien in Abhängigkeit von der jeweiligen Erkrankung auf ein relatives Risiko von 1,2 (plus 20 Prozent) hin, wobei allerdings nur in Einzelfällen Abhängigkeit des Risikos vom Expositionsniveau gezeigt und damit der Nachweis für einen kausalen Zusammenhang erbracht wurde [141-144]. Man findet auch Studien, in denen kein erhöhtes Krankheitsrisiko beobachtet wurde, beispielsweise eine 2015 publizierte Studie zum Lungenkrebsrisiko von 76.304 Frauen im Alter von 50 bis 79 Jahren [145], ein politisch inkorrektes Ergebnis, für das sich die Autoren quasi öffentlich entschuldigt haben [146].

Wie wir später sehen werden, beträgt nach Schätzungen britischer Gesundheitsbehörden die Schädlichkeit des aktiven Dampfens maximal fünf Prozent von jener des Rauchens. Wenn man diesen Wert für die Schädigung Dritter heranzieht und in Relation zur durchschnittlich 20-prozentigen Erhöhung des Risikos für verschiedene Erkrankungen durch Passivrauchen setzt, ergibt das für das Passivdampfen ein relatives Risiko von 1,01, das klinisch irrelevant ist und weit unter dem Nachweislimit epidemiologischer Studien liegt. Zudem verbleibt ein Großteil von PG, Glycerin und potentiellen Schadstoffen, darunter auch etwa 95 Prozent des inhalierten Nikotins, im Körper und wird nicht ausgeatmet [147,148]. Die Schädlichkeit des Passivrauchens beruht daher vorwiegend auf dem sogenannten Nebenstromrauch, der von brennenden Zigaretten permanent emittiert und in die Luft abgegeben wird. Diese Belastung der Raumluft entfällt beim Dampfen.

Demnach wäre das Gesundheitsrisiko des Passivdampfens vernachlässigbar. Allerdings könnten beim Dampfen potentiell schädliche Stoffe abgegeben werden, die beim Rauchen nicht entstehen. Zur Untersuchung dieser Frage wurden Räume unter kontrollierten Bedingungen bedampft und die Raumluft vor und nach Bedampfung analysiert. In der Fachliteratur findet man mehrere derartige Studien [149-155], von denen ich zwei besonders sorgfältig durchgeführte Untersuchungen herausgreifen möchte, die aus sehr unterschiedlichen Quellen stammen: einerseits von der Tabakindustrie [154] und andererseits vom Bayrischen Landesamt für Gesundheit und Lebensmittelsicherheit [155].

In der von *Fontem Ventures*, einem Tochterunternehmen von *Imperial Tobacco* 2015 veröffentlichten Arbeit [154] wurde die Luft in einem 38,5 m^2 großen, mit einem Tisch und Stühlen möblierten Raum vor, während und nach einer 165 Minuten dauernden Dampfsitzung (*vaping session*) analysiert. Während dieser Sitzung wurden von drei Freiwilligen E-Zigaretten *ad libitum* (nach Belieben) verwendet, zusätzlich waren zwei Personen anwesend, die nicht dampften. Da Menschen durch Bekleidung und Atemluft Substanzen an die Umgebung abgeben, umfasste das Studiendesign auch die Messung der Luft nach einstündiger Anwesenheit der Versuchspersonen ohne zu dampfen. Neben den klimatischen Bedingungen (Temperatur, Luftfeuchtigkeit) wurden unter den vier Bedingungen (unbesetzter Raum, fünf Personen ohne Dampfen, drei dampfende Personen und unbesetzter Raum danach) zahlreiche relevante anorganische und organische Stoffe gemessen. Die Ergebnisse können Tabelle 1 der Publikation entnommen werden [154], die sich über zwei Druckseiten erstreckt. Wie zu erwarten resultierte das Dampfen in einer signifikanten Erhöhung der PG-Konzentration in der Raumluft von weniger als 0,5 auf 203,6 $\mu g/m^3$, die nach Beendigung innerhalb einer Stunde auf 10,2 $\mu g/m^3$ abnahm. Der Grenzwert für PG-Exposition an Arbeitsplätzen über acht Stunden beträgt laut Angaben in der Publikation 474.000 $\mu g/m^3$, ist also 2.300-fach höher als die im Raum gemessene PG-Konzentration. Ähnliche Überlegungen treffen auf Carbonylverbindungen, flüchtige organische Verbindungen, N-Nitrosamine und Metalle zu, die entweder nicht nachweisbar oder weit unter anerkannten Grenzwerten waren. Erwähnenswert ist auch, dass die Nikotinkonzentration in der Raumluft unter der Nachweisgrenze von 7 $\mu g/m^3$ und damit zumindest 70-fach niedriger als der Grenzwert von 500 $\mu g/m^3$ war. Aus ihren Ergebnissen schlussfolgern die Autoren, dass ausgeatmetes Aerosol von E-Zigaretten kein Gesundheitsrisiko für anwesende Dritte hat.

Ähnliche Ergebnisse erbrachte interessanterweise auch eine Studie zur möglichen Belastung der Innenluft in PKWs, die das Bayrische Landesamt für Gesundheit und Lebensmittelsicherheit im Auftrag der deutschen Bundesregierung, augenscheinlich zur Rechtfertigung von Dampfverboten in der Öffentlichkeit 2018 durchführte [155]. Dem Regierungswunsch entsprechend gelangten die Autoren trotz vergleichbarer Ergebnisse zur Schlussfolgerung, dass die Emissionen von E-Zigaretten für anwesende Dritte gesundheitlich bedenklich sind. In der Studie wurden mit verschiedenen Typen von PKWs auf einer definierten Strecke in München Rundfahrten gemacht, während denen Freiwillige entweder Zigaretten geraucht oder Dampfgeräte (E-Zigaretten oder den Tabakerhitzer IQOS) benutzt hatten. Analysen der Raumluft erbrachten keine Hinweise auf signifikante Konzentrationen an Schadstoffen. Somit bestätigte das Bayrische Landesamt für Gesundheit und Lebensmittelsicherheit – wohl ohne dies zu beabsichtigen – frühere Studien zur Unbedenklichkeit des Dampfs für Dritte. Um dennoch Schädlichkeit des Dampfens argumentieren zu können, fokussierten Schober und Mitarbeiter ihre Ausführungen auf die emittierten Partikel. Die gemessene Anzahl an Partikeln war in Abhängigkeit vom Fahrzeugtyp sehr unterschiedlich. Erstaunlicherweise variierten auch die vor dem Dampfen oder Rauchen ermittelten Kontrollwerte erheblich, und zwar von etwa 10.000 (Skoda Oktavia) bis etwa 73.000 (VW Golf 2005), was die Zuverlässigkeit der publizierten Werte in Frage stellt. In einem Auto (Skoda Octavia) wurden nach Gebrauch des IQOS signifikant höhere Werte gemessen als mit E-Zigaretten, in den anderen sechs Fahrzeugen waren die Werte entweder ähnlich (VW Golf 2006) oder mit E-Zigaretten niedriger als mit dem Tabakerhitzer. In allen Fällen war die Partikelzahl beim Rauchen am höchsten, was in Anbetracht der Luftbelastung durch Nebenstromrauch nicht überrascht.

Wie die unerklärlichen Schwankungen der Messwerte in PKWs unter an sich identischen Kontrollbedingungen zeigen, sind Messungen der Anzahl von Partikeln in der Luft grundsätzlich fehleranfällig und erlauben außerdem keine Schlussfolgerungen über deren Ursprung oder Beschaffenheit. In einer Studie zu den Auswirkungen des Dampfens auf die Raumluft wurden massive Anstiege ultrafeiner Partikel durch die Anwesenheit von Personen beobachtet, die weder dampften noch rauchten [153]. Die Autoren erklärten dieses erstaunliche Ergebnis als *aerosol nucleation* (Keimbildung), die durch flüchtige organische Verbindungen in der Raumluft ausgelöst geworden sein könnte. Partikelbildung durch *aerosol nucleation* ist ein thermodynamisch komplexer, nur teilweise verstandener Prozess, der auch in der Natur – unter anderem in einem entlegenen Wald in Finnland – beobachtet wurde [156]. Möglicherweise gaben die Innenräume mancher Fahrzeuge flüchtige Stoffe ab, die durch *aerosol nucleation* einen Anstieg der Partikelzahl zur Folge hatten. Jedenfalls sind die Ergebnisse dieser Studie mit Vorsicht zu genießen.

Die Partikel im Aerosol von E-Zigaretten sind Flüssigkeitströpfchen, wie sie in wetterbedingtem Nebel oder dem Aerosol medizinischer Inhalatoren vorkommen. Diese Flüssigkeitströpfchen verdampfen in der Luft binnen weniger Sekunden [157]. Bei Kontakt mit Gewebe, wie zum Beispiel der Mundschleimhaut, den Epithelzellen der oberen Atemwege oder den Alveolen in tieferen Abschnitten der Lunge, lösen sich diese Tröpfchen auf und setzen gegebenenfalls gelöste Stoffe frei, die vom Körper aufgenommen werden. Das ist das Prinzip der topischen Therapie von Lungenerkrankungen, wie zum Beispiel *Asthma bronchiale*, bei dem Wirkstoffe inhalativ dort verabreicht werden wo sie wirken sollen. Sowohl allfällige gesundheitsfördernde als auch schädliche Wirkungen dieser Flüssigkeitströpfchen beruhen daher auf der Wirkung der gelösten Stoffe und nicht auf der physikalischen Beschaffenheit der Partikel. Das ist ein wesentlicher Unterschied zu Verbrennungsrauch, der zähflüssige bis feste Partikel enthält, die gut in tiefe Abschnitte der Lunge eindringen und dort langfristige Entzündungsprozesse auslösen können. Die Ablagerung dieser Partikel in der Lunge ist wesentlich an der gut dokumentierten Schädigung von Luftverschmutzung durch Rauch aus Industrieanlagen oder Verbrennungsmotoren beteiligt [158].

Wissenschaftlich werden die Teilchen in Rauch und Nebel gemeinsam als „Feinstaub“ (*particulate matter*, PM) bezeichnet. Allerdings thematisieren Artikel zum Thema „Feinstaub“, in den Medien ebenso wie in der Fachliteratur, durchwegs die gesundheitsschädlichen Effekte von Verbrennungsrauch aus Industrieanlagen oder Tabakzigaretten. Noch vor wenigen Jahren warnte das BfR [159] ebenso wie manche hartnäckige Gegner des Dampfens [160] vor der Emission von „Feinstaub“ aus E-Zigaretten und führten damit die Bevölkerung bewusst in die Irre. Als Reaktion auf einen offenen Brief, in dem ich dem BfR aufgrund derartiger Behauptungen wissenschaftliches Fehlverhalten unterstellt hatte, wollte man mir durch schriftliche Beschwerde bei der Rektorin der Universität Graz einen Maulkorb umhängen, was aber nicht gelang (zum Briefwechsel siehe [161]). Nach dieser Kontroverse wird von den Behörden zunehmend seltener vor der Staub-Bildung durch E-Zigaretten gewarnt. Stattdessen wird nunmehr behauptet, die Flüssigkeitströpfchen im Dampf würden sich in der Lunge ablagern und dort Entzündungsprozesse auslösen. Wäre das der Fall, dürfte man an Nebeltagen nicht im Freien spazieren gehen und keinesfalls medizinische Inhalatoren verwenden, die sogar Kleinkindern mit asthmaartigen Beschwerden verschrieben werden.

Bereits vor der beschriebenen PKW-Studie hat eine deutsche Behörde versucht, durch Verzerrung von Wissenschaft Schädlichkeit des Passivdampfens herbeizuzaubern. Die Innenraumhygienekommission (IRK) des Deutschen Umweltbundesamts hat 2016 in Band 59 des Bundesgesundheitsblatts eine *Stellungnahme zur Raumluftbelastung mit elektronischen Zigaretten (E-Zigaretten)* veröffentlicht [162] (Online pdf: [163]). Wie aus der Präambel hervor geht, hatte die deutsche Bundesregierung bereits vor Übermittlung der Stellungnahme eine klar geäußerte Auffassung zu diesem Thema: *Die Bundesregierung vertritt die Auffassung, dass E-Zigaretten grundsätzlich unter das Bundesnichtraucherschutzgesetz fallen.* Die Aufgabe der IRK bestand offenbar darin, diese Auffassung durch Fakten zu untermauern. Es bedarf keiner besonderen wissenschaftlichen Ausbildung, um zu erkennen, dass das Bundesnichtraucherschutzgesetz dem Schutz vor allfälligen schädlichen Wirkungen des Rauchens dient. Die Verdampfung von Flüssigkeiten ist aber ein physikalisch grundsätzlich unterschiedlicher Prozess, sodass die *a priori* Auffassung der Bundesregierung ein sachlich nicht begründetes politisches Ziel wiederspiegelt. Bereits 2014 gelangte das Oberverwaltungsgericht Münster zur Schlussfolgerung, dass Sinn und Zweck des Nichtraucherschutzgesetzes eine Erstreckung auf E-Zigaretten nicht rechtfertigen [164].

In weiterer Folge erörterte die IRK – unter Verweis auf das uns bereits bekannte Bayerische Landesamt für Gesundheit und Lebensmittelsicherheit – ausführlich die Schädlichkeit der Partikel im Aerosol von E-Zigaretten. Da seit meinem öffentlichen Disput mit dem BfR das Feinstaub-Märchen nicht mehr aufrecht zu halten war, wird nunmehr die unterschiedliche physikalische Beschaffenheit von Rauch und Nebel zwar zögerlich, aber doch anerkannt. Allerdings wird dieser wesentliche Unterschied mit einem Zitat von Frau Dr. Pötschke-Langer, damals Leiterin der Stabsstelle für Krebsprävention am DKFZ in Heidelberg, umgehend vom Tisch gefegt: *Obwohl sich die Partikel im E-Zigarettenaerosol in ihrer Beschaffenheit von denen aus der Umwelt und auch denen des Tabakrauchs unterscheiden, ist davon auszugehen, dass sie aufgrund ihrer chemischen Zusammensetzung und Morphologie die Gesundheit beeinträchtigen können*. Bei aller gebotenen Höflichkeit muss die Frage erlaubt sein, was uns Frau Dr. Pötschke-Langer hier konkret mitteilen wollte. Der zitierte Satz klingt ausgesprochen gelehrt, ist aber inhaltsleer. Der österreichische Physiker Wolfgang Pauli hat derartig verschwurbelte, im Sinne von Karl Popper nicht falsifizierbare Aussagen mit dem Kommentar „Das ist nicht nur nicht richtig, sondern nicht einmal falsch." abqualifiziert, für ihn die härteste Form der Kritik. Die Zitierung einer Aussage von Frau Dr. Pötschke-Langer als Beleg für eine Behauptung der IRK ist auch ein schönes Beispiel für die wechselseitigen Zitierungen innerhalb der Tabakkontrolle, mit der die Behörden ein geschlossenes, gegen Falsifizierung geschütztes System bilden und aufrecht zu erhalten versuchen (siehe Abschnitt 11.2.). Jedenfalls wird die IRK nicht müde, die Schädlichkeit von E-Zigaretten mit diversen Hinweisen auf die dokumentierte Beeinträchtigung der Lungenfunktion durch Luftverschmutzung zu argumentieren. Diese Behauptungen sind wissenschaftlich unhaltbar, und das Verbot des Dampfens in der Öffentlichkeit bleibt in Deutschland daher wohl weiterhin auf die lange Bank geschoben.

Andere Länder, wie zum Beispiel Frankreich oder Großbritannien, differenzieren in ihrer Gesetzgebung klar zwischen Dampfen und Rauchen. In Großbritannien wurden sogar Dampfshops in Spitälern und ausgewiesene Dampferzonen vor den Eingängen eingerichtet (Abb. 9). Österreich ist leider ein betrübliches Gegenbeispiel. Seit 1. November 2019 ist das Rauchen in der Gastronomie ausnahmslos verboten, wobei dieses Verbot aufgrund der Bestimmungen in der Novelle des Tabakgesetzes auch für die Nutzung von E-Zigaretten gilt. Der Gesetzgeber hätte gesundheitspolitische Verantwortung und Bereitschaft zu Sachpolitik zeigen können, indem er den Betrieben ermöglicht hätte, ihre derzeitigen Raucherräume in Dampferräume umzuwidmen, wenn sie das wünschen. Damit hätte man der Bevölkerung die geringere Schädlichkeit des Dampfens vermittelt, Raucherinnen und

Rauchern Anreize zum Umstieg geboten, Nichtraucherinnen und Nichtraucher vor Beeinträchtigung durch den Dampf bewahrt und möglicherweise Umsatzeinbußen in der Gastronomie vermieden. Leider hat man diese Chance zu verantwortungsvoller Gesundheitspolitik nicht genutzt.

Erstaunlicherweise halten auch viele aktive Dampferinnen und Dampfer ein Verbot des Dampfens in der Öffentlichkeit für berechtigt. Die wesentlichen Argumente sind dabei Störung der Befindlichkeit Dritter durch Wolken und Geruch sowie die Vorbildfunktion für Kinder und Jugendliche. Dazu möchte ich anmerken, dass es selbstverständlich ein Gebot der Höflichkeit ist, das Dampfen einzuschränken oder gänzlich darauf zu verzichten, wenn sich andere dadurch gestört fühlen. Durch Wahl geeigneter Geräte und Liquids sowie angepasster Zugtechnik kann man aber so dezent dampfen, dass es von der Umgebung nicht wahrgenommen wird (*stealth vaping*). Mögliche Belästigung durch unangenehm empfundenen Geruch kann nicht Grundlage für gesetzliche Regulierung sein. Andernfalls müsste man auch zahlreiche Duftstoffe und diverse Ausdünstungen von Menschen verbieten, die ich hier nicht näher ausführen möchte. Wie in allen Bereichen unserer Gesellschaft, beachtet die überwiegende Mehrheit der Dampferinnen und Dampfer die allgemein akzeptierten Regeln der Höflichkeit – die Mehrheit, aber eben nicht alle. Die Belästigung durch unhöfliche Zeitgenossen, die ihren Standpunkt ausleben, wonach alles erlaubt sei, was nicht verboten ist, kann über das Hausrecht auch ohne gesetzliche Regulierung vermieden werden. Das wird bereits heute von der Deutschen Bahn oder den meisten internationalen Fluglinien so gehandhabt und trifft auch für alle anderen öffentlichen Verkehrsmittel, Krankenhäuser, Kinos oder Restaurants zu.

Abschließend möchte ich noch kurz die Vorbildfunktion für Kinder und Jugendliche ansprechen. Abgesehen davon, dass die meisten Teenager nicht versuchen ihre Eltern zu imitieren, sondern wohl eher das gegenteilige Ziel haben, stellt sich die Frage, warum man das Dampfen vor Kindern verheimlichen sollte. Anscheinend nagt in vielen Umsteigern noch immer das schlechte Gewissen des Rauchens. Bei rationaler Überlegung weiß man zwar, dass man nicht mehr raucht, aber wirklich verinnerlicht hat man das noch nicht. Dazu kommt die permanente Gleichsetzung von Dampfen und Rauchen durch Medien und Politik, sodass man das Gefühl hat „eigentlich“ noch immer zu rauchen. Ich möchte keinesfalls persönliche Entscheidungen ethisch bewerten und kann nur mich selbst als Beispiel anführen. Wie eingangs erwähnt, haben meine Kinder unter meinem Rauchen erheblich gelitten. Nunmehr sind sie stolz auf ihren Vater, der mit E-Zigaretten den Ausstieg geschafft hat. Und selbstverständlich fühlt sich keines meiner Kinder dazu veranlasst zu dampfen, weil Papa das tut. Dazu ist Papa nicht cool genug.

Zusammenfassend können wir festhalten, dass es keine Evidenz für gesundheitsschädigende Wirkung des Passivdampfens gibt und diese aufgrund publizierter Emissionsanalysen auszuschließen ist. Gesetzliche Verbote des Dampfens in der Öffentlichkeit sind daher als willkürlicher Eingriff in die Grundrechte zu werten und abzulehnen. Das Dampfen sollte jedoch an Orten, wo Beeinträchtigung Dritter absehbar ist, über das Hausrecht eingeschränkt oder gänzlich verboten werden. Und Dampferinnen und Dampfer sind dazu aufgefordert, dem Gebot der Höflichkeit Folge zu leisten und auf ihre Mitmenschen Rücksicht zu nehmen. Ein dringendes Bedürfnis nach Inhalation kann durch *stealth vaping* ohne Wahrnehmung der Umgebung gestillt werden.

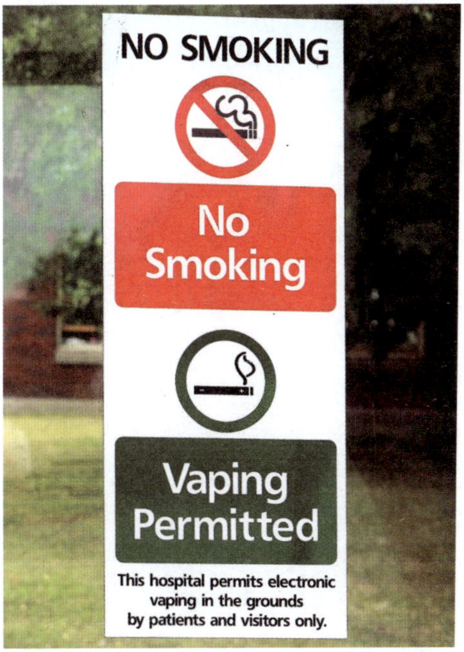
NO SMOKING
No Smoking
Vaping Permitted
This hospital permits electronic vaping in the grounds by patients and visitors only.

Abbildung 9: Differenzierung zwischen Rauchen und Dampfen in einem Spitalsgelände in Großbritannien.

7. Aromastoffe – gefährlich bei Inhalation?

Gemische aus Glycerin und PG mit oder ohne Zusatz von Nikotin sind gebrauchsfertige Liquids, die in der Szene auch Basis genannt werden. Gelegentlich berichten Dampferinnen und Dampfer, dass sie ausschließlich Basis dampfen, bei Weitem überwiegt aber der Gebrauch von Liquids mit zugesetzten Geschmack- und Aromastoffen, verkürzt Aroma. Am Markt findet man eine unüberschaubare Vielfalt an Aromen, die ähnlich wie die Geschmacksnoten von Wein oder Süßstoffen in einem Aromarad klassifiziert wurden [165] (Abb. 10). Umfragen unter Erwachsenen zeigen, dass die breite Vielfalt an verfügbaren Aromen wesentlich für den nachhaltigen Umstieg vom Dampfen auf das Rauchen ist [166,167]. Dass der Geschmack eines Produkts für dessen Akzeptanz durch Konsumenten wichtig ist, wird bei Eiscreme und Getränken als selbstverständlich erachtet, nicht hingegen bei Liquids. So unterstellen Gegner von E-Zigaretten den Herstellern, mit dem vielfältigen Angebot an Aromen verfolgten sie das Ziel, Kinder und Jugendliche zum Dampfen zu verführen und so eine neue Generation an Nikotinsüchtigen heranzuziehen. Erwachsenen genügt angeblich Tabakaroma, während Frucht- und Candyaromen vorwiegend von Teenagern benutzt würden. Diese Behauptung ist nicht nur unplausibel, sondern wird durch publizierte Umfragen und unzählige Erfahrungsberichte widerlegt. Ich selbst zähle mich nicht zur Gruppe der Teenager, dampfe aber vorwiegend Erdbeer-, Holunderblüten- und Traubenaroma.

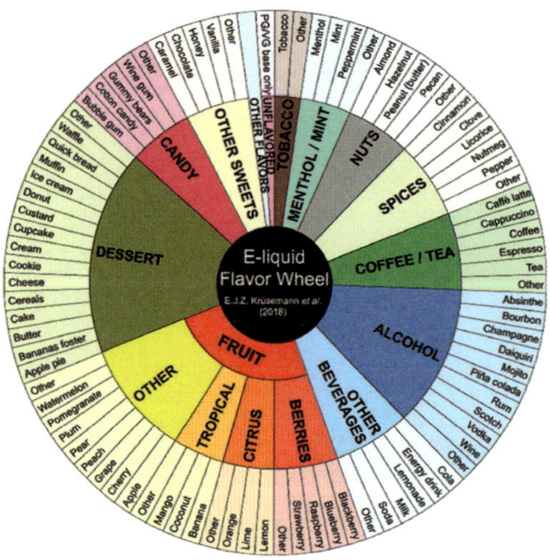

Abbildung 10: Aromarad

Die Bezeichnung „Aroma“ umfasst in seltenen Fällen Einzelsubstanzen, wie beispielsweise Menthol, zumeist jedoch ein Gemisch aus typischerweise einem Dutzend, bei manchen Tabakaromen sogar von 60 und mehr Stoffen. Die Zusammensetzung der Aromen wird von den Herstellern aus naheliegenden Gründen nicht offengelegt, muss aber gemäß TPD2 der Behörde gemeldet werden. Laut persönlicher Mitteilung von Dustin Dahlmann, dem Vorsitzenden des *Bündnis für Tabakfreien Genuss (BfTG)*, einer Händlervereinigung in Deutschland, wird das von der Behörde mittlerweile auch stichprobenartig überprüft.

Schätzungsweise werden für die Herstellung von Liquids etwa 300 verschiedene Einzelsubstanzen verwendet, die nahezu ausnahmslos in der EU als Zusatzstoffe für Nahrungsmittel zugelassen sind. Allerdings liegen nicht für alle Substanzen Daten zu möglicher Toxizität bei Inhalation vor. Es ist daher nicht auszuschließen, dass einige Stoffe bei Verzehr zwar harmlos sind, bei Inhalation aber schädliche Wirkungen entfalten. Da es unmöglich ist alle verwendeten Stoffe einzeln zu betrachten, werde ich die Mechanismen möglicher Schädlichkeit von anderweitig harmlosen Aromastoffen bei Inhalation anhand ausgewählter Substanzen diskutieren.

7.1 ENTFALL DES METABOLISMUS IN DER LEBER

Oral verabreichte (verzehrte) Substanzen, die über das Epithel des Dünndarms aufgenommen werden, gelangen über die Pfortader zwingend in die Leber. Dort werden Stoffe metabolisiert und entgiftet, die der Körper als potentiell schädlich erachtet. Es ist daher nicht auszuschließen, dass ein Aromastoff im Zuge des Lebermetabolismus nach Verzehr entgiftet wird, während diese Entgiftung bei Inhalation entfällt und die Substanz unverändert in den Blutkreislauf gelangt. Dass etwas nicht auszuschließen ist, bedeutet aber nicht, dass es tatsächlich der Fall ist. Bisher ist kein Aromastoff bekannt, der bei Entfall des Lebermetabolismus toxische Wirkung entfalten würde. Außerdem werden Fremdstoffe auch in der Lunge metabolisiert, wenn auch in geringerem Ausmaß. Und zuletzt ist zu berücksichtigen, dass der Geschmack von Stoffen vorwiegend über den Geruchssinn vermittelt wird, wohlschmeckende Aromastoffe also auch bei Verzehr von Nahrungsmitteln ihren Geschmack über nasale Inhalation entfalten.

Augenscheinlich zeigt das der Geschmacksverlust bei verstopfter Nase („Schnupfen“).

Schädliche Wirkung bei Inhalation aufgrund des fehlenden Lebermetabolismus scheint demnach sehr unwahrscheinlich und ist bisher nicht dokumentiert. Sehr wohl zu berücksichtigen sind aber toxische Wirkungen von Zersetzungsprodukten, die bei Erhitzung von Aromastoffen entstehen können, sowie direkte Schädigung der Lungenepithelzellen, die beim Verzehr der Stoffe mit diesen nicht in Berührung kommen.

7.2 TOXIZITÄT VON PYROLYSEPRODUKTEN: BEISPIEL SUCRALOSE

Im Frühjahr 2019 hat ein Bericht des BfR über mögliche toxische Wirkungen erhitzter Sucralose für Aufregung gesorgt [168]. Sucralose ist ein Ersatzstoff für Zucker und wird als „Sweetener“ für süß schmeckende Liquids verwendet. Die Substanz ist toxikologisch unbedenklich, Erhitzung auf über 120 °C führt aber zu schrittweiser und mit steigender Temperatur fortschreitender Zersetzung und damit zur Bildung toxikologisch bedenklicher Pyrolyseprodukte. Im Zuge des Zersetzungsprozesses wurden dioxinähnliche polychlorierte Biphenylverbindungen, polychlorierte Naphtalinderivate, Dibenzofurane und Chlorpropanole nachgewiesen. Einige der Produkte wurden von der EFSA als krebserregend sowie reproduktions- und entwicklungstoxisch eingestuft. Zur umfangreichen Literatur über dieses Thema verweise ich auf den Bericht des BfR [168].

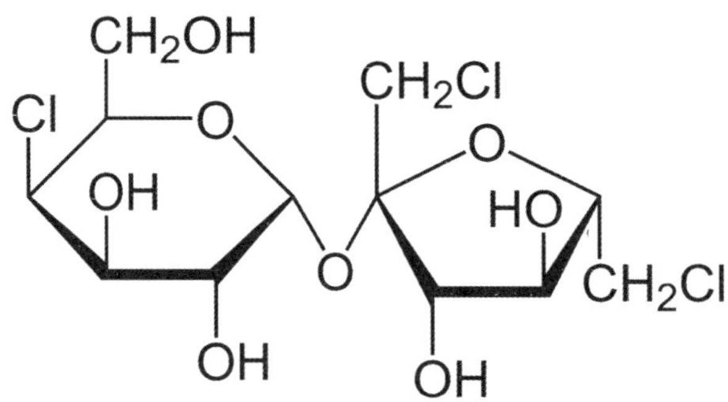

Sucralose
(1,6-Dichlor-1,6-didesoxy-β-D-fructofuranosyl-4-chlor-4-desoxy-α-D-galactopyranosid)

Das BfR hat die verfügbare wissenschaftliche Literatur zur Zersetzung der Sucralose akribisch geprüft und widersprüchliche Befunde bezüglich der Temperaturstabilität von Sucralose aufgezeigt. Daher wurden die Studien im Hinblick auf Verlässlichkeit der erhobenen Daten und verwendeten Methoden nach international akzeptierten Kriterien vergleichend bewertet. Die Analyse zeigte, dass keine der publizierten Studien dem Kriterium „verlässlich ohne Einschränkungen" entsprach. Studien, die die Stabilität von Sucralose belegen sollten, wurden als nicht verlässlich eingestuft, jene die über Instabilität berichteten hingegen als „verlässlich mit Einschränkungen". Das BfR stellt fest, dass
für die Bewertung möglicher gesundheitlicher Risiken aktuell repräsentative und belastbare Daten zur Identität und zum Ausmaß der Entstehung von Reaktionsprodukten bei relevanten Herstellungs- und Verarbeitungsprozessen von Sucralose-haltigen Lebensmitteln [fehlen].

Für die Behörde gilt allerdings als erwiesen, dass
Sucralose beim Erhitzen auf Temperaturen, wie sie bei .... der Verwendung von Sucralose (E 955) durch den Verbraucher beim Backen, Frittieren und Braten von Lebensmitteln erreicht werden (etwa 120 °C – 250 °C), dechloriert wird und chlorierte organische Verbindungen mit einem möglichen gesundheitsschädlichen Potenzial .... entstehen können.

Auch wenn eine abschließende Risikobewertung aufgrund der Datenlücken nicht möglich war, empfiehlt das BfR

Verbraucherinnen und Verbrauchern sowie Lebensmittelherstellern, Sucralose-haltige Lebensmittel nicht auf Temperaturen zu erhitzen, wie sie beim Backen, Frittieren und Braten entstehen, bzw. Sucralose erst nach dem Erhitzen zuzusetzen.

Wie zu erwarten, hat dieser Bericht bei Dampferinnen und Dampfern Besorgnis ausgelöst, da der Zusatz von Sucralose zu Liquids weit verbreitet ist, aber von den meisten Herstellern nicht deklariert wird. Dazu ist anzumerken, dass eine verlässliche Bewertung der möglichen Toxizität sucralosehaltiger Liquids ohne verlässliche Emissionsanalysen nicht möglich ist. Bisher liegt nur eine Studie zur Emission von Zersetzungsprodukten der Sucralose beim Dampfen vor [109]. Darin wird über die Bildung erheblicher

Mengen an toxischen Produkten berichtet. Zudem verstärkte Sucralose angeblich die pyrolytische Zersetzung von PG und Glycerin zu Formaldehyd, Hemiacetalen und anderen Carbonylverbindungen. Die Autoren haben allerdings nicht auf Überhitzung der Wicklungen kontrolliert (siehe 5.1.), finden entsprechend hohe Mengen an Aldehyden auch ohne Sucralose und begründen die Unterlassung von Kokelkontrollen mit fadenscheinigen Argumenten. Nachdem dieselbe Forschergruppe bereits in der Vergangenheit eine vielfach kritisierte Kokelstudie zur angeblichen Bildung großer Mengen an verstecktem Formaldehyd durch E-Zigaretten publiziert hat [169], erscheint deren Sucralose-Arbeit wenig vertrauenswürdig.

Auch bei der Erhitzung herkömmlicher Zuckerverbindungen, wie zum Beispiel Saccharose, Glucose oder Sorbitol, können krebserregende oder anderweitig toxische Zersetzungsprodukte entstehen. Süß schmeckende Liquids werden vielfach geschätzt, die Verfügbarkeit unbedenklicher Süßstoffe für deren Herstellung ist jedoch eingeschränkt. Wenn auch nicht allgemein geschätzt und eher Geschmacksverstärker als Süßstoff, käme es in Betracht, die toxikologisch unbedenkliche Substanz Ethylmaltol als Alternative zu empfehlen. In Anbetracht der ausgesprochen ekelhaften Verbindungen, die bei der Erhitzung von Sucralose entstehen, rate ich jedenfalls Dampferinnen und Dampfern bis zum Vorliegen belastbarer Daten zu deren Konzentrationen im Aerosol den Konsum sucralosehaltiger Liquids möglichst einzuschränken oder gänzlich darauf zu verzichten. Das erfordert allerdings die Bereitschaft der Hersteller den Sucralosegehalt ihrer Liquids zu deklarieren, gegebenenfalls sollten sie dazu gesetzlich verpflichtet werden.

7.3 DIREKTE TOXIZITÄT AUF LUNGENEPITHELZELLEN: BEISPIEL DIACETYL

Ein Dauerbrenner in der Berichterstattung über die Schädlichkeit des Dampfens ist die Carbonylverbindung Diacetyl, die wegen ihres butterartigen Geschmacks zur Aromatisierung von Lebensmitteln, wie zum Beispiel Margarine, Schmelzkäse, Backmischungen, Salatsaucen, Kuchenglasuren, Butterscotch, oder Popcorn verwendet wird und dafür in der EU zugelassen ist. Die Substanz entsteht als Zwischenprodukt der alkoholischen

Gärung und reichert sich bei unvollständiger oder fehlerhafter Gärung an, was gelegentlich in Fehlgeschmack von Bier oder Wein resultiert. Die Hersteller von Chardonnay fördern hingegen absichtlich die Bildung von Diacetyl, da es dem Wein charakteristischen Geschmack verleiht. In Chardonnay wurden bis zu 1,7 mg Diacetyl pro Liter nachgewiesen (siehe [170] und dort zitierte Literatur).

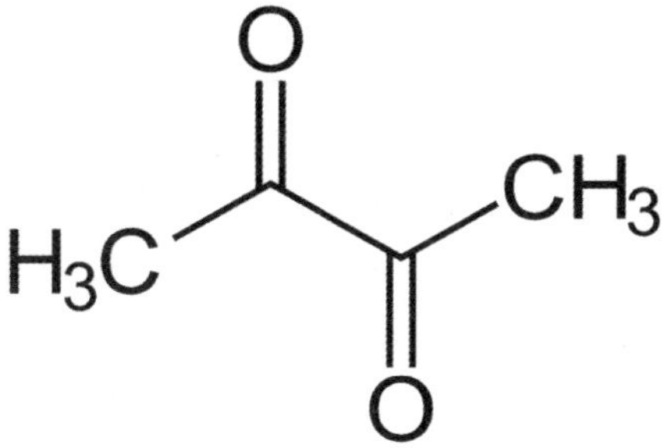

Diacetyl (2,3-Butandion)

Im Jahr 2000 erkrankten in den USA zehn Arbeiter einer Popcornfabrik an *Bronchiolitis obliterans*, einer seltenen sehr schweren und potentiell tödlichen entzündlichen Lungenkrankheit. Die Erkrankung wurde auf die Inhalation hoher Konzentrationen an Diacetyl zurückgeführt und wird seither im Volksmund „Popcorn-Lunge" genannt. Aufgrund der damaligen Ereignisse, die mehrere Schadenersatzklagen zur Folge hatten, wurden durch das *National Institute for Occupational Safety and Health* (NIOSH) Grenzwerte für die inhalative Exposition mit Diacetyl am Arbeitsplatz festgelegt: 5 ppb (parts per billion, 18 $\mu g/m^3$) im Mittel über acht Stunden und 25 ppb (90 $\mu g/m^3$) für 15 Minuten Kurzzeit-Exposition. Die vom zuständigen Ausschuss der EU-Kommission SCOEL festgelegten Grenzwerte sind weniger strikt: 20 ppb (70 $\mu g/m^3$) und 100 ppb (360 $\mu g/m^3$) für Lang- und Kurzzeitexposition. Einschränkend sollte erwähnt werden, dass Grenzwerte für berufsbedingte Exposition nicht eins zu eins auf die Gesamtbevölkerung anwendbar sind und für diese üblicherweise niedrigere Werte veranschlagt werden sollten. Zur Diskussion dieses Sachverhalts betreffend Diacetyl verweise ich auf die Korrespondenz von Dr. Farsalinos mit Hubbs *et al.* [171,172].

Die Assoziation von langjähriger Tätigkeit in Popcorn-Fabriken mit *Bronchiolitis obliterans* wurde in mehreren Studien dokumentiert, und zwar sowohl durch signifikant schlechtere Lungenfunktion der Arbeiter im Vergleich zu Kontrollgruppen, als auch erhöhter Prävalenz der Erkrankung unter den Arbeitern, die je nach Aufgabengebiet langfristig einer Umgebungsluft mit 0,56 bis 32,3 ppm (parts per million) Diacetyl ausgesetzt waren [173]. Die Auflistung und Diskussion der entsprechenden Studien würde hier zu weit führen, daher verweise ich kritische Leserinnen und Leser auf einen exzellenten und relativ aktuellen Übersichtsartikel von Frau Dr. Cecile Rose [174]. Die Beeinträchtigung der Lungenfunktion durch inhalatives Diacetyl ist auch aufgrund der Ergebnisse tierexperimenteller Untersuchungen plausibel. So führte chronische und subchronische Inhalation hoher Konzentrationen an Diacetyl zu Entzündungsreaktionen in den Atemwegen und Schädigung der Lungenepithelzellen von Ratten und Mäusen [175,176], wobei die Befunde der Pathologie von *Bronchiolitis obliterans* des Menschen entsprachen. Allerdings waren die in diesen Untersuchungen verabreichten Konzentrationen im Bereich von 100 ppm und darüber und somit mehr als 1.000-fach höher als die von NIOSH und SCOEL festgelegten Grenzwerte.

Diacetyl ist in butterartig schmeckenden Liquids als Aromastoff enthalten, wurde allerdings im Zuge der Implementierung der TPD2 in vielen europäischen Ländern verboten. Diacetylhaltige Liquids waren in Europa auch zuvor eher selten und hauptsächlich in USA beliebt und weit verbreitet. Der Nachweis von Diacetyl in Liquids resultierte dennoch auch bei uns in reißerischen Warnungen vor der Entstehung von Popcorn-Lunge durch das Dampfen, und noch heute wird in jedem zweiten Medienbericht darauf hingewiesen, dass man von E-Zigaretten eine „Popcorn-Lunge bekommt“. Im Folgenden werde ich die diesen Warnungen zugrunde liegenden Fakten näher beleuchten und mich zwecks Vergleich zunächst dem Zigarettenrauchen widmen.

Bei einem Atemzugvolumen von 0,5 Liter und 15 Atemzügen pro Minute inhaliert man innerhalb von acht Stunden ein Volumen von 3,6 m^3. Entsprechend dem SCOEL-Grenzwert der EU von 70 $\mu g/m^3$ wäre demnach die Inhalation von 250 µg Diacetyl innerhalb von 8 Stunden akzeptabel;

bei Anwendung des NIOSH-Standards der USA wären es 65 µg. Zigarettenrauch enthält durchschnittlich etwa 300 ppm Diacetyl [177], entsprechend einer Menge von 300 –400 µg pro Zigarette [178] oder 285 µg gemäß DIN ISO 3800 Standard. Der Gehalt variiert aber in Abhängigkeit von der Marke, der gemessene Maximalwert betrug 1017 µg/Zigarette. Beim Rauchen von 20 Zigaretten täglich würde man somit durchschnittlich etwa 6 mg (0,3 mg/Zigarette) und im Extremfall 20 mg (1 mg/Zigarette) Diacetyl inhalieren. Die von SCOEL und NIOSH als akzeptabel erachteten Grenzwerte (250 bzw. 65 µg) werden demnach durchschnittlich um das 24- bzw. 90-fache, im Extremfall um das 80- bzw. 300-fache überschritten. Dennoch ist die Prävalenz von *Bronchiolitis obliterans* unter Raucherinnen und Rauchern nicht höher als in der nichtrauchenden Bevölkerung [177]. Somit sind entweder die Expositionsniveaus in den Popcorn-Fabriken um ein Vielfaches höher oder – wie Jennifer Pierce und Mitarbeiter schlussfolgerten – Diacetyl ist als Verursacher der Popcornlunge auszuschließen. Ähnliche Überlegungen treffen auch auf das mit Diacetyl verwandte und ähnlich schmeckende Diketon Acetylpropionyl (2,3-Pentandion) zu, das wie Diacetyl als Aromastoff verwendet wird.

Zur Abschätzung der Bedeutung von Diacetyl und Acetylpropionyl haben Farsalinos und Mitarbeiter 113 Fertigliquids und 46 konzentrierte Aromen „verdächtiger" Geschmacksrichtungen (unter anderem Butter, Toffee, milchig, cremig, Schokolade, Kaffee und Karamell) von 36 Herstellern in der EU und den USA analysiert [179]. Die Auswahl erfolgte entsprechend der Popularität der Liquids und Aromen in einschlägigen Internetforen. In 73 der insgesamt 159 Proben, also knapp der Hälfte (45,9 Prozent), wurde zumindest eine der beiden Substanzen detektiert. Die positiv getesteten Fertigliquids enthielten durchschnittlich 20 µg/ml Diacetyl. Unter Annahme eines Verbrauchs von 5 ml werden demnach im Mittel 100 µg Diacetyl aufgenommen, was etwas über dem NIOSH- aber deutlich unter dem SCOEL-Grenzwert liegt. Allerdings wurden die Grenzwerte bei vereinzelten Liquids deutlich überschritten. Die höchste gemessene Konzentration an Diacetyl betrug 10,62 mg/ml, entsprechend einer Inhalation von über 50 mg pro Tag und etwa 200- bzw. 800-facher Überschreitung der SCOEL- und NIOSH-Grenzwerte. Dabei ist aber zu bedenken, dass nur ein einziges Liquid eine derart hohe Konzentration an Diacetyl enthielt und die

Exposition bei Nutzung der meisten Liquids im Bereich der Grenzwerte oder deutlich darunter lag.

Ein Jahr nach dieser Arbeit erschien eine Studie der Harvard-Universität [180], die für besonders großes Interesse der Medien sorgte. Der Bevölkerung wurde das Dampfen als gesicherte Ursache von Popcorn-Lunge verkauft und E-Zigaretten als ebenso schädlich wie Tabakzigaretten dargestellt. Worauf begründete sich diese Panik? Die Autoren hatten den Diacetylgehalt von Kartuschen gemessen, die damals, ähnlich wie heute die Podsysteme, weit verbreitet waren und fanden durchschnittlich 9 µg Diacetyl pro Kartusche. Wie bereits in der zuvor besprochenen Studie gab es auch hier einen Ausreißer (Pfirsichschnaps) mit etwa 240 µg Diacetyl pro Kartusche. Bei Konsum einer Kartusche pro Tag inhaliert man basierend auf diesen Ergebnissen durchschnittlich 9 µg pro Tag, also etwa 650-mal weniger als beim Rauchen von 20 Zigaretten. Im schlimmsten Fall konsumiert man 240 µg Diacetyl täglich, immer noch um einen Faktor 25 weniger als beim Rauchen. Jennifer Pierce hat einen detaillierten Kommentar zur Arbeit von Allen *et al.* verfasst [181], die Antwort der Autoren illustriert den Konflikt zwischen ideologischer Voreingenommenheit und wissenschaftlichen Fakten [182].

Zusammenfassend können wir also festhalten, dass Raucherinnen und Raucher jahrzehntelang erhebliche Mengen an Diacetyl konsumieren, aber nicht häufiger an *Bronchiolitis obliterans* erkranken als Nichtraucherinnen und Nichtraucher. Beim Dampfen nimmt man – abgesehen von Einzelfällen extrem konzentrierter Liquids – um ein Vielfaches weniger an Diacetyl auf als beim Rauchen. Die Warnungen vor der Verursachung von Popcorn-Lunge durch Diacetyl-haltige Liquids sind daher sachlich ungerechtfertigt und als Desinformation der Bevölkerung zu bewerten. Dennoch erscheint das Verbot der Diketone Diacetyl und Acetylpropionyl als Zusatzstoffe von Liquids gerechtfertigt, jedenfalls solange Behörden und Gesetzgeber nicht bereit – oder nicht dazu in der Lage – sind, Grenzwerte für die Zusatzstoffe von Liquids festzulegen und stattdessen bequeme Ja/Nein-Verordnungen bevorzugen.

7.4 TOXIZITÄT VON AROMASTOFFEN GEMÄSS CLP-VERORDNUNG DER EU

Die in allen Mitgliedsstaaten der EU geltende „Classification, Labelling and Packaging"- kurz „CLP-Verordnung" basiert auf dem sogenannten *Global harmonisierten System zur Einstufung und Kennzeichnung von Chemikalien* (GHS) und regelt die Einstufung, Kennzeichnung und Verpackung von Stoffen. Damit soll die weltweit identische Klassifizierung von gefährlichen Stoffen sichergestellt werden. Erfüllen die zu einem Stoff verfügbaren toxikologischen Daten die Einstufungskriterien der CLP-Verordnung, wird dieser einer entsprechenden Gefahrenklasse zugeordnet. Ist eine Substanz nicht in CLP gelistet, liegt kein Hinweis auf Toxizität vor.

Eine griechische Arbeitsgruppe analysierte 122 zufällig ausgewählte Liquids der beliebtesten Hersteller in neun Mitgliedsstaaten der EU und identifizierte in diesen Liquids 246 verschiedene Einzelsubstanzen [183]. Darunter waren 14 Substanzen, die gemäß GHS als atemwegsirritierend oder anderweitig toxisch eingestuft sind. Gereiht nach Häufigkeit in den ausgewählten Proben waren das:

Menthol (41,0 %), Ethylmaltol (36,9 %), Linalool (31,1 %), Methyl-Cyclopentanolon (26,2 %), β-Damascon (18,9 %), Ethylvanillin (18,0 %), β-Ionon (10,7 %), Acetylpyrazine und α-Ionon (jeweils 9,0 %), Ethylhexanoat (8,2 %), 2,5-Dimethlypyrazin (4,1 %), α-Damascon (2,5 %), 3,4-Dimethoxybenzaldehyd (1,6 %) und Limonen (0,8 %).

Die Autoren beschrieben ihre Ergebnisse als besorgniserregend für die Lungengesundheit (*of potential concern for respiratory health*) [183]. Ist das tatsächlich der Fall?

Leider ist die Feststellung, dass eine Substanz in CLP gelistet ist, ohne Berücksichtigung des Expositionsniveaus für deren Einstufung als gesundheitsschädlich, ebenso sinnlos wie die Einstufung von Nikotin oder Kochsalz als Gift (siehe 3.2.). Die Klassifizierung der von Vardavas *et al.* identifizierten Aromastoffe gemäß CLP-Verordnung zeigte, dass nur die höchste in einem Liquid gemessene Konzentration an Methyl-Cyclopentanolon (2,5 %) den Grenzwert gemäß CLP um 50,7 Prozent übertraf [184]. Die Konzentrationen aller anderen Substanzen betrugen maximal

28 Prozent (Ethylmaltol) des Grenzwerts und waren großteils um einen Faktor 10 darunter, Limonen sogar um den sagenhaften Faktor von 250.000 Ethlyhexanoat wurde von Vardavas Team in die Liste aufgenommen, obwohl die Substanz nur aufgrund ihrer Entflammbarkeit in CLP eingestuft ist, eine Eigenschaft, die für die Verwendung als Aromastoff in (offensichtlich nicht brennbaren) Liquids bedeutungslos ist. Unter Annahme eines (extrem unrealistischen) Worst-Case-Szenarios ermittelten Farsalinos und Lagoumintzis den Schätzwert für aktue Toxizität, den „Acute Toxicity Estimates“-, kurz „ATE“-Wert für ein Liquid, mit allen von der Vardavas-Forschergruppe angegebenen Stoffen außer Methyl-Cyclopentanolon, jeweils in der höchsten Konzentration. Der ATE-Wert dieses hypothetischen Horror-Liquids wäre – je nach Toxizitäts-Kategorie – um 66,7 Prozent bis mehr als 99.9 Prozent unter dem CLP-Grenzwert [184]. Dieses Beispiel demonstriert die Verzerrung von Wissenschaft zur Warnung vor nichtexistierender Gefahren von E-Zigaretten, auf die wir in Kapitel 10 zurückkommen werden.

7.5 MENTHOL

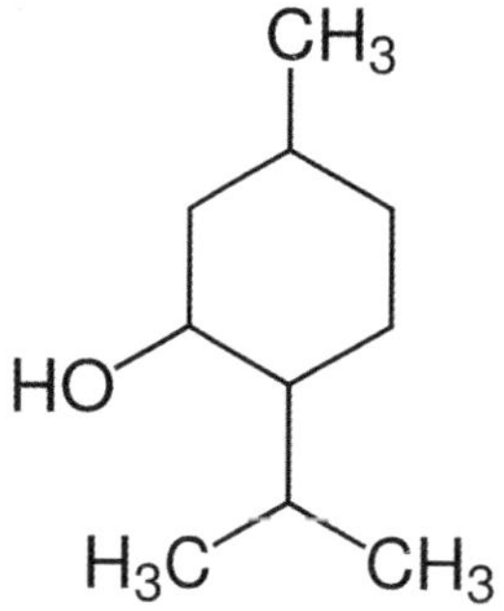

Struktur von Menthol (ohne Berücksichtigung der Stereochemie)

Menthol ist der beliebteste und für die Herstellung von Liquids am häufigsten verwendete Aromastoff. Viele Liquids, vor allem jene mit Fruchtgeschmack, werden durch den Zusatz geringer Mengen an Menthol im Geschmack abgerundet und verfeinert, daher wird der Stoff gelegentlich als „Glutamat des Dampfers“ bezeichnet. Allerdings sind auch reine Menthol-

Liquids gebräuchlich, die keine weiteren Aromastoffe enthalten. Eine 2016 publizierte Studie über den Einfluss von Aromastoffen auf das Dampfverhalten zeigte, dass der Umstieg vom Rauchen auf das Dampfen bei Verwendung mentholhaltiger Liquids am nachhaltigsten war [185]. Ich empfehle Einsteigern, die durch die breite Vielfalt an Liquids verunsichert sind, sich zumindest ein mentholhaltiges Liquid zu kaufen, um für Notfälle gerüstet zu sein.

Der kühlende Effekt von Menthol beruht auf Aktivierung bestimmter Rezeptoren (TRPM8), die auf sensorischen Zellen vorkommen und als Ionenkanäle Nervenimpulse auslösen, die als kühl wahrgenommen werden. Zu dieser Gruppe von Rezeptoren gehört übrigens auch ein Ionenkanal-Rezeptor, der auf Hitze mit einer Änderung seiner Struktur reagiert. Dieser als „TRP1" bezeichnete Rezeptor wird durch Capsaicin, dem Inhaltsstoff von Paprika, aktiviert und vermittelt das Gefühl von Hitze beim Verzehr von Chili Con Carne und anderer scharf gewürzter Speisen, was im Englischen als *hot* bezeichnet wird. Der Menthol-Rezeptor wird auch durch sogenannte „Cooler" (WS-Verbindungen) aktiviert, die gelegentlich anstelle von Menthol als geschmacksneutrale, aber weniger gut untersuchte Aromastoffe verwendet werden. Inhalative Arzneimittel zur Verbesserung des Befindens bei Erkältungskrankheiten enthalten bis zu fünf Prozent Menthol, und es besteht kein Zweifel an der toxikologischen Unbedenklichkeit dieser Substanz.

Menthol wurde jahrzehntelang als Zusatzstoff von Tabakzigaretten, den sogenannten Mentholzigaretten, verwendet. Trotz gesundheitlicher Unbedenklichkeit wurde die Verwendung von Menthol in Tabakprodukten vielfach kritisiert und zunehmend eingeschränkt. Mit 20. Mai 2020 wurden Mentholzigaretten in der EU nach einer Übergangsfrist von zwei Jahren endgültig verboten. Da Menthol die sensorische Reizung der Atemwege durch Tabakrauch vermindert, wird befürchtet, dass der Zusatz von Menthol zum Tabak den Einstieg von Kindern und Jugendlichen in das Rauchen erleichtert, was aus naheliegenden Gründen vermieden werden sollte. Tatsächlich zeigten einige große repräsentative Studien, dass die Häufigkeit des Rauchens von Mentholzigaretten unter Jugendlichen höher ist als unter Erwachsenen. Dass das Rauchen von Mentholzigaretten mit stärkerer Abhängigkeit und weniger erfolgreichen Rauchstopps assoziiert ist, könnte allerdings auf reverser Kausalität (*reverse causality*) beruhen: stärker abhängige Personen bevorzugen Mentholzigaretten und deren Entwöhnungsversuche scheitern daher öfter. Die Arbeitsgruppe von Kollegen David Abrams in USA hat 2017 eine Metaanalyse aller epidemiologischen Studien zu Menthol und Rauchen publiziert, auf die ich interessierte Leserinnen und Leser verweise [186].

Zur Begründung der angeblichen Verstärkung der Zigarettenabhängigkeit durch Menthol wird eine Arbeit der Gruppe von Neil Benowitz aus dem Jahr 2004 herangezogen, in der gezeigt wurde, dass Menthol die Ausscheidung (Fachchinesisch: die *Clearance*) von Nikotin geringfügig vermindert und so dessen Blutspiegel erhöht [187]. Aus diesem Ergebnis schlussfolgerten die Autoren ohne dafür einen experimentellen Nachweis zu erbringen, dass Menthol den enzymatischen Abbau von Nikotin hemmt. Verminderter Abbau ist jedoch nur eine von mehreren Ursachen für die reduzierte *Clearance* von Stoffen. Bis heute gibt es weder einen soliden Nachweis noch einen plausiblen biochemischen Mechanismus für pharmakologisch relevante Hemmung des enzymatischen Nikotinabbaus durch Menthol. Die Schlussfolgerungen der Benowitz-Studie wurden auch durch experimentelle Befunde widerlegt [188]. Zudem widerspricht das geschilderte Szenario der weitgehend akzeptierten Auffassung, dass schneller Nikotinabbau – die Geschwindigkeit ist individuell unterschiedlich – mit stärkerer Abhängigkeit assoziiert ist [189]. Man könnte den Eindruck gewinnen, dass die Tabakkontrolle sich notfalls auch selbst widerspricht.

Aufgrund der häufigen Gleichsetzung von Rauchen und Dampfen wird regelmäßig versucht, das Verbot von Menthol in Tabakzigaretten auf E-Zigaretten und Liquids zu erweitern. Ein entsprechender Gesetzesentwurf des deutschen Bundesministeriums für Ernährung und Landwirtschaft (BMEL) [190] wurde 2016 sozusagen in letzter Sekunde vom Bundesrat abgelehnt. Im Oktober 2016 war ich zu einer Anhörung über diesen Entwurf beim BMEL in Berlin eingeladen und habe den Beamten des Ministeriums anhand der Fakten dargelegt, dass ein Verbot aufgrund der Unbedenklichkeit von Menthol sachlich nicht begründet ist und verheerende Folgen für das Dampfen hätte. Das BMEL ließ sich aber weder durch meine

Argumentation noch durch ähnliche Argumente der anderen anwesenden Expertinnen und Experten beirren. Dass heute bei uns – Österreich hätte die Entscheidung von Deutschland wohl umgehend übernommen – weiterhin mentholhaltige Liquids im Handel sind, verdanken wir der umsichtigen Sachpolitik des deutschen Bundesrats, der den Referentenentwurf des BMEL abgelehnt und stattdessen Begrenzung der erlaubten Menge an Menthol angeregt hat [191].

Die Empfehlung des deutschen Bundesrats, bis Mai 2020 eine Höchstmengenregulierung zu implementieren, hat das Thema „Mentholverbot" in einen Tiefschlaf versetzt, von dem es bisher noch nicht erwacht ist. Dennoch möchte ich das wesentliche Argument für dieses Verbot kurz darlegen, das dies ein weiteres illustratives Beispiel für die absichtliche Verzerrung von Wissenschaft zur Durchsetzung politischer Ziele ist. Wenig überraschend stammte die wissenschaftliche Argumentation im Referentenentwurf vom BfR. Bei der Anhörung im BMEL zitierte Herr Dr. Henkler-Stephani als anwesender Vertreter des BfR eine Studie, wonach Menthol die Atemwegsreizung durch das Dampfen von Liquids mit 24 mg Nikotin pro ml geringfügig vermindert [192]. Das würde belegen, dass Menthol die atemwegsreizenden Effekte des Aerosols von E-Zigaretten maskiert und so den Einstieg in das Dampfen erleichtern könnte. Abgesehen davon, dass zu diesem Zeitpunkt die TPD2 und damit die Nikotinbeschränkung auf 20 mg/ml bereits implementiert war, verschwieg das BfR geflissentlich, dass in der zitierten Studie Menthol bei Nikotinkonzentrationen unter 24 mg/ml, wie sie von der TPD2 vorgeschrieben sind, entweder keinen signifikanten Effekt oder sogar den umgekehrten Effekt hatte. Außerdem haben vermutlich viele Dampferinnen und Dampfer die Erfahrung gemacht, dass Menthol die – zumeist erwünschte – leichte Reizung der oberen Atemwege, den *throat hit*, beim Dampfen eher verstärkt als vermindert und dadurch die Reduktion der Nikotinkonzentration von Liquids erlaubt. Die absichtliche Irreführung der Bevölkerung und politischer Entscheidungsträger durch eine der Wissenschaft verpflichtete Bundesbehörde ist skandalös und in einem demokratischen Rechtsstaat inakzeptabel.

7.6 FETTE UND ÖLE (LIPIDE)

Die Inhalation von Fetten und Ölen (Lipiden) kann eine lebensbedrohliche Form von Lungenentzündung hervorrufen, die als Lipidpneumonie bezeichnet wird. Die Erkrankung ist relativ selten und wird vorwiegend durch Paraffin oder Vaselin in Nasenölen und Nasensalben verursacht. Aufgrund dieser schädlichen Wirkung darf man keinesfalls fette Öle als Aromastoffe in Liquids verwenden. Das ist Herstellern von Liquids und informierten Konsumenten seit langem bekannt. Bisher ist kein einziger Fall von Lipidpneumonie dokumentiert, der durch den Konsum eines handelsüblichen Liquids verursacht wurde. Allerdings traten im Herbst 2019 in USA gehäuft Fälle einer der Lipidpneumonie ähnlichen Lungenerkrankung auf, die durch Vitamin-E-Öl in illegalen Cannabis-Liquids verursacht wurde und zahlreiche Todesopfer forderte (siehe 10.8).

Wenn man seine Liquids und Aromen im einschlägigen Fachhandel kauft, ist man auf der absolut sicheren Seite. Bei gesetzlichem Verbot von Aromen als Zusatzstoffe von Liquids, das in einigen Bundestaaten der USA und auch einigen europäischen Ländern bereits beschlossen und EU-weit angedacht wird, besteht jedoch die Gefahr, dass unkundige Konsumenten ihre Liquids selbst mischen und dazu ungeeignete Aromen verwenden. Aromenverbote würden daher nicht nur die Nachhaltigkeit des Umstiegs von Raucherinnen und Rauchern, sondern auch die Gesundheit der Bevölkerung beeinträchtigen. Entscheidend ist die Wasserlöslichkeit der verwendeten Aromen. Geeignet sind demnach alle Erzeugnisse, in denen Wasser, Alkohol, PG oder Glycerin als Lösungsmittel verwendet wurden. Vorsicht ist immer dann geboten, wenn ein selbst gemischtes Liquid nach einiger Zeit zwei getrennte Phasen bildet, also keine homogene Mischung entsteht. Fette und Öle sind nicht mit PG oder Glycerin mischbar und schwimmen aufgrund ihrer geringeren Dichte oberhalb von PG und Glycerin. Ätherische Öle sind wasserlöslich und daher trotz der irreführenden Bezeichnung als „Öle“ ohne Einschränkung zum Dampfen geeignet.

Gelegentlich wird von manchen Ärzten und den Medien vor der Inhalation von Glycerin gewarnt, da Glycerin Lipidpneumonie verursachen könnte. Diese Warnung beruht auf Mangel an Grundkenntnissen in Biochemie. Glycerin ist zwar Bestandteil von Lipiden, zum Beispiel Triglyceriden oder

Phospholipiden, ist aber selbst kein Lipid und gut mit Wasser mischbar. Es besteht also kein Grund zur Sorge vor der Inhalation von glycerinhaltigem Dampf.

7.7 SCHÄDIGUNG VON HERZ UND BLUTGEFÄSSEN?

Bisher haben wir einige Stoffe kennengelernt, die in Abhängigkeit von der Dosis bei Inhalation die Lunge schädigen können, daher als Zusatzstoffe von Liquids vermieden werden sollten und teilweise bereits verboten sind. Wie sind aber Warnungen vor Schädigung anderer Organe zu beurteilen? In den vergangenen Jahren wurden mehrere Arbeiten publiziert, in denen über schädliche Wirkungen von Aromastoffen auf Zellen und Gewebe des Herzkreislauf-Systems berichtet wurde, also auf Blutgefäße, Endothelzellen und Herzmuskelzellen. Um diese Zellen und Gewebe zu beeinflussen, müssen die Stoffe aufgenommen und in ausreichender Konzentration in das Blut gelangen. Der Weg der Aufnahme ist dafür bedeutungslos. Unabhängig davon, ob man die Substanz in die Venen spritzt, über den Magen-Darmtrakt aufnimmt oder inhaliert: entscheidend ist deren Konzentration im Blut. Wenn man beispielsweise Zimtaldehyd in Liquids Schädlichkeit auf Blutgefäße attestiert, dann trifft diese Schädlichkeit nicht nur auf das Dampfen dieser Liquids zu, sondern auch auf den Verzehr von Zimtschnecken. Ich beschränke mich hier auf die Diskussion einer Studie, zu deren Widerlegung meine Arbeitsgruppe beigetragen hat. Dieser Abschnitt mag für Laien schwierig sein, kann aber ohne wesentlichen Informationsverlust übersprungen werden.

Im Juli 2018 wurde eine Arbeit publiziert, in der die Effekte von neun ausgewählten, häufig verwendeten Aromastoffen auf die Funktion von Endothelzellen untersucht wurden [193]. Endothelzellen bilden die innerste Schicht von Blutgefäßen und setzen Botenstoffe frei, die vielfältige positive Wirkungen entfalten. Schädigung der Endothelzellen, zum Beispiel durch Zigarettenrauchen, führt zu verminderter Bildung dieser Stoffe und damit unter anderem zu Bluthochdruck und thrombotischen Ablagerungen an den Gefäßen. Beeinträchtige Funktion dieser Zellen, die sogenannte endotheliale Dysfunktion, ist ein Risikofaktor für die Entwicklung von Erkrankungen des Herzkreislauf-Systems, vor allem der Koronaren

Herzkrankheit (*Angina pectoris*). Fetterman *et al.* [193] haben 2018 Endothelzellen unterschiedlichen Konzentrationen der ausgewählten Aromastoffe ausgesetzt und unter anderem die Hemmung der Freisetzung des Botenstoffs Stickstoffmonoxid (NO) durch Vanillin, Menthol, Zimtaldehyd, Eugenol und Acetylpyridin beobachtet. Daraus schlussfolgerten die Autoren, dass das Dampfen von Liquids mit diesen Aromastoffen die Funktion von Endothelzellen beeinträchtigen und dadurch die Entstehung von Herzkreislauf-Erkrankungen begünstigen könnte.

In den Medien wurde daraufhin weltweit berichtet, dass E-Zigaretten Herz und Blutgefäße schädigen, obwohl in der Studie weder die Herzfunktion noch die Funktion von Blutgefäßen untersucht wurde, sondern NO und andere Marker für die Endothelfunktion gemessen wurden. Da meine Arbeitsgruppe langjährige Forschungserfahrung auf diesem Gebiet hat, haben wir uns die Effekte der neun Substanzen genauer angesehen und dazu nicht nur die Freisetzung von NO aus Endothelzellen sondern auch die endothelabhängige Funktion von Blutgefäßen gemessen [194]. Tatsächlich beobachteten wir leicht verminderte NO-Freisetzung aus Endothelzellen, die mit hohen Konzentrationen von Zimtaldehyd oder Diacetyl behandelt worden waren, während die anderen in der Fetterman-Studie identifizierten Substanzen keinen Effekt hatten. Die Diskrepanz beruht wahrscheinlich auf mangelnder Spezifität der von der Fetterman-Gruppe verwendeten Methode zur NO-Messung. In unseren Messungen der Funktion von Blutgefäßen hatten die meisten Aromastoffe einen positiven Effekt, das heißt sie bewirkten keine Verengung der Gefäße, sondern eine Erweiterung. Die Beobachtung, dass Zimtaldehyd trotz Verminderung der NO-Bildung Gefäßerweiterung bewirkte, bestätigt, dass die Messungen von Biomarkern nicht notwendigerweise Schlussfolgerungen auf die Funktion des Gesamtsystems zulassen. In dem Fall wurde die verminderte NO-Freisetzung aus Endothelzellen offensichtlich durch andere Effekte, vermutlich Verminderung der Konzentration an Calcium-Ionen (Ca^{2+}) in den Gefäßmuskelzellen, überspielt.

Legen unsere Ergebnisse nun nahe, dass das Dampfen von Liquids mit den genannten Aromastoffen positive Effekte auf das Herzkreislauf-System hat und somit „gesund“ ist? Keineswegs! Zimtaldehyd hatte neben Eugenol die stärksten Effekte auf die Blutgefäße. Anhand unserer Messungen der Konzentration von Zimtaldehyd in kommerziell erhältlichen Liquids und in der Fachliteratur verfügbaren pharmakokinetischen Daten konnten wir errechnen, dass die durch das Dampfen maximal erzielbare Konzentration im Blut um ein Vielfaches niedriger ist als die Konzentrationen, die im Reagenzglas („*in vitro*") Effekte auf die Blutgefäße hatten.

Leider ist die Studie von Fettermans Gruppe nur ein Beispiel für viele ähnlich konzipierte Studien. In keiner einzigen Studie zu den Effekten von Aromastoffen auf Zellen oder Gewebe des Herzkreislauf-Systems wurde die Relevanz der Ergebnisse auf den lebenden Organismus („*in vivo*") hinterfragt. Es ist bedauerlich, dass derartige Studien den Begutachtungsprozess anerkannter Fachjournale überwinden und dann von den Medien unreflektiert als Beleg für die Schädlichkeit des Dampfens verbreitet werden.

7.8 TOXIZITÄTSTESTS AN ZELLEN ZUR QUALITÄTSSICHERUNG?

Schädliche Wirkungen von Stoffen können als Schädigung isolierter und kultivierter Zellen ersichtlich sein. Toxische Substanzen führen konzentrationsabhängig zum Tod der Zellen, der sich entweder durch Anfärben oder durch Messung von Biomarkern erfassen lässt. Derartige Untersuchungen sind einfach und kostengünstig durchführbar und in vielen Laboratorien Routine. Einige Firmen bieten den Herstellern von Liquids Zytotoxizitätstests zur Qualitätssicherung ihrer Produkte an, gelegentlich wird auch gesetzliche Verpflichtung zu solchen Tests gefordert. Diese Forderungen stammen jedoch vorwiegend aus dem Umfeld der kommerziellen Labors und sollten daher mit Skepsis betrachtet werden.

Die Forderung nach Zytotoxizitätstests zur Ausscheidung möglicherweise schädlicher Liquids erscheint auf den ersten Blick vernünftig, ist aber mit einigen Nachteilen verbunden. Besonders problematisch ist die unklare Definition von „Zelltod" und dessen Ermittlung. Der Tod von Menschen ist in den meisten Fällen einfach feststellbar, der Tod von Zellen hingegen nicht. Es sind sechs unterschiedliche Formen von Zelltod beschrieben, und für jede dieser Todesarten werden unterschiedliche Biomarker zur quantitativen Erfassung des Anteils betroffener Zellen gemessen [195].

Daher ist das Ergebnis häufig von der Auswahl des im Test erfassten Biomarkers abhängig. Für verlässliche Aussagen wäre daher die Messung mehrerer unabhängiger Parameter erforderlich, was aber aufwändig ist und entweder die Tests verteuern oder die finanziellen Gewinne der Anbieter reduzieren würde. Außerdem ist Toxizität an Zellen nicht gleichbedeutend mit Schädlichkeit *in vivo*. Der menschliche Körper verfügt über zahlreiche Schutz- und Entgiftungsmechanismen, über die Zellen in Petrischalen nicht verfügen. Somit würden bei strenger Anwendung von Toxizitätstests als Zulassungskriterium im Menschen harmlose Substanzen aufgrund von Toxizität an Zellen verboten werden. Das bekannteste Beispiel ist wohl Zimtaldehyd, eine Substanz die *in vitro* zytotoxisch ist [196,197], deren vorteilhafte Effekte auf die Gesundheit aber in zahlreichen Studien dokumentiert sind [198-200]. Umgekehrt würden Tests mit kultivierten Zellen bei Inhalation nachweislich schädlichen lipidartigen Substanzen, wie zum Beispiel Vitamin E (siehe 10.8), Unbedenklichkeit bescheinigen. Die Untersuchungen von Liquids sind außerdem nur eingeschränkt aussagekräftig, da mögliche Toxizität von Pyrolyseprodukten nicht erfasst wird. Es müssten also die Wirkungen des durch Verdampfung der Liquids erzeugten Aerosols untersucht werden. Solche Messungen sind jedoch methodisch aufwändig und nur mittels relativ großem apparativen Aufwand automatisierbar. Auch müssten dazu einheitliche Standards zu Verdampfungstemperatur, Kondensation des Dampfs und dessen Dosierung definiert werden.

7.9 FAZIT ZUR MÖGLICHEN SCHÄDLICHKEIT VON AROMASTOFFEN

Für die Herstellung von Liquids werden etwa 300 verschiedene Einzelsubstanzen verwendet, die bei Verwendung in Lebensmitteln unbedenklich und dafür zugelassen sind. Die meisten dieser Stoffe sind gemäß CLP-Verordnung nicht toxisch, die wenigen in CLP gelisteten Substanzen sind in Liquids in Konzentrationen enthalten, die weit unter den jeweiligen Grenzwerten liegen. Es gibt aber auch Substanzen, die beim Verzehr harmlos sind, bei Inhalation jedoch toxische Wirkungen auf Lungengewebe entwickeln. Das trifft auf die Diketone Diacetyl und Acetylpropionyl zu, die bei uns als Zusatzstoffe zu Liquids verboten sind. Fette und Öle, die ebenfalls in dieser Kategorie einzuordnen wären, sind nur sehr eingeschränkt mit PG oder Glycerin mischbar und daher für die Herstellung von Liquids ungeeignet. Zuletzt ist zu berücksichtigen, dass sich Substanzen bei Erhitzung zu potentiell schädlichen Stoffen zersetzen können, wie wir am Beispiel der Sucralose gesehen haben.

Bei Medienberichten über schädliche Wirkungen von Aromastoffen auf den Gesamtorganismus, beispielsweise auf die Funktion des Herzens oder von Blutgefäßen, ist gesunde Skepsis angebracht, da diese Wirkungen nicht nur bei Inhalation, sondern bei jeder Form der Aufnahme, also auch beim Verzehr, auftreten würden. In allen bisherigen Studien zu derartigen Wirkungen besteht erhebliche Diskrepanz zwischen den für *in vitro* Versuche verwendeten Konzentrationen und den Blutspiegeln der jeweiligen Substanzen, die beim Dampfen theoretisch erreichbar wären und für systemische Wirkungen entscheidend sind.

Es ist nicht auszuschließen, dass zukünftige Studien Hinweise auf Schädlichkeit weiterer Substanzen erbringen werden. Sollten diese Beobachtungen unter realistischen Bedingungen erhoben worden sein und deren Relevanz für das Dampfen zumindest wahrscheinlich erscheinen, sind diese Substanzen umgehend behördlich als Zusatzstoffe von Liquids zu verbieten. Das sollte aber mit Bedacht erfolgen und nicht aufgrund von „möglicherweise, eventuell nicht auszuschließender" Schädlichkeit. Wie wir in Abschnitt 10.5 sehen werden, lässt sich Unschädlichkeit nicht beweisen und Schädlichkeit für kein Produkt mit 100-prozentiger Sicherheit ausschließen.

8. Studien zu den Effekten des Dampfens auf die Gesundheit

Wie untersucht man Effekte des Dampfens auf die Gesundheit des Menschen? Im letzten Abschnitt habe ich die Aussagekraft von Studien mit kultivierten Zellen zur Toxizität von Aromastoffen hinterfragt. Mittlerweile gibt es eine unüberschaubare Zahl an Publikationen, in denen über genetische, biochemische und zellbiologische Effekte von Liquids oder Aerosolen auf Zellen in Petrischalen berichtet wird. Nahezu alle diese Studien sind rein deskriptiv, das heißt es werden ausgesprochen bemerkenswerte Effekte beschrieben, ohne sich Gedanken über Plausibilität oder zugrunde liegende biologische Mechanismen zu machen. Wenn ich genetische Veränderungen einer Zelle nach deren Bedampfung mit PG oder Glycerin beobachte, muss ich doch weiterführende Untersuchungen zur Erklärung dieses erstaunlichen und völlig unerwarteten Ergebnisses durchführen, bevor ich einer bisher als harmlos eingestuften Substanz mutagene Wirkung unterstelle und weltweit vor dem Dampfen warne! Außerdem wäre es angebracht, die beobachteten Effekte in einem passenden Tiermodell zu verifizieren und so zumindest einen Hinweis auf deren *in vivo* Relevanz zu liefern.

Wenn auch auf einer höheren Komplexitätsstufe und *in vivo*, gelten jedoch ähnliche Bedenken für tierexperimentelle Studien, in denen Ratten oder Mäuse für eine gewisse Zeit dem Dampf von E-Zigaretten ausgesetzt werden, um Effekte der Inhalation des Aerosols auf den Organismus zu untersuchen. Auch wenn Tierversuche nicht notwendigerweise auf den Menschen übertragbar sind, liefern sie doch wertvolle Hinweise für weiterführende Untersuchungen und die Planung klinischer Studien. Bei der Entwicklung neuer Arzneimittel sind Tierversuche unverzichtbar. Die Übertragbarkeit der Ergebnisse von Tierversuchen auf den Menschen scheint aber im Fall von Nikotin und Tabak besonders stark eingeschränkt zu sein. So wurden zahlreiche Studien mit Effekten publiziert, die am Menschen nicht beobachtet werden oder sogar gegenteilig ausfallen. Besonders augenscheinliche Beispiele dafür sind die Schädigung der Gehirne heranwachsender Ratten durch Nikotin oder erhöhte Infektanfälligkeit und Beeinträchtigung des Immunsystems durch Dampf-Exposition. Die möglichen Ursachen der schlechten Übertragbarkeit von Tierversuchen sind vielfältig. Unterschiede in der Pharmakokinetik von Nikotin und Überdosierung von Nikotin oder Dampf sind zwei naheliegende Erklärungen dafür.

Warum werden solche Studien durchgeführt und publiziert? Dazu muss man wissen, dass Wissenschaftlerinnen und Wissenschaftler anhand ihrer Publikationsleistungen evaluiert werden. Publikationen sind nicht nur die Grundlage für Sprünge auf der Karriereleiter, sondern auch für die Vergabe von Forschungsgeldern, die wiederum weitere Publikationen ermöglichen und so fort. Sobald ein neues Gebiet von öffentlichem Interesse auftaucht, für dessen Beforschung die Methoden oder Tiermodelle im Labor etabliert sind, packt man diese Gelegenheit beim Schopf und springt umgehend auf den Zug auf. Für die Publikation der Daten sind statistisch signifikante Effekte erforderlich. Mit der Beobachtung, dass Substanz X keinen Effekt hatte, wird man weder die Gutachterinnen und Gutachter von Manuskripten noch die Herausgeberinnen und Herausgeber von Fachzeitschriften in Ekstase versetzen. Es braucht also Effekte, und wie bekommt man die? Richtig, indem man die Konzentrationen der Testsubstanzen solange erhöht, bis man einen Effekt beobachtet. „Viel hilft viel" sagen wir als Pharmakologen spaßhalber zu dieser Vorgangsweise. Normalerweise werden derlei Auswüchse im Zuge der Begutachtung von Manuskripten, dem *Peer Review*, bloßgestellt und die Publikation der Arbeit verhindert. Bei gesundheitspolitisch relevanten Themen ist das System aber erheblich toleranter, sodass erwünschte, politisch korrekte Daten unabhängig von der Qualität der jeweiligen Studie akzeptiert und publiziert werden (siehe dazu 11.2).

Aus den genannten Gründen werde ich in diesem Kapitel zellbiologische und tierexperimentelle Studien nicht berücksichtigen und meine Ausführungen auf klinische Studien mit Menschen beschränken, die vom Rauchen auf das Dampfen umgestiegen sind.

8.1 LUNGE

Das erste und wichtigste Organ, das dem Dampf ausgesetzt wird, ist naturgemäß die Lunge. Lungenkrebs, *COPD*, Lungenemphysem und andere schwere Lungenerkrankungen sind die bei Weitem häufigsten und auffälligsten Folgen des Rauchens. Aufgrund der Ähnlichkeiten des Dampfens mit dem Rauchen fokussieren auch die Warnungen vor dem Gebrauch von E-Zigaretten vorwiegend auf Beeinträchtigung der Lungenfunktion. „In die Lunge gehört nur reine Luft" erklären uns Lungenfachärztinnen und -ärzte regelmäßig. Diese Aussage klingt überzeugend, auch wenn dieses Kriterium in modernen Industrienationen nur schwer zu erfüllen ist. Tatsächlich sind unsere Lungen hervorragend dazu ausgestattet, über die Atemluft inhalierte Fremdstoffe mechanisch zu entfernen oder metabolisch zu entgiften. Die Lungenfachgesellschaften veröffentlichen auch regelmäßig Stellungnahmen, in denen sie dem Dampfen die weitgehend gleichen Folgen wie dem Rauchen unterstellen. Ein aktuelles Beispiel ist ein Artikel der *European Respiratory Society* (ERS) [201], in dem die bekannte dänische Anti-Dampf-Aktivistin Charlotta Pisinger sieben Argumente gegen E-Zigaretten anführt, die kürzlich mit der Aufforderung zu rationaler Herangehensweise sachlich widerlegt wurden [202]. Behauptungen von medizinischen Fachgesellschaften und der Ärzteschaft werden von der Bevölkerung leider selten hinterfragt und als sakrosankte Wahrheiten akzeptiert.

Die Ergebnisse der bisher veröffentlichten klinischen Studien zeichnen ein völlig anderes Bild als von der ERS dargestellt. Pionier auf diesem Gebiet ist der klinische Pneumologe Professor Riccardo Polosa von der Medizinischen Universität in Catania (Sizilien), der sich seit langem mit der Symptomatik und Behandlung von Lungenerkrankungen beschäftigt und zu dieser Thematik über 300 Arbeiten veröffentlicht hat. Bereits 2014 publizierte Kollege Polosa eine zwei Jahre dauernde Beobachtungsstudie mit Raucherinnen und Rauchern, die vollständig oder teilweise auf das Dampfen umgestiegen waren. Dabei gelangte er zu folgender Schlussfolgerung: *Long-term e-cigarette use can substantially decrease cigarette consumption in smokers not willing to quit and is well tolerated.* E-Zigaretten führen demnach zu substantieller Reduktion des Zigarettenkonsums von Raucherinnen und Rauchern, die nicht aufhören möchten. Abgesehen von leichten Irritationen der Mund- und Rachenschleimhaut und trockenem Husten berichteten die Versuchspersonen über keine unangenehmen Nebenwirkungen und verspürten auch keine nennenswerten Entzugssymptome [203].

Von besonderem Interesse sind die Konsequenzen des Umstiegs für Personen mit Vorerkrankungen der Lunge, vor allem *Asthma bronchiale* und *COPD*. Zu beiden Erkrankungen hat Polosa Langzeitstudien mit einem Beobachtungszeitraum von 3 bis 3,5 Jahren durchgeführt. Bei Patienten mit *Asthma bronchiale* verschlimmert Rauchen die Symptomatik und beeinträchtigt darüber hinaus die Wirksamkeit der Standardtherapie mit Glukokortikoiden. Dennoch schaffen es viele Patientinnen und Patienten nicht, langfristig mit dem Rauchen aufzuhören. Somit stellt sich die Frage, ob man diesen Leuten den Umstieg auf E-Zigaretten empfehlen sollte oder nur der Totalausstieg Besserung bringt. Die Arbeitsgruppe von Professor Polosa hat 2014 dazu eine retrospektive Studie veröffentlicht, in der die Symptomatik von 18 Personen mit mildem oder moderatem Asthma vor und ein Jahr nach dem Umstieg vom Rauchen auf das Dampfen verglichen wurde [204]. In einer prospektiven Folgestudie wurde dasselbe Patientenkollektiv weitere zwei Jahre lang beobachtet, um die langfristigen Konsequenzen des Umstiegs zu erkennen [205]. Von den 18 in die Studie eingeschlossenen Personen waren zehn vollständig auf das Dampfen umgestiegen, sechs Personen wurden als *dual user* klassifiziert, die ihren Zigarettenkonsum stark eingeschränkt hatten. Zwei Personen hatten das Dampfen in der Zwischenzeit aufgegeben und wurden von der abschließenden Bewertung ausgeschlossen. Abstinenz wurde mittels Fragebogen ermittelt und durch Messung der CO-Spiegel in der Atemluft verifiziert (<7 ppm). Das Ergebnis: Die mittels Spirometrie ermittelte Lungenfunktion und die Überreaktivität der Atemwege sowie mittels Fragebogen ermittelte subjektive Kontrolle der Symptomatik hatten sich sowohl nach Vollumstieg als auch nach starker Einschränkung des Rauchens signifikant verbessert, nennenswerte unerwünschte Wirkungen wurden nicht beobachtet. Die Ergebnisse dieser Studien zeigen, dass der Umstieg von Raucherinnen und Rauchern mit *Asthma bronchiale* auf das Dampfen sowohl objektive als auch subjektive Parameter der Symptomatik verbessert und die positiven Effekte langfristig erhalten bleiben.

COPD ist eine schwere, irreversible Lungenerkrankung, von der vorwiegend Raucherinnen und Raucher betroffen sind. Bei fortwährendem Rauchen verschlechtert sich die Funktion der Lunge zunehmend, sodass die Betroffenen nur mehr durch eine Lungentransplantation gerettet werden können oder an der Erkrankung sterben. Trotzdem rauchen viele Patientinnen und Patienten weiter, manche ersuchen um Unterbrechung der Sauerstoffzufuhr, um eine Zigarette rauchen zu können. Langzeitstudien von Kollegen Polosa zeigen ebenso wie die Erfahrungsberichte Betroffener in den sozialen Medien, dass der Umstieg auf E-Zigaretten in solchen Fällen lebensrettend sein kann. Ähnlich wie bei den beschriebenen Asthma-Studien, wurde auch in diesem Fall die Symptomatik eines Patientenkollektivs zunächst retrospektiv analysiert [206] und daraufhin prospektiv weiter beobachtet, wobei nach insgesamt 3,5 Jahren die Daten von 44 Versuchspersonen für die Bewertung zur Verfügung standen [207]. Wie bei dieser weitgehend irreversiblen Erkrankung zu erwarten, führte der Umstieg zu keiner Verbesserung der Lungenfunktion, die Schwere der Symptome der Erkrankung war aber signifikant reduziert. So verbesserte sich die Belastungstoleranz der Patientinnen und Patienten, und die Anzahl besonders gefährlicher akuter Verschlechterungen („Exazerbationen“) war signifikant reduziert.

Dennoch wird von Lungenfachgesellschaften regelmäßig betont, dass der Gebrauch von E-Zigaretten die Lungenfunktion beeinträchtigt und dass es keine Evidenz für Schadensminimierung durch den Umstieg vom Rauchen auf das Dampfen gäbe. Als Evidenz wird unter anderem eine Beobachtungsstudie angeführt, die anscheinend zeigt, dass die Nutzung von E-Zigaretten mit beeinträchtigter Lungenfunktion sowie erhöhtem Auftreten von chronischer Bronchitis und *COPD* assoziiert ist [208]. Abgesehen von diversen methodischen Schwächen der Studie, die in einem publizierten Kommentar aufgezeigt wurden [209], ist reverse Kausalität eine naheliegende Erklärung für die Beobachtungen. Die Autoren weisen in der Diskussion ihrer Arbeit zwar auf dieses Problem hin, ignorieren es aber in ihren Schlussfolgerungen zur Schädigung der Lunge durch das Dampfen.

Ein besonderer Fall ist Professor Stanton Glantz von der *University of California San Francisco* (UCSF). Als erbitterter Gegner des Dampfens hat er in den vergangenen Jahren zahlreiche Studien publiziert, in denen er mit vielfach kritisierten statistischen Tricks negative Effekte des Dampfens herbeigezaubert hat. Bereits 2003 hatte Glantz angeblich nachgewiesen, dass die Implementierung von Rauchverboten in der Öffentlichkeit die Inzidenz, also die Häufigkeit des Auftretens, von Herzinfarkten reduziert hätte [210]. Allerdings gelang ihm dieser Nachweis nur durch Beschränkung der Analyse auf die Gemeinde Helena in Montana (USA), und diese Arbeit ist als das Wunder von Helena in die Annalen der Wissenschaftsgeschichte eingegangen [211]. In einer im Sommer 2019 veröffentlichten Arbeit hat Glantz angeblich nachgewiesen, dass das Dampfen mit einer erhöhten Wahrscheinlichkeit assoziiert ist, einen Herzinfarkt zu erleiden [212]. Dabei hat er allerdings auch Herzinfarkte mitgezählt, die vor Beginn des Dampfens erlitten wurden. Professor Brad Rodu konnte überzeugend nachweisen, dass die Herzinfarkthäufung durch Dampfen nach Elimination dieser Fälle nicht mehr vorhanden war und hat das im Sommer 2019 dem Herausgeber des *Journal of the American Heart Association*, Dr. Robert Harrington, in einem offenen Brief mitgeteilt [213]. Nachdem Harrington dieses offensichtliche wissenschaftliche Fehlverhalten nicht länger totschweigen konnte, hat er die Publikation nach langem Zögern im Februar 2020 gegen den Willen von Glantz zurückgezogen [214]. Mehrere frühere Publikationen von Stanton Glantz wurden ähnlich heftig kritisiert, darunter auch eine kürzlich publizierte Arbeit, wonach das Dampfen ein unabhängiger Risikofaktor für die Entstehung von Lungenerkrankungen sei, ohne zu berücksichtigen, dass sich solche Erkrankungen langsam über Jahrzehnte hinweg entwickeln und daher wohl schwerlich durch vergleichsweise kurzfristiges Dampfen verursacht wurden [215]. In einem exzellenten deutschsprachigen Artikel, den man auch auf Seite 193 des Ratgebers von Prof. Stöver findet [1], hat Frau Dr. Ute Mons (DKFZ) die methodischen Mängel epidemiologischer Studien im Bereich Tabak und Nikotin erläutert und dazu Publikationen von Stanton Glantz als besonders betrübliche Beispiele ausgewählt [216]. In Anbetracht des nachgewiesenen wissenschaftlichen Fehlverhaltens von Professor Glantz und seiner, sogar von Vertretern der Tabakkontrolle als qualitativ minderwertig klassifizierten Studien, sollten wir seine Publikationen und sonstigen öffentlichen Beiträge schlichtweg ignorieren.

Neben den beschriebenen klinischen Studien von Riccardo Polosa weisen unzählige persönliche Erfahrungsberichte in den sozialen Medien daraufhin, dass der Umstieg vom Rauchen auf das Dampfen mit erheblicher Verbesserung der Symptomatik von Erkrankungen der Atemwege einhergeht [217]. Und nicht zuletzt ist diese Schlussfolgerung in Anbetracht der viel geringeren Schadstoffbelastung der Lunge auch hoch plausibel.

8.2 HERZ UND BLUTGEFÄSSE

Die seit Jahrzehnten in zahlreichen Studien gut dokumentierten Effekte von Nikotin auf das Herzkreislauf-System werden nunmehr in Studien mit E-Zigaretten neu entdeckt und zur Argumentation der Schädlichkeit des Dampfens herangezogen. Wie in Abschnitt 3.1 dargelegt, sind diese Effekte milde ausgeprägt und mit keinem erhöhten Risiko für ernsthafte Herzkreislauf-Erkrankungen assoziiert. Außerdem sind mögliche schädliche Effekte von Nikotin allenfalls für Nichtraucherinnen und Nichtraucher relevant, die zu dampfen beginnen. Beim Umstieg vom Rauchen auf das Dampfen ändert sich nichts am Nikotinkonsum, die kolportierten schädlichen Effekte von Nikotin sind daher – unabhängig davon ob die Warnungen zutreffend sein mögen oder nicht – für die bei Weitem überwiegende Mehrheit der Nutzer von E-Zigaretten bedeutungslos.

Dennoch möchte ich zwei klinische Studien besprechen, die im Herbst 2019 publiziert wurden und zu diametral unterschiedlichen Schlussfolgerungen gelangten. Die erste stammt von der Abteilung für Kardiologie der Universitätsklinik Mainz unter der Leitung von Kollegen Thomas Münzel, die durch sorgfältige Vorbereitung einer Pressekonferenz für erhebliches Echo in den Medien gesorgt hat [218]. In der Arbeit wird berichtet, dass das Dampfen nikotinhaltiger Liquids zu einer akuten Verschlechterung der Endothelfunktion (siehe 7.7) freiwilliger Versuchspersonen führte, die mittels einer etablierten nicht-invasiven Methode gemessen wurde (*flow-mediated dilation*, FMD). Es ist gut dokumentiert, dass Raucherinnen und Raucher unter chronischer endothelialer Dysfunktion leiden. An einer solchen Studie von Kollegen Münzel durfte ich vor 20 Jahren selbst mitwirken [219]. Die Ergebnisse der aktuellen Studie weisen daraufhin, dass die akute Verschlechterung der Endothelfunktion durch Rauchen zumindest teilweise auf der Wirkung von Nikotin beruht. Die klinische Relevanz und der prognostische Wert dieses Effekts sind allerdings unklar. Münzel und Mitarbeiter haben ihre klinischen Untersuchungen durch *in vitro* Versuche ergänzt, deren *in vivo* Relevanz aber zweifelhaft ist [220]. Jedenfalls haben die Medien in reißerischen Beiträgen, untermalt mit Video-Interviews von Kollegen Münzel, über diese Studie berichtet, die angeblich zweifelsfrei die Schädigung von Herz und Blutgefäßen durch das Dampfen demonstriert hat.

Ironischerweise erschien aber wenige Tage nach der Mainzer Studie eine Arbeit von Jacob George und Mitarbeitern von der *University of Dundee*, in der unter Anwendung derselben Methode (FMD) gezeigt wurde, dass der Umstieg vom Rauchen auf das Dampfen bereits nach einem Monat signifikante Verbesserung der Endothelfunktion auf annähernd die Werte von Nichtraucherinnen und Nichtrauchern zur Folge hatte [221]. Es war dabei unerheblich, ob die Versuchspersonen mit oder ohne Nikotin gedampft hatten. Die beiden Studien zeigen somit, dass Nikotin zwar eine akute Verschlechterung der Endothelfunktion bewirkt, aber nicht zum langfristig schädlichen Effekt des Rauchens beiträgt. Aufgrund der Ergebnisse von George *et al.* ist davon auszugehen, dass der Umstieg auf das Dampfen die durch das Rauchen beeinträchtigte Funktion von Blutgefäßen rasch und nachhaltig verbessert und das Risiko für Atherosklerose und folglich die Entstehung diverser Herzkreislauf-Erkrankungen signifikant vermindert.

8.3 SCHWANGERSCHAFT

Es ist wohl allgemein bekannt, dass das Rauchen in der Schwangerschaft den Fötus schädigt und die spätere Entwicklung des Kindes beeinträchtigt. Für die Mehrzahl der Frauen ist Schwangerschaft daher ausreichende Motivation mit dem Rauchen aufzuhören, auch wenn viele leider nach der Entbindung wieder damit anfangen. Raucherentwöhnung von Schwangeren ist jedenfalls immerwährendes Thema der Tabakkontrolle mit unterschiedlichen Empfehlungen der Fachleute [222]. Tierversuche erbrachten Hinweise auf diverse schädliche Wirkungen von Nikotin, klinische Studien zeigten hingegen, dass die regelmäßige Nutzung nikotinhaltiger Arzneimittel während der Schwangerschaft keinen Einfluss auf das Geburtsgewicht oder die spätere Entwicklung der Kinder hatte [223,224]. Die von vielen als maßgeblich erachtete *Cochrane Collaboration*, einer Institution, die Studien nach ihrer Datenqualität beurteilt, bestätigt diese Ergebnisse, erachtet die verfügbaren klinischen Daten jedoch als nicht ausreichend, um Nikotinkonsum während der Schwangerschaft vorbehaltlos empfehlen zu können [225]. Zum Effekt des Dampfens während der Schwangerschaft laufen zurzeit mehrere klinische Studien. In Anbetracht der erheblichen Schädlichkeit des Rauchens und fehlenden Hinweisen auf negative Effekte von Nikotin, wird Raucherinnen empfohlen, während der Schwangerschaft nikotinhaltige E-Zigaretten zu benutzen, falls sie den Rauchstopp mit anderen Methoden nicht schaffen [226]. Auch wenn ein Restrisiko des Nikotinkonsums nicht ausgeschlossen werden kann, ist es jedenfalls von erheblichem Vorteil auf das Dampfen umzusteigen anstatt weiterhin zu rauchen. Es ist auch zu bedenken, dass der Stress des erzwungenen Rauchstopps schädlicher für die Entwicklung des Nachwuchses sein könnte als Nikotin im schlimmsten anzunehmenden Fall.

8.4 ALLES ANDERE

In der Fachliteratur findet man mittlerweile eine kaum überschaubare Anzahl an Publikationen zu allen denkbaren Erkrankungen und Schädigungen, die angeblich durch das Dampfen verursacht werden. Die Evidenz beruht durchwegs auf Tierversuchen oder *in vitro* Untersuchungen mit kultivierten Zellen, deren limitierte Aussagekraft wir bereits diskutiert haben. Unter anderem führen E-Zigaretten demnach zu Gehörschäden, Erblindung, Zahnverlust, Löchern in der Nase, Unfruchtbarkeit, Impotenz und Gehirnschäden von Jugendlichen. Auch Verhaltensstörungen, beispielsweise erhöhtes Risiko für Suizide, Aggressionspotential, Alkoholismus und Missbrauch harter Drogen [227] wurden als mögliche Konsequenzen des Dampfens beschrieben.

Ich erspare mir eine Diskussion dieser absurden Behauptungen ebenso wie die zugehörigen Referenzen. Zu den Gehirnschäden von Jugendlichen erlaube ich mir allerdings darauf hinzuweisen, dass die meisten Raucherinnen und Raucher als Teenager begonnen haben und anscheinend nicht an nennenswerten Schäden ihrer Gehirne leiden. Es gibt aber tatsächlich

Untersuchungen die belegen wollen, dass Raucherinnen und Raucher einen niedrigeren Intelligenzquotienten (IQ) als nichtrauchende Kontrollgruppen haben. Abgesehen vom Problem der reversen Kausalität und einer ganzen Reihe an Confoundern (siehe Kasten auf Seite 15) sollte man bei der Interpretation solcher Daten bedenken, dass es auch Studien zu niedrigerem IQ bestimmter ethnischer Gruppen gibt, die sich als unhaltbar und irrelevant erwiesen haben.

Wenn man die bekannten Effekte von Nikotin außer Acht lässt, weil diese erstens wenig bedenklich und zweitens für den Umstieg vom Rauchen auf das Dampfen irrelevant sind, gelangt man zur Schlussfolgerung, dass bisher noch keine einzige klinische Studie Hinweise auf nennenswerte Schädlichkeit des Dampfens erbracht hat. Es wäre wünschenswert, dass die Medien der Bevölkerung diese klare Botschaft übermitteln, anstatt vor unbekannten hypothetischen Gefahren zu warnen, die noch niemand beobachtet hat.

9. Um wieviel weniger schädlich?

Wer bisher durchgehalten hat, wurde hoffentlich davon überzeugt, dass E-Zigaretten weniger schädlich sind als Tabakzigaretten. Abgesehen von wenigen faktenresistenten Ausnahmen, sind sich in diesem Punkt auch alle Fachleute einig. In Anbetracht der extremen, in vielen Fällen tödlichen Schädlichkeit des Zigarettenrauchens ist „weniger schädlich" jedoch nicht notwendigerweise eine gute Nachricht. Stanton Glantz hat das Problem – aus seiner Sicht zutreffend – mit der Analogie veranschaulicht, dass es unerheblich sei, ob man im 20. oder im 10. Stockwerk eines Hochhauses aus dem Fenster springt, und diese Analogie wurde in modifizierter Form von anderen bereitwillig übernommen [228]. Wir werden noch sehen, dass dieser Vergleich ziemlich heftig hinkt und dass man den Sprung aus dem 20. Stock (Rauchen) eher dem Stolpern über die Türschwelle (Dampfen) gegenüberstellen müsste, wie das Clive Bates in einem Artikel auf seinem Blog *The counterfactual* treffend formuliert hat [229].

Für die Information der Bevölkerung wäre es jedenfalls hilfreich, das Ausmaß der geringeren Schädlichkeit von E-Zigaretten abschätzen zu können. Aber wie presst man Schädlichkeit in eine Zahl? Um wieviel schädlicher oder weniger schädlich ist fünf Tage Schifahren im Vergleich zum Verzehr von zwei Eiern pro Tag? Und wie verhält sich die Schädlichkeit von Eiern zu jener von Milch? Milch ist übrigens ein schönes Beispiel für die grundsätzliche Schwierigkeit, etwas als schädlich oder gesund einzustufen. Milch liefert Calcium-Ionen, die für den Knochenaufbau wichtig sind und enthält zahlreiche andere wertvolle Inhaltsstoffe. Andererseits fördert Milch Allergien und löst bei Leuten mit Lactose-Intoleranz ausgesprochen unangenehme Wirkungen aus. Ähnlich zweischneidig könnte man Zucker, Salat und nicht zuletzt Nikotin beurteilen. Bei jemandem mit schweren Vorerkrankungen des Herzkreislauf-Systems oder einer bestehenden Krebserkrankung wirkt sich Nikotinkonsum möglicherweise negativ aus, während Personen mit *Colitis ulcerosa*, AD(H)S oder Prädisposition für *Morbus Parkinson* davon profitieren könnten. Langer Rede kurzer Sinn: Schädlichkeit ist relativ und von der individuellen Situation abhängig.

Erschwerend kommt dazu, dass es unterschiedliche Arten von „Schädlichkeit" gibt. Reizung der Atemwege oder Förderung von Allergien wird man nicht in derselben Kategorie einordnen wie Erhöhung des Risikos für Herzinfarkt oder krebserregende Wirkung. Müssten wir uns zwischen einer Allergie und Krebs entscheiden, würden wir die Allergie nehmen, vermute ich. Somit ist es schwierig bis unmöglich ein Maß für die geringere Schädlichkeit von E-Zigaretten im Vergleich zum Rauchen anzugeben. Aber Schwarzmalerei hilft uns nicht weiter, und oft sind Kompromisse besser als gar keine Lösung.

9.1 RISIKOABSCHÄTZUNG DURCH PUBLIC HEALTH ENGLAND (PHE)

Einen solchen Kompromiss bietet die vom international renommierten Drogenforscher David Nutt vom *Imperial College* in London seit vielen Jahren zur Abschätzung der Schädlichkeit von Suchtstoffen angewandte Risikoanalyse mittels *multiple criteria decision analysis* (MCDA; etwas holprig auf Deutsch: „multikriterielle Entscheidungsanalyse“ oder „Multikriterien-Entscheidungsanalyse“). Dabei werden mehrere, oft miteinander in Konflikt stehende Kriterien gewichtet, woraus mit einem Algorithmus das Gesamtrisiko berechnet wird. Abbildung 11 zeigt als Beispiel das Ergebnis der Risikoanalyse von Suchtstoffen, die David Nutt 2010 veröffentlichte [230]. MCDA klingt sehr technisch und objektiv, aber das Ergebnis ist von der subjektiven Gewichtung einzelner Kriterien und deren Bewertung abhängig. Zur Abschätzung des Risikos nikotinhaltiger Produkte rekrutierte David Nutt elf international anerkannte Fachleute mit unterschiedlicher Expertise auf dem Gebiet der Tabakkontrolle. Im Rahmen eines zweitägigen Workshops wurden von dem Gremium 14 Kriterien für das Risiko nikotinhaltiger Produkte gewichtet und deren Größenordnung auf einer 100-teiligen Skala abgeschätzt. Zu den Details des komplizierten MCDA-Verfahrens sowie zur Auswahl der Kriterien und deren Gewichtung verweise ich auf die Originalarbeit und die dort zitierte Literatur [231].

Tabakzigaretten erzielten bei dieser Expertenschätzung in 12 der 14 Kriterien die maximale Punktezahl 100, insgesamt einen Wert von 99,6. Das Risiko anderer Produkte wurde kontinuierlich niedriger eingestuft. Das von der Nutt-Studie vorgeschlagene Schädlichkeits-Kontinuum (*continuum of harm*) nikotinhaltiger Produkte illustriert Abbildung 12. Am Ende der

Skala finden sich medizinische Nikotinersatzprodukte wie Pflaster, Kaugummis und Sprays mit maximaler relativer Schädlichkeit von zwei Prozent, bezogen auf Tabakzigaretten mit einem Referenzwert von 100 Prozent. E-Zigaretten, sie werden unter dem Namen „Electronic Nicotine Delivery Systems", kurz „ENDS" zusammengefasst, wurden mit einer relativen Schädlichkeit von vier Prozent nur geringfügig schädlicher als nikotinhaltige Arzneimittel eingestuft. Die höhere Einstufung beruht auf dem höheren Abhängigkeitspotential von E-Zigaretten, das von Nutt und seinen Kollegen relativ stark gewichtet wurde, aber nicht zur gesundheitsschädlichen Wirkung beiträgt.

Basierend auf Nutts Risikoabschätzung und über 180 weiteren damals verfügbaren Studien hat die britische Gesundheitsbehörde *Public Health England* (PHE) im Jahr 2015 einen 113 Seiten langen Bericht veröffentlicht, in dem die Schädlichkeit von E-Zigaretten auf maximal fünf Prozent der Schädlichkeit von Tabakzigaretten geschätzt wurde [232]. In den darauf-

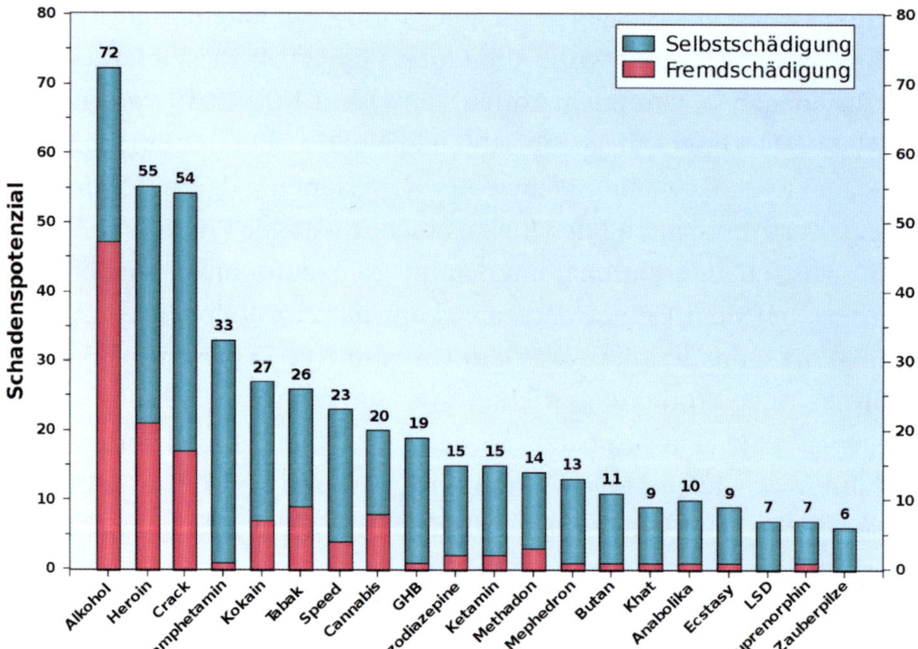

Abbildung 11: Schadenspotential geläufiger Drogen nach Nutt et al. 2010

folgenden Jahren hat PHE regelmäßig aktualisierte Berichte mit im Wesentlichen identischen Schlussfolgerungen veröffentlicht. In der neuesten Version vom März 2020 verzichtet PHE auf die zahlenmäßige Abschätzung des relativen Risikos und erklärt stattdessen, das Risiko des Dampfens wäre nur ein kleiner Bruchteil des Risikos des Rauchens (*a small fraction of the risks of smoking*) [233].

Es ist wenig verwunderlich, dass hartnäckige Gegner des Dampfens über diesen Bericht nicht erfreut waren und diesen umgehend mit unsauberen Mitteln attackierten. In einem Editorial in der hoch angesehenen medizinischen Fachzeitschrift *The Lancet* wurde besonders heftige, untergriffige *ad hominem* Kritik geäußert [234]. So wurde die Expertise der Autoren der Nutt *et al.* Publikation angezweifelt, obwohl es sich dabei durchwegs um international hoch angesehene Wissenschaftler und Wissenschaftlerinnen handelte und diese Arbeit nur eine von über 180 Arbeiten war, die im Bericht von PHE berücksichtigt worden waren. Außerdem wurde einem der Autoren, Riccardo Polosa, ein Naheverhältnis zur E-Zigaretten-Industrie

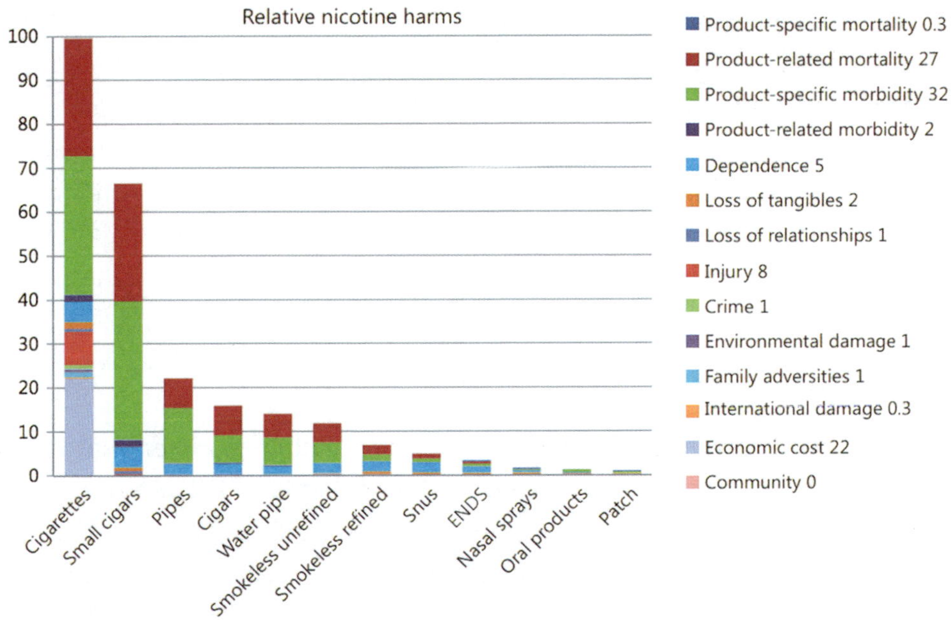

Abbildung 12: Schadenspotential nikotinhaltiger Produkte nach Nutt et al. 2014

unterstellt. In seiner Antwort weist Kollege Polosa daraufhin, dass er einige Jahre zuvor eine Studie mit finanzieller Unterstützung einer E-Zigaretten-Firma durchgeführt hatte, die zum Zeitpunkt der Veröffentlichung des Berichts nicht mehr auf dem Markt war. Er äußert sich verwundert darüber, dass man diese Zusammenarbeit als inakzeptable Befangenheit wertet, seine zahlreichen von der Pharmaindustrie finanzierten Studien hingegen als unproblematisch betrachtet und ignoriert [235]. Dieser Disput illustriert ein regelmäßig wiederkehrendes Muster in der Argumentation der Gegner von E-Zigaretten: kleinste Berührungen mit der Tabak- oder E-Zigaretten-Industrie werden als Befangenheit gewertet, während enge Verknüpfungen mit der Pharmaindustrie, die gelegentlich sogar mit persönlicher Renumeration einhergehen, keinerlei Bedenken hervorrufen. Aber darüber mehr in Kapitel 11.

Das von PHE kommunizierte Restrisiko von maximal fünf Prozent, oder anders formuliert, die um mindestens 95 Prozent geringere Schädlichkeit von E-Zigaretten, hat sich als überaus wertvoll für die Information von Raucherinnen und Rauchern in der Bevölkerung erwiesen. Auch wenn – in Abhängigkeit von der persönlichen Haltung – PHE vorgeworfen wird, das tatsächliche Risiko entweder über- oder unterschätzt zu haben [236,237], machen die fünf Prozent deutlich, dass das Dampfen nicht nur ein bisschen, sondern um ein Vielfaches weniger schädlich ist als das Rauchen. Ich selbst verwende diese Zahl aus den weiter oben angeführten Gründen nur in Notfällen, wie zum Beispiel in Interviews, in denen man mir 30 Sekunden Zeit gewährt, den Vorteil von E-Zigaretten zu schildern. In solchen Fällen ist es besser eine mit Unsicherheit behaftete Zahl zu nennen als gar keine.

9.2 KREBSRISIKO

Die zentrale Problematik betrifft die unterschiedlichen gesundheitlichen Auswirkungen verschiedener Arten von Schädlichkeit. Die am besten dokumentierte, gut bekannte und wohl schwerwiegendste Konsequenz des Rauchens ist das stark erhöhte Risiko an Krebs zu erkranken. Zunächst gilt es festzuhalten, dass Nikotin nicht als krebserregend eingestuft ist und kein Hinweis auf krebserregende Wirkung des Dampfens vorliegt. Emissionsanalysen, von denen ich in früheren Kapiteln einige vorgestellt habe, zeigen, dass die als krebserregend eingestuften Inhaltsstoffe von Tabakrauch im Aerosol von E-Zigaretten nicht nachweisbar oder allenfalls in Spuren vorhanden sind. Dennoch werden regelmäßig Warnungen vor der möglichen krebserregenden Wirkung des Dampfens veröffentlicht. Diese beruhen ausschließlich auf *in vitro* Untersuchungen oder Tierversuchen mit fraglicher Bedeutung für das Dampfen von Menschen. Ein illustratives Beispiel ist die 2017 publizierte Arbeit von Canistro *et al.* [238], in der der geringfügige Gehalt an Schadstoffen im Dampf bestätigt wurde, aber dennoch nach Bedampfung von Ratten Veränderungen diverser Biomarker für krebserregende oder genotoxische Wirkungen in verschiedenen Geweben beobachtet wurden. Die Autoren konnten diese Effekte keinem bestimmten Inhaltsstoff des Aerosols zuordnen und schlussfolgerten daraus, dass die schädlichen Effekte von allen Substanzen gemeinsam hervorgerufen wurden: „the effects detected on the rats are related to all the compounds formed by e-liquid vaporization and present in the aerosol" [238]. Diese Erklärung ist ein Euphemismus für „wir haben keine Ahnung, was diese Effekte verursacht haben könnte". In der Fachliteratur findet man eine Vielzahl derartig deskriptiver biochemischer und molekularbiologischer Arbeiten, die ich hier nicht weiter diskutieren möchte.

Auch wenn das viel geringere Krebsrisikos des Dampfens hoch plausibel ist, stellt sich die Frage, um wieviel geringer es ist. Dazu hat Dr. William Stephens von der Universität St. Andrews in Schottland 2017 eine detaillierte Berechnung in der Fachzeitschrift *Tobacco Control* publiziert [239]. Basierend auf den publizierten Analysen der Emission von E-Zigaretten und Tabakerhitzern sowie dem publizierten inhalativen Krebsrisiko der identifizierten Schadstoffe berechnete Stephens mittels komplexer Algorithmen (die meine mathematischen Fähigkeiten überfordern) das lebenslange Krebsrisiko des Dampfens im Vergleich zum Rauchen. Als wesentliche krebserregende Stoffe im Tabakrauch identifizierte Stephens 1,3-Butadien und Acrylnitril, die zusammen für etwa drei Viertel der krebserregenden Wirkung des Rauchens verantwortlich sind. Im Aerosol von Tabakerhitzern ist das neben Acetaldehyd ebenfalls 1,3-Butadien, bei den Emissionen von E-Zigaretten Formaldehyd, Acetaldehyd und Cadmium, das in vereinzelten Studien nachgewiesen wurde.

Das Ergebnis zeigt Abbildung 13, die komplizierter aussieht als sie tatsächlich ist. Jedes Symbol repräsentiert eine ausgewertete Studie, die X-Achse zeigt das relative Krebsrisiko in logarithmischer Darstellung von 1 (100) bis zu einem Millionstel (10^{-6}). Man sieht, dass die Studien zu Tabakzigaretten (hellrote und gelbe Ellipsen) relativ einheitliche Ergebnisse rund um den Referenzwert 1 ergaben. Am unteren Ende der Skala findet man Umgebungsluft (*ambient air*), für die das Risiko unter einem hunderttausendstel von Tabakrauch liegt. Ein einheitliches Bild lieferten Tabakerhitzer (*heat-not-burn*) mit einem Risiko von etwa einem Fünfzigstel im Vergleich zu Verbrennungszigaretten. In einer kürzlich publizierten Arbeit wurde mittels einer komplexen, mehrstufigen Methode das Krebsrisiko von Tabakerhitzern als 10- bis 25-fach niedriger als jenes von herkömmlichen Zigaretten ermittelt [240].

Wie aufgrund der Heterogenität publizierter Emissionsdaten von E-Zigaretten zu erwarten, ist auch das von Stephens berechnete Risiko des Dampfens sehr heterogen (blaue und türkise Kreise). Von einer Studie mit nahezu identischem Risiko wie Tabakzigaretten bis zu einem verschwindend geringen Risiko von etwa einem Fünfzigtausendstel erstrecken sich die Werte. Dabei ist zu berücksichtigen, dass Stephens in seiner Analyse alle publizierten Emissionsanalysen berücksichtigt hat, auch die in Abschnitt 5.1 besprochenen „Kokelstudien", in denen extrem hohe Konzentrationen an Formaldehyd und Acetaldehyd gemessen wurden. Das sind die wesentlichen krebserregenden Substanzen im Dampf, sodass diese Studien fälschlicherweise ein hohes Risiko suggerieren. Ähnliches gilt auch für Cadmium, das nur vereinzelt nachgewiesen wurde, aber mit hohem Risiko verbunden ist. Die breite Mehrheit der Studien findet man im Bereich von einem Hundertstel (10^{-2}) bis einem Zehntausendstel (10^{-4}) des Risikos von Tabakzigaretten. Das Risiko ist somit nur geringfügig höher als jenes medizinischer Nikotininhalatoren, das aus einer verfügbaren Studie errechnet wurde. Demnach beträgt das mittlere lebenslange Krebsrisiko von E-Zigaretten maximal ein Hundertstel (1/100) von jenem der Tabakzigaretten, wobei aber die Heterogenität der Daten und der Einfluss der Betriebsbedingungen (Temperatur, Leistung, Liquid) zu berücksichtigen sind.

Was bedeuten diese Zahlen für die tatsächliche Wahrscheinlichkeit durch das Dampfen Krebs zu bekommen? Dazu müssen wir uns nochmals dem Rauchen zuwenden. Die stärkste Assoziation des Rauchens mit einer Erkrankung betrifft Lungenkrebs. Das lebenslange Lungenkrebsrisiko von Raucherinnen und Rauchern ist im Vergleich zu nichtrauchenden Kontrollgruppen je nach Anzahl der täglich gerauchten Zigaretten etwa 10- bis 20-fach erhöht. Die Reduktion dieses Risikos auf ein Hundertsel ist klinisch nicht mehr relevant und in epidemiologischen Studien nicht nachweisbar. Solange Nutzer unter üblichen Bedingungen mit moderater Leistung dampfen und Überhitzung der Wicklung vermeiden, ist das lebenslange Krebsrisiko des Dampfens vernachlässigbar.

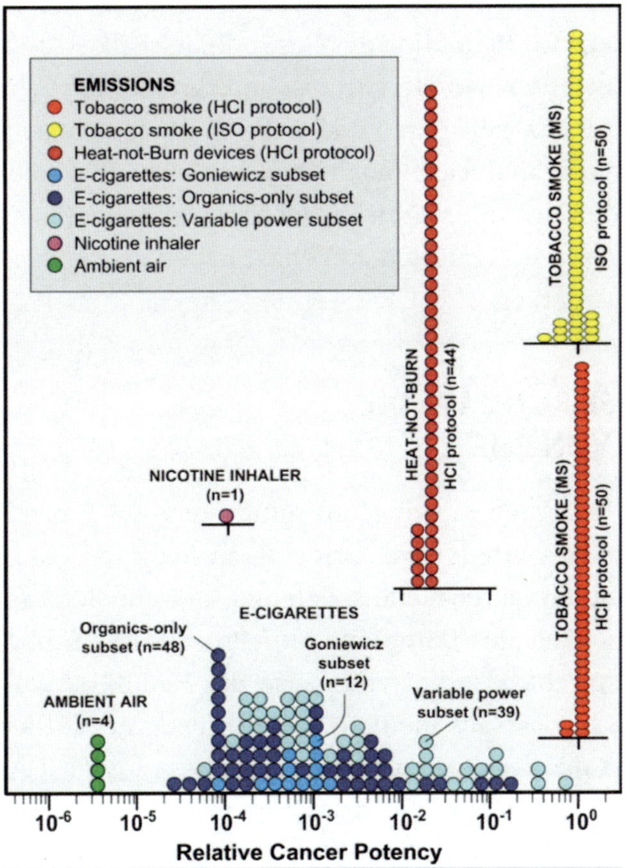

Abbildung 13: Relatives lebenslanges Krebsrisiko von E-Zigaretten und Tabakerhitzern (heat-not-burn) im Vergleich zu Tabakzigaretten. Jedes Symbol repräsentiert eine publizierte Emissionsanalyse.

Um überschießenden Optimismus zu dämpfen, möchte ich aber darauf hinweisen, dass das Krebsrisiko nach Rauchstopp nur sehr langsam abnimmt. Epidemiologische Studien zeigen, dass das Lungenkrebsrisiko nach dem Rauchstopp innerhalb von 10 Jahren etwa auf die Hälfte abnimmt. Bei den meisten anderen Erkrankungen geht das etwas schneller, aber grundsätzlich gilt, dass man erst 20 Jahre nach dem Umstieg auf dem Niveau von Menschen ist, die niemals geraucht haben. Das ist auch bei der Beurteilung von Studien zu berücksichtigen, in denen Dampferinnen und Dampfer mit niemals rauchenden Kontrollgruppen verglichen und negative Resultate als schädliche Wirkung des Dampfens interpretiert wurden. Ein aktuelles Beispiel ist eine kürzlich publizierte Studie, die zur erstaunlichen Schlussfolgerung gelangte, dass Versuchspersonen sechs Jahre nach dem Umstieg vom Rauchen keine gesundheitlichen Verbesserungen zu verzeichnen hätten und es somit keine Evidenz für Reduktion des Gesundheitsrisikos durch E-Zigaretten gäbe [241]. Auch hier wurden chronische Erkrankungen wie *COPD* und Herzinfarkte herangezogen, deren Risiko durch das Rauchen im Laufe von Jahrzehnten zunimmt und nach Rauchstopp nur langsam wieder abnimmt. Die entscheidende Kontrolle wären Versuchspersonen gewesen, die zum selben Zeitpunkt ohne E-Zigaretten aufgehört haben zu rauchen. Aber diese Kontrolle fehlt leider.

9.3 MISSVERSTÄNDNISSE RUND UM DIE RISIKOABSCHÄTZUNG VON PHE

Die Mitteilung von PHE, E-Zigaretten seien um mindestens 95 Prozent weniger schädlich als Tabakzigaretten, wird häufig als in Beton gegossen interpretiert. Dementsprechend lautet die anscheinend logische Schlussfolgerung, dass die Schädlichkeit des Dampfens fünf Prozent der Schädlichkeit des Rauchens entspricht, also beispielsweise der Reduktion von 20 auf eine Zigarette pro Tag. Wie aus meinen Ausführungen ersichtlich geworden sein sollte, liefert das der Schätzung zugrunde liegende MCDA-Verfahren keine derartigen Informationen, da unterschiedliche Kriterien berücksichtigt werden. E-Zigaretten könnten potentielle Schadstoffe emittieren die man im Tabakrauch nicht findet. Andererseits schließt die Schätzung von PHE auch ein Restrisiko von unter einem Prozent nicht aus, und manche Fachleute halten das für durchaus realistisch [236]. Das kolportierte Restrisiko von maximal fünf Prozent ist nur ein grober Richtwert, der das Ausmaß der Schadensreduktion beim Umstieg auf das Rauchen veranschaulichen soll.

Leider wird die Risikoabschätzung durch PHE gelegentlich auch von Fachleuten falsch interpretiert. Ein betrübliches Beispiel dafür ist der Berliner Lungenfacharzt Dr. Thomas Hering. Herr Dr. Hering ist einer der wenigen aus seiner Zunft, die sich öffentlich für E-Zigaretten als weniger schädliche Alternative zu Tabakzigaretten einsetzen. Im Internet findet man zahlreiche Interviews, die er zu diesem Thema gegeben hat, auch in Form von Videos auf Youtube. Außerdem hat er einen exzellenten Beitrag zum Ratgeber E-Zigaretten geliefert, den der Frankfurter Suchtforscher Prof. Heino Stöver 2019 herausgegeben hat [1]. Da die Meinungen von Ärzten in der Bevölkerung als maßgeblich erachtet werden und positive Einschätzungen des Dampfens durch Lungenfachärztinnen und -ärzten rar gesät sind, verdient das mutige öffentliche Engagement von Herrn Dr. Hering höchste Wertschätzung und ist für die Dampferszene ausgesprochen hilfreich. Leider missbraucht er aber in seiner Argumentation regelmäßig das Restrisiko von fünf Prozent für die Berechnung der Anzahl der vermeidbaren Todesfälle. In einem auf Youtube verfügbaren Video [242] und auch auf Seite 93 im Ratgeber E-Zigaretten [1] erklärt er, dass in Deutschland statt 120.000 nur mehr 6.000 Tote (fünf Prozent) jährlich zu verzeichnen wären, wenn alle Raucherinnen und Raucher auf E-Zigaretten umsteigen würden. Diese Rechnung mag gut gemeint sein, ist aber dennoch eine Milchmädchenrechnung, die auf einem fundamentalen Missverständnis der Risikoabschätzung von PHE beruht. Tödliche Wirkung war kein Kriterium in der MCDA-Analyse von David Nutt, diente in keinem der Berichte von PHE als Kriterium, und wurde von PHE auch nicht als mögliche Folge des Dampfens in Betracht gezogen. Wie bereits ausführlich erläutert, sind Schädlichkeiten unterschiedlich schwerwiegend. Schädlichkeit reicht in diesem Zusammenhang von der Atemwegsreizung bis hin zu tödlichen Erkrankungen wie Lungenkrebs oder *COPD*. Tatsächlich gibt es keinen Grund für die Annahme, dass man an der üblichen Nutzung von E-Zigaretten sterben könnte, geschweige denn für die Behauptung, in Deutschland wären jedes Jahr 6.000 Tote als Folge des Dampfens zu verzeichnen.

Die Risikoabschätzung von PHE ist immens hilfreich für die prägnante und leicht verständliche Erläuterung der Vorteile des Dampfens. Man sollte jedoch die fünf Prozent Restrisiko nicht als in Stein gemeißelt betrachten und vor allem stets die Bedeutung von „Risiko“ im Auge behalten.

9.4 RISIKO FÜR NICHTRAUCHERINNEN UND NICHTRAUCHER?

Eine zwar nicht unmittelbar, aber indirekt mit der Risikoabschätzung durch PHE zusammenhängende Frage ist die mögliche Schädlichkeit des Dampfens für Personen, die nicht rauchen und auch niemals geraucht haben, aber am Dampfen Geschmack finden könnten. Generell wird Nichtraucherinnen und Nichtrauchern empfohlen, keinesfalls mit dem Dampfen zu beginnen. Als Begründung dafür wird zumeist festgestellt, dass das Dampfen zwar weniger schädlich als das Rauchen, aber dennoch nicht harmlos sei. Diese interessante und auf den ersten Blick einleuchtende Behauptung werde ich in Abschnitt 10.4 näher beleuchten. Hier möchte ich mögliche Effekte des Dampfens auf bisher von Tabakrauch unbelastete Personen diskutieren.

Da es ethisch nicht vertretbar ist, Nichtraucherinnen und Nichtraucher für klinische Studien zu den Effekten nikotinhaltiger Produkte zu rekrutieren, stehen dazu kaum Daten zur Verfügung. Professor Polosa, dessen klinische Studien zu den Effekten des Umstiegs auf die Lungenfunktion wir in Abschnitt 8.1 besprochen haben, hat jedoch in einschlägigen Fachgeschäften (Dampfshops) neun Personen ausfindig gemacht, die zu dampfen begonnen hatten, obwohl sie vorher nicht geraucht hatten. Diese Personen hat Prof. Polosa in einer Studie 3,5 Jahre lang beobachtet. Dabei wurden diverse gesundheitsrelevante Parameter erfasst und mit den Parametern von zwölf Nichtraucherinnen und Nichtrauchern verglichen: Körpergewicht, CO- und NO-Konzentrationen in der Atemluft, Blutdruck, Herzfrequenz und Lungenfunktion. Kein einziger dieser Parameter war im Beobachtungszeitraum von 3,5 Jahren bei den Dampferinnen und Dampfern signifikant unterschiedlich von der nichtrauchenden Kontrollgruppe. Abbildung 14 zeigt als Beispiel den Zeitverlauf von vier etablierten spirometrischen Parametern für die Lungenfunktion sowie die Konzentrationen von NO und CO in der Atemluft (unten). Diese Studie ist zwar aus den erwähnten Gründen relativ klein, die Ergebnisse sind aber angesichts der geringen Menge an potentiellen Schadstoffen im Dampf nicht überraschend. Das Risiko des Dampfens von Nichtraucherinnen und Nichtrauchern ist nach derzeitigem Kenntnisstand gesundheitlich unbedenklich. Das Risiko beschränkt sich somit auf die mögliche Entwicklung einer Verhaltensabhängigkeit, die langfristig finanziell belastend sein könnte. Wie der Konsum von Alkohol, Kaffee und kalorienreichen Speisen oder riskante sportliche Aktivitäten sollte mündigen Erwachsenen auch die Entscheidung für das Dampfen freistehen. Damit schädigen sie sich selbst und Dritte deutlich weniger als mit dem Konsum anderer Genussmittel.

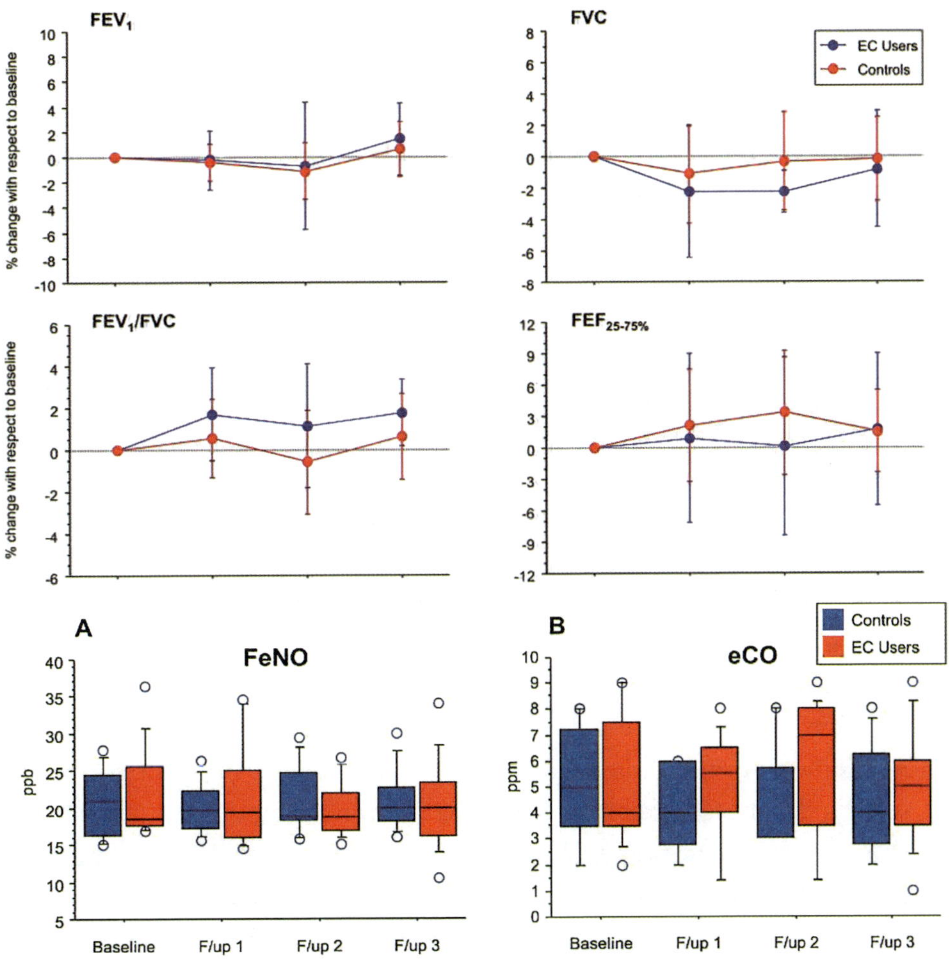

Abbildung 14: Parameter für Lungenfunktion (oben) sowie Gehalt der Atemluft an NO (A) und CO (B) dampfender Niemalsraucherinnen und Niemalsraucher (rot) im Vergleich zu nicht dampfenden Kontrollen (blau) nach einem (F/up 1), zwei (F/up 2) und 3,5 Jahren (F/up 3).

9.5 RISIKO DURCH ALKOHOL (ETHANOL) IN LIQUIDS?

Gelegentlich werden Liquids zur Erniedrigung der Viskosität anstelle von Wasser geringe Mengen an Alkohol (Ethylalkohol, Ethanol) zugesetzt. Aufgrund dessen sorgen sich manche Konsumenten vor positiven Alkoholtests der Polizei im Straßenverkehr oder Rückfällen zu früherem Alkoholismus. Eine weitere Sorge betrifft die chemische Klassifizierung von Glycerin und PG als Alkohole, die allerdings lediglich auf einem Missverständnis der chemischen Definition von Alkoholen und der umgangssprachlichen Bezeichnung von Ethanol als „Alkohol" beruht und hier nicht näher besprochen wird (siehe Glossar).

Wieviel Ethanol konsumiert man beim Dampfen? Bei einem täglichen Verbrauch von 10 ml Liquid mit 10 Prozent Ethanol, was man als „Worst-Case-Szenario" bezeichnen könnte, nimmt man unter Annahme von 100 Prozent Bioverfügbarkeit 0,8 Gramm Ethanol auf, was etwa zwei Fingerhüten (20 ml) Bier mit einem Alkoholgehalt von 5 Prozent oder 400 ml eines Fruchtsafts (durchschnittlich 1,85 Gramm Ethanol pro Liter) entspricht. Handelsübliche Liquids enthalten jedoch nur ein bis drei Prozent Ethanol, das außerdem beim Dampfen vermutlich nicht vollständig ins Blut gelangt, sodass die tatsächlich aufgenommene Menge noch deutlich geringer sein dürfte.

Mit der von Erik Widmark 1932 entwickelten Näherungsformel, die auch heute noch angewendet wird, lässt sich der Blutspiegel von Ethanol aus der aufgenommenen Menge abschätzen. Dividiert man die aufgenommene Menge (in Gramm) durch das Körpergewicht multipliziert mit 0,7 (Männer) oder 0,6 (Frauen), erhält man den Blutspiegel in Promille. Würde eine Frau mit 60 kg Körpergewicht 10 ml eines Liquids mit 10 Prozent Ethanol in einem Zug trinken, ergäbe das laut Widmark-Formel 0,022 Promille Alkohol im Blut, der innerhalb von zirka 9 Minuten (~0,15 Promille pro Stunde) vollständig metabolisiert würde. Nachdem man das Liquid aber nicht auf einen Sitz trinkt, sondern über den Tag verteilt dampft, ist ein messbarer Anstieg des Alkoholspiegels auszuschließen. Außerdem hat man auch ohne Konsum alkoholischer Getränke kleine Mengen an Ethanol im Blut, weshalb das tolerierte Limit in der Praxis nicht 0,00 Promillle sondern etwa 0,1 Promille beträgt. Zusammenfassend wollen wir festhalten, dass der Ethanolgehalt von Liquids vernachlässigbar ist.

9.6 RISIKO BEI ÜBERGEWICHT ODER DIABETES MELLITUS?

Bei dieser Frage müssen wir zwei Aspekte unterscheiden: einerseits allfällige Kalorienbelastung und damit Erhöhung des Blutzuckerspiegels und andererseits mögliche Effekte der Dampf-Inhaltsstoffe auf die Wirkung oder Freisetzung von Insulin. Der einfach zu berechnende Kaloriengehalt eines Liquids mit gleichen Anteilen an PG und Glycerin beträgt 17,45 kJ bzw. 4,15 kcal pro Gramm. Wieviel davon aufgenommen und in den körpereigenen Stoffwechsel einfließt, ist nicht bekannt. Unter der einigermaßen realistischen Annahme von 50 Prozent Verstoffwechselung würde man durch das Dampfen von 10 ml Liquid dem Körper 21 kcal zuführen, was 3,88 Gramm Zucker, also etwas mehr als einem Stück Würfelzucker, entspricht. Über den Tag verteilt hätte das wohl keine messbaren Auswirkungen auf den Blutzuckerspiegel.

Bei Diabetes mellitus unterscheiden wir eine angeborene Autoimmunerkrankung, die mit Zerstörung der insulinfreisetzenden Zellen in der Bauchspeicheldrüse (*Pankreas*) einhergeht und lebenslange Substitution mit Insulin erfordert – „Diabetes mellitus Typ-I" oder „T1DM". Diabetes mellitus Typ-II („T2DM") etabliert sich hingegen erst im Laufe des Lebens, zumeist als Folge von Übergewicht (*Adipositas*). T2DM entwickelt sich langsam und ist durch verminderte Insulin-Empfindlichkeit von Leber und Skelettmuskel charakterisiert. Diese Insulinresistenz der Zielgewebe wird zu Beginn der Erkrankung durch verstärkte Freisetzung von Insulin aus dem *Pankreas* kompensiert. Die Insulin-Blutspiegel sind daher erhöht, die Betroffenen weisen eine *Hyperinsulinämie* auf. Erst im weiteren Verlauf der Erkrankung erschöpft sich die Kapazität des *Pankreas* zur Kompensation der verminderten Insulinwirkung und die Betroffenen werden insulinpflichtig. Sollte Gewichtsreduktion durch körperliche Tätigkeit und Diät nicht ausreichen, werden Medikamente eingesetzt. Mittel der Wahl zur Behandlung von T2DM und Insulinresistenz ist das Biguanidin-Derivat Metformin (zum Beispiel Diabetex®). Für Details zu Insulinresiszenz und T2DM verweise ich auf einen 2013 publizierten, sehr ausführlichen Übersichtsartikel [243].

Der Body Mass Index (BMI) von Raucherinnen und Rauchern ist durchschnittlich um 0,65 kg/m^2 (Frauen) bzw. 0,57 kg/m^2 (Männer) geringer als jener von Nichtraucherinnen und Nichtrauchern; Rauchstopp scheint eine Zunahme des BMI in ähnlichem Ausmaß zu bewirken [244]. Diese kürzlich publizierte Analyse von Zwillingen mit über 200.000 Messungen in einem Zeitraum von über 50 Jahren (1960 bis 2012) sollte die seit langem andauernde Kontroverse rund um Rauchen, Rauchstopp und Körpergewicht beenden. Der Unterschied ist signifikant, aber nicht so ausgeprägt wie gemeinhin angenommen. Trotz etwas geringerem BMI haben Raucherinnen und Raucher allerdings ein dosisabhängig steigendes Risiko für die Entwicklung von Insulinresistenz und T2DM [245]. Ob und in welchem Ausmaß Nikotin zu diesem Effekt beiträgt, ist unklar. Die Behauptungen, dass Nikotin Insulinresistenz verursacht, beruhen auf einer Publikation aus dem Jahr 1996 [246]. Diese Arbeit zeigte zwar leicht erhöhte Insulinspiegel nach 11 Monaten des Gebrauchs von Nikotinkaugummis – was ein Hinweis auf Insulinresistenz wäre. Sie lieferte aber keine Evidenz für verminderte Insulinwirkungen nach langfristigem Gebrauch von Nikotinkaugummis. Auch etablierte Parameter für Insulinresistenz waren nicht signifikant erhöht. Im Unterschied dazu weist eine Reihe tierexperimenteller Studien auf einen gegenteiligen Effekt von Nikotin hin, also auf Verbesserung der Insulinsensitivität. Für eine ausführliche Diskussion dieses Themas verweise ich auf ein Video vom März 2019 auf meinem Youtube-Kanal [247].

Abschließend möchte ich noch auf die weit verbreitete Ansicht eingehen, süß schmeckende Stoffe, also beispielsweise *Sweetener* in Liquids, würden durch „Täuschung des Gehirns“ Hunger auslösen und außerdem zu Insulinfreisetzung führen. Diese und viele andere Mythenbildungen rund um die angeblichen Gefahren von Süßstoffen wurden vor einigen Jahren vom Deutschen Kompetenzzentrum für Gesundheitsförderung und Diätetik aufgezeigt und sachlich widerlegt [248]. Auch wenn Verschwörungstheoretiker allerlei Gründe für Ablehnung dieser sachlichen Argumente finden mögen, schließe ich mich den Ausführungen vollinhaltlich an. Für notorische Zweifler verweise ich zudem auf eine 2018 publizierte Studie, in der nach zwölf Wochen täglichem Konsum künstlich gesüßter Getränke weder bei normalgewichtigen noch bei übergewichtigen Personen ein Unterschied in der Insulinsensitivität im Vergleich zum Konsum derselben Getränke ohne Süßstoffe beobachtet wurde [249].

10. Mythen

Seit Jahrhunderten wissen Menschen um die Schädlichkeit der Rauchentwicklung in geschlossenen Räumen und statten ihre Feuerstellen mit Kaminen aus. Für die Erkenntnis, dass Nebel um ein Vielfaches weniger schädlich ist als Verbrennungsrauch genügt eigentlich der Hausverstand. Diese Erkenntnis wird mittlerweile durch klinische Studien ebenso unterstützt wie durch die Erfahrungen ehemaliger Raucherinnen und Raucher, die auf das Dampfen umgestiegen sind [217]. Dennoch werden regelmäßig Medienberichte und Stellungnahmen medizinischer Fachgesellschaften veröffentlicht, in denen die Bevölkerung vor den vielfältigen Gefahren und Nachteilen von E-Zigaretten gewarnt wird. Das führt zu erheblicher Verunsicherung und zu objektiv falschen Überzeugungen. Das Ausmaß der Fehlinformation variiert mit Nationalität und Zeitpunkt der Umfrage. Besonders augenscheinlich ist das bei der angenommen Schädlichkeit von Nikotin, die sogar in Großbritannien, dem Vorreiter in *tobacco harm reduction*, nur von neun Prozent der Bevölkerung korrekt eingeschätzt wird [250]. In einer vom 19. bis 24. September 2019 durchgeführten US-Umfrage, bei der 1.052 Personen befragt wurden, beurteilten 81 Prozent der Befragten nikotinhaltige E-Zigaretten als schädlich, aber nur 58 Prozent das Rauchen von Marihuana und 65 Prozent das Dampfen von THC-Liquids [251]. In Anbetracht der damals gerade am Höhepunkt befindlichen schweren Lungenerkrankung, die durch illegal gestreckte THC-Liquids verursacht wurde (siehe 10.8), ist diese Fehleinschätzung besonders alarmierend. Die Auswertung zwei großer Umfragen in den USA zeigt die über die Jahre hinweg zunehmende Wahrnehmung von vermeintlicher Schädlichkeit des Dampfens in der Bevölkerung [252]. In Norwegen wurde das Risiko von E-Zigaretten von der Bevölkerung im Mittel auf 58,5 Prozent und das von Nikotinersatzprodukten auf 52,3 Prozent des Risikos des Zigarettenrauchens eingeschätzt [253]. Die nahezu identische Einschätzung von E-Zigaretten und medizinischen Nikotinprodukten zeigt, dass die Schädlichkeit des Dampfens praktisch ausschließlich dem Nikotin zugeschrieben wird. In Deutschland halten gemäß BfR-Verbrauchermonitor 2019 drei von fünf (61 Prozent) der Befragten das gesundheitliche Risiko von E-Zigaretten für gleich und jeder siebente (15 Prozent) sogar für viel höher als jenes von Tabakzigaretten. Nur sechs Prozent, das heißt nur jeder 16. der Befragten, gaben die korrekte Antwort „viel niedriger" [254]. Leider zeigen Umfragen, dass auch Fachleute im Gesundheitswesen kaum besser informiert sind als die allgemeine Bevölkerung. So gaben in einer von der Ärzte-Internetplattform *esanum* in Deutschland durchgeführten Umfrage mehr als zwei Drittel (69 Prozent) der befragten Ärztinnen und Ärzte an, das Konzept der Risikoreduzierung beim Rauchen nicht zu kennen. Und mehr als drei Viertel (77 Prozent) der deutschen Apothekerinnen und Apotheker schätzten gemäß Umfrage von *apothekia, einem Weiterbildungsportal für pharamazeutische (Assistenz-)Berufe*, das Schadenspotenzial von alternativen nikotinhaltigen Produkten gleich hoch oder höher ein als das von Verbrennungszigaretten [255]. Diese gewaltige Fehlinformation über die Schädlichkeit nikotinhaltiger E-Zigaretten haben Gesundheitsorganisationen, medizinische Fachgesellschaften und nicht zuletzt die Medien zu verantworten, die minimale, nicht auszuschließende Restrisiken als reale Gefährdung darstellen und die gut dokumentierten Vorteile des Dampfens allenfalls in einem Nebensatz erwähnen.

Bevor ich mich in Kapitel 11 mit den Hintergründen und Motiven des Kriegs gegen E-Zigaretten beschäftige, möchte ich die Argumente diskutieren, mit denen Raucherinnen und Raucher vom Umstieg abgehalten werden sollen. Dazu habe ich die aus meiner Sicht häufigsten Behauptungen ausgewählt, mit denen wir in den vergangenen Jahren regelmäßig konfrontiert wurden. Auch Argumente, die bereits in früheren Abschnitten besprochen oder zumindest angerissen wurden, werde ich hier nochmals anführen, um Leserinnen und Lesern schnellen Zugriff auf sachliche Informationen und Argumente zu bieten, die in Diskussionen hilfreich sein könnten. Nicht in diese Liste aufgenommen habe ich die grundsätzliche Ablehnung von Schadensminimierung des Rauchens, die sich in der Empfehlung äußert, Raucherinnen und Raucher sollten „einfach aufhören" anstatt den Umstieg auf das Dampfen in Erwägung zu ziehen. Mit dieser geradezu zynischen und wenig hilfreichen *quit-or-die* Position verschließt man seine Augen vor der Tatsache, dass bei starker Abhängigkeit „einfach aufhören" zumeist keine realistische Option ist.

Nunmehr wenden wir uns der Reihe nach den diversen Gegenargumenten zu, die gegen E-Zigaretten vorgebracht werden. Manche sind offensichtlich an den Haaren herbeigezogen, während andere auf den ersten Blick zutreffend erscheinen und entsprechend überzeugend sein mögen. Im letzten Punkt dieses Abschnitts mit dem Titel „Absurdes“ habe ich haarsträubende Behauptungen zusammengefasst, deren Unsinnigkeit so offensichtlich ist, dass sie vielfach für Erheiterung gesorgt haben – aber dennoch gelegentlich auf fruchtbaren Boden fallen.

10.1 „DAMPFEN RENORMALISIERT DAS RAUCHEN“

Eine zentrale Maßnahme zur Reduktion der weltweiten Raucherquoten ist die „Denormalisierung“ des Rauchens, vor allem in der Wahrnehmung von Minderjährigen. Zur Förderung der öffentlichen Gesundheit soll das Rauchen als abnormales Verhalten wahrgenommen werden, Raucherinnen und Raucher werden als „nicht normale“ Menschen gesellschaftlich ausgegrenzt [256,257]. Die Strategien zur Erreichung dieses Ziels wurden mit der Zeit ethisch zunehmend fragwürdiger und führten zur Stigmatisierung von Raucherinnen und Rauchern als Suchtkranke, deren von der gesellschaftlichen Norm abweichendes Verhalten die Gesundheit der Bevölkerung gefährdet. Eine der Strategien waren Rauchverbote im Freien, beispielsweise in Parks oder am Strand, obwohl dort Beeinträchtigung der Gesundheit Dritter ausgeschlossen werden kann. Aufgrund massiver Übertreibung der Risiken des Passivrauchens durch das Gesundheitswesen (siehe Kapitel 6) fühlen sich mittlerweile große Teile der Bevölkerung persönlich bedroht, wenn im Umkreis von 100 Metern jemand eine Zigarette raucht. Die Denormalisierung des Rauchens ist so weit fortgeschritten, dass manche Arbeitgeber in den USA prinzipiell nur Nichtraucherinnen und Nichtraucher einstellen, was wohl als Diskriminierung und unrechtmäßiger Eingriff in die Privatsphäre der Betroffenen einzustufen wäre [258]. Auch wenn hierzulande derartige Einschränkungen noch kein Thema sind, dienen die USA häufig als Vorbild für Regulierungen in Europa. Wir sollten daher wachsam bleiben.

In den letzten Jahren wurde diese Strategie durch Erfindung des *thirdhand smoke* um eine Facette reicher. Demnach verbleiben nach dem Rauchen toxische Rückstände auf der Haut und Kleidung von Raucherinnen und Rauchern, sodass sie ihre Mitmenschen auch dann gefährden, wenn sie gerade nicht rauchen. Vor allem Kleinkinder seien durch diese Ablagerungen gefährdet.

Raucherinnen und Raucher werden so zu wandelnden Kindesmördern stigmatisiert, zu den Unberührbaren des 21. Jahrhunderts. Die Evidenz für gesundheitsschädliche Effekte von *thirdhand smoke* ist – vorsichtig formuliert – fragwürdig [259]. Dennoch ist es wenig überraschend, dass das Konzept auch auf das Dampfen übertragen und die Ablagerungen des ausgeatmeten Aerosols (*electronic cigarette exhaled aerosol residues*; ECEAR) untersucht wurden. Kleinkinder könnten durch Nikotin und andere schädliche Stoffe gesundheitlich beeinträchtigt werden, wenn sie derartig kontaminierte Böden, Wände, Handtücher und dergleichen abschlecken oder in den Mund nehmen, ist die Befürchtung. Das wäre jedenfalls ein schlagkräftiges Argument für Dampfverbote in der Öffentlichkeit und Einstufung des Dampfens als Verhalten, das die Gesundheit der nicht dampfenden Bevölkerung gefährdet. Tatsächlich stammen die einzigen beiden Arbeiten, die gesundheitliche Beeinträchtigung durch ECEAR behaupten aus dem Labor von Frau Talbot, einer bekannten Anti-Dampf-Aktivistin. Die erste Studie zu Nikotinablagerungen auf Oberflächen in Nichtraucher-, Dampfer- und Raucherhaushalten wurde 2015 von Bush & Goniewicz 2015 publiziert [260]. Die Autoren haben in Raucherhaushalten durchschnittlich 1303 µg und in Dampferhaushalten 7,7 µg Nikotin pro m^2 gemessen. Um 1 mg Nikotin zu konsumieren, müsste man demnach in einem Dampferhaushalt eine Fläche von etwa 130 m^2 quantitativ abschlecken. Erstaunlicherweise war die Nikotinkontamination in Haushalten, in denen weder geraucht noch gedampft wurde, identisch (7,2 µg/m^2), sodass das in Dampferhaushalten gemessene Nikotin offensichtlich nicht von E-Zigaretten-Aerosol sondern aus anderen Quellen stammt. Auch in einer späteren Studie wurden in einem bedampften Wohnraum auf keiner der untersuchten Oberflächen Spuren von ECEAR nachgewiesen [151]. Diese Ergebnisse bestätigen die in Abschnitt 6 beschriebenen Studien zur minimalen Belastung der Raumluft mit Nikotin oder anderen Schadstoffen durch das Dampfen (aufgrund des Entfalls von Nebenstromrauch und Retention, also Nichtausscheidung des inhalierten Nikotins im Körper). Allerdings hat die Arbeitsgruppe von Frau Talbot in Wohnräumen von Dampfern [261] und sogar in einem an einen Dampfshop angrenzenden Geschäftsraum [262] geringe Mengen an ECEAR in dort platzierten Handtüchern gemessen, deren Menge mit der Expositionszeit (Tage bis Monate) zunahm.

Ob die vielfältigen Strategien zur Denormalisierung des Rauchens tatsächlich reduzierte Raucherquoten (Prävalenz) zur Folge haben, ist unklar. So zeigten kürzlich publizierte Studien, dass die Denormalisierungs-Maßnahmen in Hongkong von Jugendlichen nicht unterstützt werden und wirkungslos waren [263], wohingegen die Abnahme der Raucherquoten unter Minderjährigen in Südkorea von 2006 bis 2017 den Bemühungen der Tabakkontrolle zugeschrieben wurde [264]. Wie bereits in 2.1 (Kasten auf Seite 15) erläutert, ist es in vielen Fällen nicht möglich, den kausalen Zusammenhang beobachteter Assoziationen zu belegen. Erfolge, wie in dem Fall die Reduktion der Raucherquoten in Südkorea, werden dann abhängig von persönlichen Präferenzen entweder den Maßnahmen der Tabakkontrolle oder der – zeitlich korrelierenden – Verbreitung von E-Zigaretten zugeschrieben. Abgesehen von zumindest fraglichen Erfolgen zur Reduktion der Raucherquoten und möglicher Motivation von Raucherinnen und Rauchern zum Umstieg auf E-Zigaretten [265] sind die Konsequenzen der Denormalisierung vorwiegend negativ [266]. Außerdem verliert die Bevölkerung durch sachlich nicht gerechtfertigte Maßnahmen Vertrauen in das öffentliche Gesundheitswesen [267]. Besonders besorgniserregend ist die Verzögerung der Diagnosen von Lungenkrebs, weil Raucherinnen und Raucher sich für ihr abweichendes Verhalten schämen und zu spät ärztliche Hilfe beanspruchen [268].

Gemäß vielfach geäußerter Befürchtungen würden E-Zigaretten das Rauchen renormalisieren und so die jahrelangen Bemühungen der Tabakkontrolle zu dessen Denormalisierung zunichte machen. Die Geräte ähneln optisch Zigaretten und das Dampfen ähnle dem Rauchen, da in beiden Fällen Wolken emittiert werden, lautet das Argument. Durch Betrachtung eines Dampfers würde man dazu veranlasst, sich eine Zigarette anzuzünden [269]. Das ist möglich, vielleicht wird man aber auch dazu veranlasst, sich eine E-Zigarette zu kaufen. Ich hatte in den vergangenen Jahren aufgrund der Aktivitäten meiner Söhne im Kinder- und Jugendfußball viele Begegnungen mit Kindern. Vor einigen Jahren, als E-Zigaretten bei uns noch weitgehend unbekannt waren, erntete ich oft erstaunte Blicke und wurde gefragt, was ich denn da mache oder in der Hand halte. Kein einziges Kind hat jemals mein Verhalten als Rauchen interpretiert, die Ähnlichkeit des Dampfens mit dem Rauchen ist also offenbar begrenzt. Meines Erachtens erreicht man mit dem Dampfen das Gegenteil: man denormalisiert das Rauchen, weil man eben nicht raucht und zeigt, dass es dazu Alternativen gibt. Auch eine publizierte Umfrage unter Minderjährigen in Großbritannien zeigt, dass E-Zigaretten das Rauchen ersetzt aber nicht renormalisiert haben [270]. Der wesentliche Indikator für Renormalisierung sollten Stagnierung oder Zunahme der Raucherquoten sein [257]. Seit weiter Verbreitung von E-Zigaretten hat die Prävalenz des Rauchens unter Minderjährigen aber kontinuierlich abgenommen [271,272].

10.2 „LIQUIDS ENTHALTEN NIKOTIN, EIN TÖDLICHES SUCHT- UND NERVENGIFT"

In Kapitel 3 habe ich das geringe Abhängigkeitspotential von Nikotin, die Unterschiede zwischen Zigarettenabhängigkeit und Nikotinabhängigkeit sowie die über ein Jahrhundert lang überschätzte Toxizität von Nikotin anhand der Fachliteratur ausführlich dargelegt und aufgezeigt. Es gibt bisher keinen belastbaren Hinweis auf die Erzeugung von Sucht oder Abhängigkeit durch Nikotin in Abwesenheit von Tabakrauch. Möglicherweise halten nikotinhaltige E-Zigaretten eine zuvor etablierte Zigarettenabhängigkeit aufrecht, deren Abhängigkeitspotential ist aber geringer als jenes von Zigaretten. Selbst auf die Gefahr hin, dass ich mich wiederhole – hier nochmals der entscheidende Punkt: Raucherinnen und Raucher sterben nicht an ihrer Abhängigkeit, sondern an den schädlichen Wirkungen der Inhaltsstoffe von Tabakrauch.

Abgesehen von missbräuchlicher Verwendung, wie zum Beispiel der intravenösen Injektion oder dem absichtlichen Verschlucken konzentrierter Nikotinlösungen zwecks Suizidversuch, besteht keine Gefahr akuter Nikotinvergiftung, weder bei versehentlichem Aufbringen handelsüblicher Liquids auf die Haut, noch beim versehentlichen Verschlucken kleiner Mengen nikotinhaltiger Lösungen. Wird Nikotin in kleinen Portionen kontinuierlich aufgenommen, wie das beim Rauchen oder Dampfen der Fall ist, bleibt die Konzentration im Blut aufgrund von Abbau und Verteilung sehr niedrig. Bereits bei leichter Überdosierung veranlassen unangenehme Nebenwirkungen wie Schwindel und Kopfschmerzen zur Unterbrechung der Zufuhr. Es ist kein einziger Fall akuter Nikotinvergiftung als Folge des Rauchens oder Dampfens dokumentiert.

Die Warnungen vor der Gefährdung von Kleinkindern sind zutreffend und zu beachten. Gemäß TPD2 und deren Umsetzung in nationales Recht der Mitgliedstaaten sind kindersichere Verschlüsse von Liquidflaschen in der EU verpflichtend. Dass solche Verschlüsse von manchen handwerklich geschickten Kindern einfach zu öffnen sind, während ihre weniger geschickten Eltern gelegentlich daran scheitern, ist ein grundsätzliches Problem jeder Form von Kindersicherung. Viele Dinge des täglichen Lebens sind für Kleinkinder gefährlich. Es obliegt der Aufsichtspflicht der Eltern, diese Gefahren im Auge zu behalten und ihre Kinder so umsichtig wie möglich davor zu schützen. Gefährdung von Kindern kann nicht Grundlage für die Einschränkung Erwachsener durch Verbote oder strenge Regulierung sein.

Besonders bemerkenswert sind die Stellungnahmen von WHO-assoziierten Gesundheitsorganisationen und medizinischen Fachgesellschaften, allen voran den nationalen und internationalen Gesellschaften für Pneumologie. Darin wird nachhaltig vor diversen Gefahren des Dampfens gewarnt, wobei die Schädlichkeit und das angeblich mit Heroin vergleichbare Suchtpotential von Nikotin an zentraler Stelle stehen. Raucherinnen und Rauchern wird daher dringend vom Umstieg auf E-Zigaretten abgeraten. Im selben Absatz – oder im selben Atemzug – werden aber nikotinhaltige Arzneimittel zur Unterstützung der Entwöhnung empfohlen. Anscheinend verwandelt sich Nikotin von einem harmlosen und hilfreichen Arzneistoff in ein tödliches Sucht- und Nervengift, sobald es nicht in Form apothekenpflichtiger Medizinprodukte, sondern mittels E-Zigaretten konsumiert wird. Gelegentlich wird auf die Vorteile von „medizinischem Nikotin" verwiesen, offenbar in der Hoffnung, dass der Bevölkerung nicht klar ist, dass das Nikotin für Liquids von den gleichen Quellen bezogen wird wie jenes für medizinische Nikotinersatzprodukte. Selbstverständlich besteht gesetzliche Verpflichtung für die Herstellung aller nikotinhaltigen Produkte ausschließlich Nikotin in pharmazeutischer Reinheit zu verwenden. Durch die sachlich ungerechtfertigte Unterscheidung von medizinischem und nicht-medizinischem Nikotin wird die Bevölkerung absichtlich in die Irre geführt.

Nikotinhaltige Arzneimittel sind in der Form von Kaugummis, Pflastern, Inhalatoren und Lutschtabletten in Apotheken rezeptfrei erhältlich. In Österreich ist die Verwendung von Nikotinkaugummis und Pflastern in niedriger Dosierung Kindern ab zwölf Jahren nach Rücksprache mit ihrem Arzt erlaubt. Das strikte Verbot des Verkaufs von E-Zigaretten (mit und ohne Nikotin) an Jugendliche werde ich später diskutieren. Hier möchte ich die Frage in den Raum stellen, ob ein tödliches Sucht- und Nervengift rezeptfrei in Apotheken erhältlich und mit Einschränkungen für Kinder ab zwölf Jahren zugelassen wäre. Für Opiate, Kokain und andere angeblich mit Nikotin vergleichbare Suchtmittel trifft das jedenfalls nicht zu.

Vor einigen Jahren thematisierte ich die Warnungen vor Nikotinsucht in einem satirischen Beitrag, den ich in den sozialen Medien veröffentlichte und meinen Leserinnen und Lesern nicht vorenthalten möchte. In dem Text wird man zahlreiche vertraute Argumente und Reizwörter finden, deren Absurdität durch Übertragung auf die Koffeinsucht ersichtlich werden sollte.

KOFFEINSUCHT – LEITFADEN FÜR ENTSCHEIDUNGSTRÄGER UND BETROFFENE

Gemäß Daten der WHO haben über 90 Prozent der erwachsenen Bevölkerung in den westlichen Industrienationen bereits einmal ein koffeinhaltiges Getränk konsumiert, über 60 Prozent machen das täglich. Auch Kinder und Jugendliche tendieren zunehmend zum Missbrauch von Koffein. Durch Erhöhung von Blutdruck und Herzfrequenz belastet Koffein das Herz-Kreislaufsystem, sodass nachhaltige gesundheitliche Beeinträchtigung der Konsumenten nicht ausgeschlossen werden kann. Außerdem fördert Koffein die Freisetzung von Dopamin im Gehirn, wodurch kognitives Wohlbefinden ausgelöst wird, das langfristig Abhängigkeit und Sucht zur Folge hat.

Zumeist wird Koffein in der Form von Auszügen der Kaffeebohne (gemeinhin als „Kaffee" bezeichnet), konsumiert. Kaffee enthält neben dem Suchtgift Koffein mehrere hundert, zum Teil toxische Stoffe, von denen einige von der WHO anerkannte Kanzerogene sind, das heißt Krebs verursachen können. Vereinzelt erwägen Konsumenten zur Reduktion der Schädlichkeit von Kaffee (*coffee harm reduction*, CHR) den Umstieg auf weniger schädliche koffeinhaltige Getränke, wie zum Beispiel Tee. Davon raten die WHO und zahlreiche international anerkannte medizinische Fachgesellschaften dringend ab. Durch den Konsum von Tee nimmt man weiterhin das gesundheitsschädliche und suchterzeugende Koffein auf, die Abhängigkeit von Koffein bleibt also bestehen. Außerdem liegen bisher keine von der Kaffee-Industrie unabhängig finanzierte Langzeitstudien zu den gesundheitlichen Auswirkungen vor, sodass langfristige Gesundheitsschäden nicht auszuschließen sind. Dem Vorsorgeprinzip entsprechend müssen daher bis zum Vorliegen verlässlicher Daten zur toxikologischen Unbedenklichkeit koffeinhaltiger Produkte strenge gesundheitspolitische Maßnahmen zur Eindämmung des weltweiten Koffeinkonsums ergriffen werden. Diese Maßnahmen sollten nicht nur Kaffee, sondern auch mit Kaffee verwandte koffeinhaltige Erzeugnisse (Tee, Coca Cola, Energy Drinks u.a.) umfassen, um Renormalisierung des Koffeinmissbrauchs zu verhindern. Zur EU-weiten Implementierung und Harmonisierung dieser Maßnahmen arbeitet die Kommission zurzeit an einer Kaffeeproduktrichtlinie (*coffee product directive*, CPD), die von den Mitgliedsstaaten zeitnah umzusetzen ist.

Besonders problematisch ist die Wirkung des Koffeinkonsums von Erwachsenen auf Kinder und Jugendliche, deren Schutz unser vorrangiges Ziel sein sollte. Kinder könnten durch Tee trinkende Eltern selbst zum Teetrinken verleitet werden und später auf Kaffee umsteigen. Epidemiologische Studien zeigen, dass Kaffee trinkende Jugendliche häufiger Tee getrunken haben als eine dem Kaffee abstinente Vergleichsgruppe. Offenbar ist also Teetrinken ein Gateway zum Kaffeekonsum von Kindern, Jugendlichen und jungen Erwachsenen. Daher sollte für den Erwerb koffeinhaltiger Produkte ein Mindestalter von 25 Jahren gesetzlich verankert werden.

Abschließend ist auch die Abhängigkeit vom Trinkverhalten zu erwähnen, die maßgeblich zur Koffeinsucht beiträgt und bei der Entwöhnung von Abhängigen berücksichtigt werden muss. Der Ersatz von Kaffee durch andere koffeinhaltige Getränke hält diese Abhängigkeit aufrecht und ist daher strikt abzulehnen. Konsumenten sollten dazu angehalten werden, auf das Trinken gänzlich zu verzichten. Nur so können sich die durch das Trinkverhalten verstärkten neuronalen Bahnen im Gehirn wieder zurückbilden. In schweren Fällen kann der Entzug durch Arzneimittel mit medizinischem Koffein unterstützt werden, deren Sicherheit durch aufwändige Zulassungsverfahren gewährleistet ist.

10.3 „DURCH DEN UMSTIEG TAUSCHT MAN EINE SUCHT GEGEN EINE ANDERE“

In einer 2019 in Großbritannien durchgeführten Umfrage der *Action on Smoking and Health* (ash) wurde der Ersatz einer Sucht durch eine andere von Raucherinnen und Rauchern als häufigster Grund genannt, warum sie nicht auf das Dampfen umsteigen wollen (*I do not want to substitute one addiction for another*) [273]. Dieses von Gesundheitsorganisationen und den Medien regelmäßig vorgebrachte Argument ignoriert den wesentlichen Unterschied zwischen den beiden Abhängigkeiten: am Rauchen kann man schwer erkranken und sogar sterben, am Dampfen hingegen nicht.

Ich vermute, dass viele Raucherinnen und Raucher aufgrund früherer negativer Erfahrungen unbewusst Aversion gegen Entwöhnungsversuche und entsprechende Versagensängste haben. In diesen Fällen mag das Sucht-Austausch-Argument ebenso wie andere Argumente [273] als Ausrede zur Begründung der fehlenden Bereitschaft zum Umstieg vorgeschoben werden. Deshalb ist es meines Erachtens wichtig, E-Zigaretten nicht als Nicorette® v2.0 zur Raucherentwöhnung zu betrachten sondern als alternative Genussmittel, die man anstatt Tabakzigaretten benutzen kann, wenn man das möchte. Manche Umstiegsberater empfehlen, sozusagen von heute auf morgen, komplett auf E-Zigaretten umzusteigen und keinesfalls jemals wieder eine Tabakzigarette anzufassen. Aus den genannten Gründen halte ich das für problematisch und empfehle stattdessen E-Zigaretten zu Beginn zwanglos nebenher zu benutzen und bei Bedürfnis ohne Gewissenbisse eine Tabakzigarette zu rauchen. Dadurch entfällt die Angst, es „nicht zu schaffen“, und früher oder später wird man bemerken, dass man die Tabakzigaretten nicht mehr benötigt. Diese Empfehlung beruht allerdings nicht auf wissenschaftlichen Ergebnissen, sondern meiner persönlichen Erfahrung und den Berichten mit mir befreundeter Umsteiger. Irrtum ist daher nicht ausgeschlossen.

10.4 „E-ZIGARETTEN SIND NICHT HARMLOS“

Die Behauptung E-Zigaretten seien nicht harmlos, gelegentlich auch in der Variante „nicht gesund“ ist ein Dauerbrenner in den Medien, Artikeln in Gesundheitszeitschriften, Online-Artikeln diverser Plattformen, Stellungnahmen von Fachgesellschaften und Äußerungen von Fachleuten zum Thema „dampfen“. Mit dieser Behauptung werden die Befunde zum *de facto* vernachlässigbaren Gesundheitsrisiko von E-Zigaretten elegant und wirkungsvoll relativiert und in der Wahrnehmung der Bevölkerung auf subtile Art und Weise ins Gegenteil verkehrt.

Selbstverständlich ist die Behauptung, E-Zigaretten seien nicht harmlos oder nicht gesund zutreffend – weil nichts in unserem Leben als harmlos oder gesund bezeichnet werden kann. Auch Wiener Schnitzel und Sachertorte sind nicht harmlos. Bei einer Anhörung im Deutschen Bundestag am 17. Februar 2016 habe ich zur Illustration des Problems ein hypothetisches Beispiel mit Bananen vorgestellt, das in den sozialen Medien mit großer Begeisterung verbreitet, aber leider auch vielfach missverstanden wurde. So wurde mir unterstellt, ich hätte die Schädlichkeit von E-Zigaretten mit jener von Bananen verglichen, was ich selbstverständlich nicht getan habe. Ich würde auch nicht Äpfel mit Birnen vergleichen. Und selbstverständlich wollte ich mit meinem Gedankenexperiment niemandem den Genuss wohlschmeckender Bananen madig machen. Auch ich esse dieses Obst gerne und ohne Sorge vor möglicher Schädlichkeit.

Aber nun zu meinem Beispiel, das ich aufgrund zeitlicher Beschränkung und zunehmend unwilligem Kopfschütteln einiger Abgeordneter beim Bundestag nicht in vollem Umfang darlegen konnte [274]. Es besteht Einigkeit, dass Bananen nicht nur wohlschmeckend, sondern auch gesund im Sinne von harmlos sind. Nun enthalten aber Bananen auch Stoffe, die möglicherweise gesundheitsschädlich und sogar krebserregend sind. Laut WHO gibt es bekanntlich keine Untergrenze für krebserregende Wirkungen, sodass der geringe Gehalt an diesen Substanzen kein Grund für Entwarnung ist. Dennoch sind wir von der Harmlosigkeit von Bananen überzeugt. Diese Überzeugung beruht auf unserer Erfahrung, dass der Verzehr von Bananen keine erkennbaren Schäden zur Folge hat. Das könnte aber ein Trugschluss sein. Gesetzt den Fall, der tägliche Verzehr einer Banane würde nach 20 Jahren das Risiko für Darmkrebs um 20 Prozent erhöhen (relatives Risiko 1,2 – ähnlich dem Risiko von Passivrauchen). Das wäre nur in einer darauf ausgelegten epidemiologischen Studie erkennbar, die aber nicht vorliegt. Im täglichen Leben ist akute Toxizität in der Form von Bauchschmerzen, Übelkeit oder Bewusstlosigkeit unmittelbar ersichtlich, die langfristige Erhöhung von Krankheitsrisiken jedoch nicht. Auch die Schädlichkeit des Rauchens wurde erst aufgrund der Ergebnisse von Beobachtungsstudien erkannt, die für die Untersuchung eines möglichen Zusammenhangs zwischen Zigarettenrauchen und verschiedenen Erkran kungen konzipiert waren. Somit können wir weder von Bananen noch irgendeinem anderen Nahrungsmittel mit 100-prozentiger Gewissheit behaupten dieses sei harmlos.

Falls jemandem mein Bananen-Beispiel an den Haaren herbei gezogen erscheint, verweise ich auf als Arzneimittel zugelassene Nikotinkaugummis und den Inhaler von Nicorette®. Laut Angabe des Herstellers Johnson & Johnson GmbH enthalten diese Produkte das Antioxidans Butylhydroxytoluol zur Verhinderung der Oxidation von Nikotin durch Luftsauerstoff. Durch Beeinträchtigung der Bindung von Sauerstoff an Hämoglobin in den roten Blutkörperchen führt Butylhydroxytoluol zu akutem Sauerstoffmangel bis hin zum Erstickungstod. Außerdem zeigten tierexperimentelle Studien, dass Butylhydroxytoluol das Erbgut verändert und Darm- und Leberkrebs verursacht. In Anbetracht der angeblich fehlenden Untergrenze für krebserregende Wirkungen könnte man daher öffentlichkeitswirksam vor dem Gebrauch pharmazeutischer Nikotinprodukte warnen und in den Medien Horrorbilder über die gesundheitsschädigenden Wirkungen der Inhaltsstoffe malen. Allerdings nur solange man das Ausmaß der Exposition unter den Teppich kehrt: 363 Nanogramm Butylhydroxytoluol pro Sprühstoß des Inhalers, „Spuren» davon in Kaugummis. Selbstverständlich sind derart geringe Mengen an Butylhydroxytoluol gesundheitlich unbedenklich. Der Nachweis dieser Substanz in Liquids von E-Zigaretten hätte aber mit hoher Wahrscheinlichkeit Schreckensmeldungen in den Medien über die krebserregenden und sonstigen schädlichen Wirkungen des Dampfens zur Folge.

Mit den Bananen hatte ich bewusst ein möglichst absurdes Beispiel gewählt. Bei vielen anderen Nahrungsmitteln, wie zum Beispiel dem erwähnten Wiener Schnitzel oder der Sachertorte, wäre die Bemerkung, sie seien nicht harmlos, vermutlich eher gerechtfertigt. Dennoch würden sich die meisten meiner Landsleute durch einen derartigen Hinweis nicht die Freude an diesen Speisen verderben lassen. Die Behauptung, E-Zigaretten seien nicht harmlos, ist daher eine inhaltsleere Floskel, eine ewige Wahrheit. Leute mit Hang zur Philosophie würden diese Feststellung als analytischen Satz im Sinne von Immanuel Kant bezeichnen. Weniger geschraubt könnte man dazu auch „inhaltsleere Seifenblase“ sagen. Bedauerlicherweise hat sich diese verbale Seifenblase als überaus effizient zur Abschreckung von Raucherinnen und Rauchern vor dem Umstieg auf E-Zigaretten erwiesen. Bisher gibt es keine Evidenz für die Annahme, E-Zigaretten seien schädlicher als Wiener Schnitzel oder Sachertorte.

10.5 „DIE UNSCHÄDLICHKEIT DES DAMPFENS IST NICHT BEWIESEN“

Dieses Argument ist mit der Behauptung „Dampfen ist nicht harmlos“ verwandt, rechtfertigt aber einen separaten Abschnitt, da damit nicht nur beim Thema E-Zigaretten, sondern in vielen anderen Bereichen Sand in die Augen der Bevölkerung gestreut wird.

Zur Erläuterung des Problems möchte ich einen allgemein akzeptierten wissenschaftstheoretischen Grundsatz vorstellen, mit dem sich der österreichische Philosoph Sir Karl Popper besonders intensiv beschäftigt hat. Dieser Grundsatz lautet, dass Hypothesen und Theorien niemals beweisbar, sondern nur widerlegbar sind. Als Standard-Beispiel soll die Behauptung „Alle Schwäne sind weiß“ dienen, die sich nur durch die – in der Praxis unmögliche – Betrachtung aller existierenden Schwäne beweisen ließe, aber durch Beobachtung eines einzigen blauen Schwans widerlegt wäre. Diesem Faktum wird man unter anderem in klinischen Interventionsstudien gerecht, in denen man die Gültigkeit der sogenannten Nullhypothese überprüft, die besagt, dass zwischen zwei Gruppen kein Unterschied besteht. Wird ein signifikanter Unterschied beobachtet, beispielsweise der Effekt eines Wirkstoffs, so wurde die Nullhypothese erfolgreich widerlegt. Beobachtet man hingegen keinen Unterschied, erlaubt das nicht die Schlussfolgerung, der Wirkstoff hätte keinen Effekt. Möglicherweise war die Dosierung zu niedrig, das Zeitintervall der Dosierung falsch, die Anzahl der Versuchspersonen zu gering usw. Daher ist es grundsätzlich nicht möglich, die Unwirksamkeit einer Therapie zu beweisen. Man wird niemals beweisen können, dass Bananen nicht gegen die Entwicklung von Hühneraugen wirksam sind. Wir können nur feststellen, dass es keinen Hinweis auf eine derartige Wirksamkeit gibt. Das Argument dient häufig der Verteidigung fragwürdiger Heilverfahren, beispielsweise der Homöopathie, indem man darauf hinweist, dass deren Unwirksamkeit nicht bewiesen sei. Das ist korrekt, da sich Unwirksamkeit eben prinzipiell nicht beweisen lässt. Wie im Fall der Wirksamkeit von Bananen gegen Hühneraugen können wir nur feststellen, dass es keinen Hinweis auf Wirksamkeit der Homöopathie (über den Placeboeffekt hinaus [275]) gibt.

Ebenso wie Unwirksamkeit lässt sich auch Unschädlichkeit nicht beweisen. Unabhängig davon, wie lange und sorgfältig die entsprechenden Studien durchgeführt wurden, sind schädliche Effekte niemals mit Sicherheit auszuschließen. Das könnten unbekannte Effekte sein, die man nicht kontrolliert hat, oder ein Effekt, dessen Ausmaß zu gering war, um in der Studie nachgewiesen zu werden, oder nur mit einem anderen Design der Studie nachweisbar wäre und so weiter und so fort. Es obliegt jenen, die Wirksamkeit oder Schädlichkeit behaupten, Evidenz für ihre Behauptungen zu liefern und nicht umgekehrt. Andernfalls könnte man zur Widerlegung jeder beliebigen unsinnigen Behauptung immer kostspielige Studien fordern. Von den Befürwortern des Dampfens zu verlangen, sie sollten dessen Unschädlichkeit beweisen, stellt daher eine unzulässige Umkehr der Beweislast dar. Die Forderung ist prinzipiell nicht erfüllbar. Auch in Gerichtsverfahren müssen nicht die Beschuldigten ihre Unschuld beweisen, sondern die Anklage muss Beweise oder zumindest Indizien für deren Schuld beibringen.

Wir halten somit fest, dass die Unschädlichkeit von E-Zigaretten ebenso wenig bewiesen ist wie die Unschädlichkeit von Bananen oder jedes beliebigen anderen Produkts. Ich ersuche meine Leserinnen und Leser sorgfältig auf den Missbrauch dieses Arguments in seinen vielfältigen Schattierungen zu achten und nicht in diese Falle zu tappen.

10.6 „ES GIBT NOCH KEINE LANGZEITSTUDIEN“

Es hat mehrere Jahrzehnte gedauert, bis die Schädlichkeit des Rauchens erkannt wurde, und die Tabakindustrie hat die Belege dafür lange Zeit mit fadenscheinigen Argumenten vom Tisch gefegt, um ihre Gewinne nicht zu gefährden. Aufgrund der Ähnlichkeit mit dem Rauchen wird angemerkt, dass eine abschließende Beurteilung der Schädlichkeit des Dampfens erst nach Vorliegen von Langzeitstudien möglich sei, wobei die Definition von „lang“ naturgemäß relativ ist. In Rahmen einer privaten E-Mail Korrespondenz hat die damalige Leiterin der Stabsstelle für Krebsprävention am DKFZ, Frau Dr. Ute Mons, dafür einen durchaus realistischen Zeitraum von fünf Jahren genannt, während die Wiener Toxikologin Frau Dr. Grasl-Kraupp anlässlich einer Diskussion im österreichischen Gesundheitsministerium dafür 60 Jahre anberaumt hat. In dem Fall würden die meisten von uns ein allfälliges Happy End des Dampfens nicht mehr erleben. Aus diesen beiden Positionen ist ersichtlich, dass sich Fachleute keineswegs einig sind, wie lange „lang“ ist.

Das Argument der fehlenden Langzeitstudien mag auf den ersten Blick überzeugend erscheinen. Zur Rechtfertigung wird zumeist auf das in der EU geltende Vorsorgeprinzip (*precautionary principle*) verwiesen, wonach Belastungen für die menschliche Gesundheit auch ohne vollständige Kenntnis des Risikos vorsorglich vermieden werden sollten. Die Europäische Kommission hat zur Anwendung des Vorsorgeprinzips im Jahr 2000 allerdings einschränkende Richtlinien veröffentlicht, die häufig vergessen werden. So sollte die Anwendung des Prinzips auf einer möglichst umfassenden wissenschaftlichen Bewertung beruhen und vor jeder Entscheidung sollten auch die Risiken und möglichen Folgen von Untätigkeit bewertet werden [276]. Demnach wären im konkreten Fall also nicht nur die Folgen der Verfügbarkeit von E-Zigaretten, sondern auch die Folgen eingeschränkter Verfügbarkeit zu berücksichtigen. Bei derart enger Auslegung des Vorsorgeprinzips wie das manche Gesundheitsorganisationen im Fall des Dampfens praktizieren, gäbe es heute weder Autos noch Mobiltelefone. Tatsächlich können unter Verweis auf das Vorsorgeprinzip alle neuen Produkte und Technologien verhindert werden.

Der Hinweis auf fehlende Langzeitstudien würde im Fall von Bananen für Kopfschütteln sorgen, wird aber im Fall von E-Zigaretten ernst genommen und auch von vielen Dampferinnen und Dampfern als zutreffend erachtet. Diese Diskrepanz beruht offensichtlich auf der Ähnlichkeit des Dampfens mit dem Rauchen. Die Geschichte des Zigarettenrauchens mit jahrzehntelang nicht erkannter Schädlichkeit, verbunden mit den bekannten Lügen der Tabakindustrie, wird eins zu eins auf den Konsum von E-Zigaretten übertragen. Nahezu alle Dampferinnen und Dampfer haben früher geraucht und ihr Rauchverhalten beibehalten. Sie benutzen weiterhin „Zigaretten", wenn auch eine elektronische Variante, und viele betrachten sich vermutlich unbewusst, tief in ihrem Inneren, noch immer als Raucherinnen und Raucher. Wäre das Dampfen in einer Welt ohne Rauchen erfunden worden, würde wohl kaum jemand einen Gedanken an die Schädlichkeit der Inhalation von aromatisiertem Nebel verschwenden.

Abgesehen von der nach wie vor ungelösten Frage welcher Zeitraum für eine Langzeitstudie von allen verantwortlichen Entscheidungsträgern als ausreichend lang akzeptiert werden würde, ist auch unklar wie eine solche Studie zu konzipieren wäre. Zur Abgrenzung allfälliger Schädlichkeit des Dampfens von Folgeschäden des Rauchens müsste man Nichtraucherinnen und Nichtraucher dazu verpflichten, fünf Jahre lang – oder gemäß Frau Dr. Grasl-Kraupp – 60 Jahre lang regelmäßig zu dampfen und sie den möglicherweise schädlichen Wirkungen des Dampfens aussetzen. Eine derartige Studie wäre selbstverständlich ethisch nicht vertretbar. Frau Dr. Mons vom DKFZ hat vorgeschlagen, ehemalige Raucherinnen und Raucher, die ohne Hilfsmittel oder mit medizinischen Nikotinersatzpräparaten aufgehört haben, mit Umsteigern auf das Dampfen zu vergleichen. Eine solche Studie wäre prinzipiell durchführbar, allerdings zeigen einfache statistische Überlegungen, dass eine unrealistisch große Anzahl an Versuchspersonen erforderlich wäre, um innerhalb der von Frau Dr. Mons anberaumten fünf Jahre ein verlässliches Ergebnis zu erhalten. Es gibt schlichtweg nicht genügend Raucherinnen und Raucher, die ohne Hilfsmittel oder mit medizinischen Nikotinprodukten jahrelang rauchfrei bleiben und für eine solche Studie zur Verfügung stünden. Selbst wenn man das Problem der Rekrutierung außer Acht lässt, stellt sich die Frage nach den Endpunkten einer solchen Studie. Naheliegend wären Lungen- und Herzfunktion, aber dem Dampfen wurde eine Vielzahl schädlicher Wirkungen unterstellt, die in einer Studie wohl kaum alle zu erfassen wären. Würde eine solche fiktive Studie keinen Hinweis auf Beeinträchtigung der Lungen- und Herzfunktion erbringen, wäre nach wie vor nicht ausgeschlossen, dass das Dampfen erektile Dysfunktion oder Gehörschäden verursacht, um zwei eher exotische Beispiele zu wählen.

Ein besonders schwerwiegendes und meines Erachtens prinzipiell unlösbares Problem ist die Vielfalt an verfügbaren Geräten und Liquids. Wir haben bereits gesehen, dass die Emission von Schadstoffen vom Verdampfertyp und der eingestellten Leistung abhängig ist. Die Emission einer mit acht Watt betriebenen *Cigalike* ist wohl kaum mit einem 200-Watt-Boliden vergleichbar. Auch die Zugtechnik (MTL vs. DTL) könnte unterschiedliche Effekte haben. Dazu kommt die Vielfalt an kommerziell erhältlichen Liquids mit etwa 300 verschiedenen Inhaltsstoffen. Wenn man bedenkt, dass sich die Vorlieben für bestimmte Geräte und auch das Dampfverhalten der meisten Dampferinnen und Dampfer in vergleichsweise kurzen Zeiträumen ändert, erscheint eine auf fünf Jahre anberaumte kontrollierte Studie wohl schwerlich möglich zu sein. Die 60 Jahre von Frau Dr. Grasl-Kraupp lasse ich mal außen vor. Somit ist „das" Dampfen mit „der" E-Zigarette eine Fiktion von Leuten, die mit der Realität nicht besonders gut vertraut sind. Dieses Problem könnte man durch einheitliche Verwendung eines Standardmodells mit Standardliquid umgehen und so die Effekte unter kontrollierten Bedingungen ermitteln. Selbst wenn sich ausreichend Versuchspersonen rekrutieren ließen, die fünf Jahre lang derartige Einschränkungen in Kauf nehmen, würde das Ergebnis einer solchen Studie allerdings nicht die Effekte des Dampfens unter den realistischen Bedingungen des täglichen Lebens wiederspiegeln.

Mit dem Hinweis auf fehlende Langzeitstudien kann die Unbedenklichkeit jedes gesundheitspolitisch unerwünschten neuen Produkts in Frage gestellt werden. Für Joghurt und Energydrinks liegen zum Zeitpunkt der Zulassung ebenso wenig Langzeitstudien zur Sicherheit vor wie für Arzneimittel, die vor der Zulassung selten länger als ein bis zwei Jahre in klinischen Studien getestet werden. Solange es keinen Hinweis auf Schädlichkeit gibt und kein plausibler Grund für die Annahme von Schädlichkeit besteht, sind neue Produkte als sicher einzustufen. Im Fall von E-Zigaretten ist diese Voraussetzung gegeben. Außerdem gibt es nach mehr als zehn Jahren der Verfügbarkeit von E-Zigaretten keinen Hinweis auf gesundheitsschädliche Wirkungen des Dampfens. Das Argument der fehlenden Langzeitstudien ist ein geschickter Trick der Gegner zur Verunsicherung umstiegswilliger Raucherinnen und Raucher, denen man auf diese Weise implizit den Rat erteilt, „sicherheitshalber" weiter zu rauchen.

10.7 „E-ZIGARETTEN ERZEUGEN GESUNDHEITSSCHÄDLICHE PARTIKEL"

Wie in Abschnitt 5.1 erläutert, gehören sowohl Verbrennungsrauch als auch Nebel zur Gruppe der Aerosole, deren physikalische Beschaffenheit ist aber grundsätzlich unterschiedlich. Während Rauch feste und zähflüssige Partikel enthält, die sich in der Lunge ablagern und langfristige Entzündungsprozesse auslösen können, sind die Partikel im Nebel von E-Zigaretten Flüssigkeitströpfchen, die sich bei Kontakt mit den Schleimhäuten auflösen und keinen Schaden anrichten. Mittlerweile wird dieser Unterschied aufgrund öffentlicher Aufklärung auch von den meisten Gesundheitsorganisationen nicht mehr unter den Teppich gekehrt. Stattdessen fabuliert man jetzt von Schädlichkeit durch Ablagerung der Tröpfchen in der Lunge [155]. Ich stelle mir regelmäßig die Frage, ob dieses absurde Szenario tatsächlich geglaubt wird: Flüssigkeitströpfchen lagern im Lungengewebe und zerstören es.

Die zerstörerische Kraft dieser Tröpfchen ist aber noch wesentlich ausgeprägter, wenn man dem Lungenfacharzt Prof. Robert Loddenkemper Glauben schenkt. Als ehemaliger Präsident der Deutschen Gesellschaft für Pneumologie und emeritierter Universitätsprofessor der Charité in Berlin ist Loddenkemper gefragter Experte der Medien bei Themen rund um Lungenschädigung. Auf seine Verstrickung mit der Pharmazeutischen Industrie, die seine Position möglicherweise erklären könnte, werden wir in Kapitel 11 zurückkommen. Loddenkemper wird nicht müde, die Öffentlichkeit eindringlich vor allen möglichen und unmöglichen Gefahren des Dampfens zu warnen. Öffentlich besonders aktiv war er zuletzt anlässlich des „EVALI"-Ausbruchs in den USA, für den er so lange wie es ihm möglich war die Schädlichkeit herkömmlicher Liquids verantwortlich machte. Im November 2019 konnte er in Anbetracht der Klarstellung durch die CDC die Rolle von Vitamin E nicht mehr leugnen. In einem Interview, das am 19. 11. 2019 in der ARD Tagesschau ausgestrahlt wurde, kann man sich ein Bild von ihm machen [277]. Aus der Sicht von Loddenkemper lagern sich die Flüssigkeitströpfchen, er nennt sie Mikropartikel, anscheinend nicht dauerhaft in der Lunge ab, sondern wandern vom äußersten Rand der Lunge weiter ins Blut und von dort in andere Gewebe, wo sie ihre vielfältigen schädlichen Wirkungen entfalten. Die von Loddenkemper skizzierte Attacke der Flüssigkeitströpfchen mag für einen Science-Fiction-Thriller adäquat sein, von seriöser Wissenschaft sind solche Aussagen meilenweit entfernt. Unter diesem Gesichtspunkt sollte man auch die Korrektur der PHE-Schätzung des Restrisikos von E-Zigaretten betrachten, die Loddenkemper gemeinsam mit seinen Mitstreitern Friedrich Wiebel und Helmut Gohlke anlässlich des Weltnichtrauchertags 2019 veröffentlicht hat [237].

10.8 „TOTE DURCH E-ZIGARETTEN"

Im Juli 2019 traten in den USA in einer zunächst lokal auf das Grenzgebiet von Wisconsin und Illinois begrenzten Region die ersten Fälle einer schwerwiegenden, manchmal sogar tödlichen Lungenerkrankung in Zusammenhang mit dem Dampfen auf. Dabei entwickelten gesunde junge Menschen oft innerhalb weniger Stunden lebensbedrohliche Symptome, die intensivmedizinische Behandlung erforderten und in etwa zwei Prozent der Fälle fatal endeten. Die Krankheitsfälle haben sich in der Folge über die gesamten USA ausgebreitet, wobei das Maximum Mitte September 2019 verzeichnet wurde. Den zeitlichen Verlauf der Erkrankung zeigt die Graphik in Abbildung 15, die der Webseite der CDC entnommen wurde [278]. Die CDC haben diese Erkrankung „EVALI" genannt (*E-cigarette use or vaping-associated lung injury*) und die Fälle in ihren wöchentlichen Verlautbarungen zum aktuellen Stand als *related to e-cigarette, or vaping, products* bezeichnet. Die eigenwillige Setzung der Beistriche war offenbar bewusst gewählt, deren Zielsetzung und Bedeutung ist mir jedoch trotz aufmerksamer Verfolgung der Diskussionen darüber in Expertenkreisen bis heute nicht klar geworden. Im allgemeinen Sprachgebrauch hat sich in den USA die Bezeichnung *vaping illness* (Dampferkrankheit) durchgesetzt. Ich werde die Erkrankung gemäß der offiziellen Nomenklatur „EVALI“ nennen, allerdings durch Verwendung von Anführungszeichen als Fehlbezeichnung kennzeichnen.

Laut bisher (April 2020) letzter und anscheinend abschließender Verlautbarung der CDC vom 25. Februar 2020 waren zwischen 31. 3. 2019 und 15. 2. 2020 insgesamt 2.807 Erkrankungen mit 68 Todesfällen als Folge von „EVALI“ zu verzeichnen. Abgesehen von wenigen Einzelfällen [279] blieb der Ausbruch der Erkrankung auf die USA beschränkt. In Verschwörungstheorien wird der damalige Ausbruch der Lungenerkrankungen als erstes Auftreten der derzeitigen Covid-19 Pandemie interpretiert. Demnach sei das Virus Forschungslabors des US-Militärs entschlüpft und später aus den USA nach China exportiert worden. Die lokale Begrenzung der Krankheitsfälle ist nur eines von vielen glasklaren Argumenten gegen diese unsinnige Behauptung, die ich nicht weiter kommentieren möchte.

Wenig überraschend waren die Ereignisse in den USA Wasser auf die Mühlen der Gegner des Dampfens und wurden auch bei uns freudig von den Medien für Horrormeldungen aufgegriffen. „Tote durch E-Zigaretten“ und ähnlich betitelte Artikel wurden wochenlang nahezu täglich in allen regionalen und überregionalen Zeitungen veröffentlicht. Selbsternannte Expertinnen und Experten äußerten sich auf allen Fernsehkanälen zur Prime Time besorgt und warnten vor dem Gebrauch von E-Zigaretten. Auch der

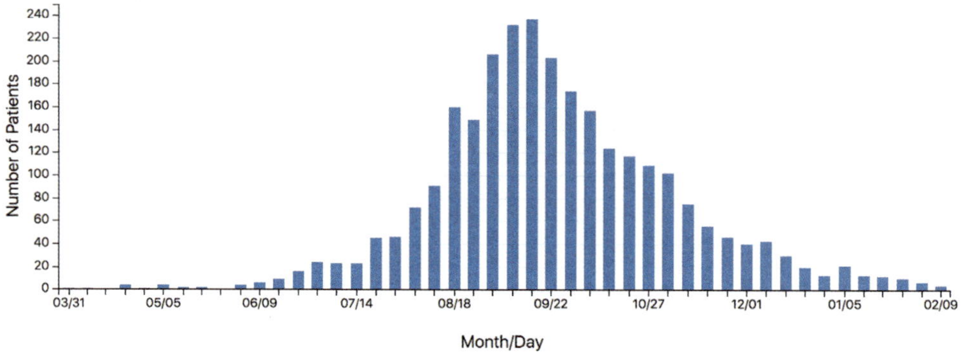

Abbildung 15: Zeitlicher Verlauf von „EVALI“ (April 2019 bis Februar 2020).

ORF hat maßgeblich zur Verbreitung des Horrors beigetragen. Ich erspare meinen Leserinnen und Lesern die haarsträubenden öffentlichen Äußerungen von Frau Dr. Katrin Schaller von der Stabsstelle für Krebsprävention am DKFZ oder dem Lungenfacharzt Prof. Loddenkemper und vielen anderen (zum Beispiel [280]). Sie haben sich nach offizieller Aufklärung der Causa durch die CDC wieder stillschweigend hinter ihre Öfen verkrochen, den Mut zur öffentlichen Klarstellung hatten sie nicht. Vermutlich weil sie die wahren Ursachen von „EVALI“ sehr wohl kannten und der Bevölkerung absichtlich Lügen auftischten. Auch die Medien haben nahezu ausnahmslos mit den Wölfen geheult und Pressemitteilungen der Agenturen unreflektiert eins zu eins abgeschrieben. Von kritischem oder gar investigativem Journalismus war im deutschsprachigen Raum nicht viel zu entdecken. Unmissverständliche Aufklärung der Bevölkerung sucht man in den Massenblättern bis heute vergeblich.

Die Causa „EVALI“ ist besonders betrüblich, da ein klein wenig Hausverstand genügt hätte, um zu erkennen, dass die Lungenerkrankungen nicht Folge des Dampfens herkömmlicher Liquids sein können. E-Zigaretten sind seit etwa 10 Jahren weit verbreitet und werden von etwa 40 Millionen Menschen weltweit ohne merkliche unerwünschte Wirkungen genutzt. Im Sommer 2019 zeigen sie aber plötzlich ihre tödliche Fratze, und das seltsamerweise nur in den USA? Die tatsächliche Ursache, zu der ich gleich kommen werde, war bereits im August 2020 offensichtlich. Ich habe mich zu den Ereignissen einige Wochen lang nicht öffentlich geäußert, da ich überzeugt war, dass niemand derlei Unsinn ernst nehmen wird. Das war leider ein Irrtum! Ein Großteil der Bevölkerung war von der tödlichen Gefahr des Dampfens überzeugt, man wurde auf der Straße von Fremden angesprochen und vor dem Dampfen gewarnt. Laut Umfrage, die *Morning Consult* im September 2019 unter 2.200 Erwachsenen in den USA durchführte, waren beinahe drei von fünf Befragten (58 Prozent) der Meinung die Todesfälle wären durch Konsum von E-Zigaretten wie der Juul verursacht worden, während nur einer von drei Befragen (34 Prozent) das Dampfen von Marihuana oder THC für verantwortlich hielten [281]. Der E-Zigarettenmarkt ist um über 50 Prozent eingebrochen, viele Hersteller mussten Mitarbeiter entlassen, für einige bedeutete „EVALI“ das Ende. Dampferinnen und Dampfer begannen sicherheitshalber wieder zu rauchen. Viele befürchteten „EVALI“ könnte dem Dampfen weltweit den Todesstoß versetzt haben. Glücklicherweise war das nicht der Fall. Zurzeit wird die Welt von einem deutlich schwerwiegenderen Problem in Atem gehalten, aber auch dieses nutzen die Gegner als Waffe in ihrem immerwährenden Kampf gegen das Dampfen (siehe 10.9).

Aber nun zur tatsächlichen Ursache von „EVALI“. Bereits zu Beginn des Ausbruchs war ersichtlich, dass nur Leute betroffen waren, die illegale *vape pens* von Dealern am Schwarzmarkt erworben hatten. Das sind Fertigkartuschen (Abb. 16), die mit Cannabis-Liquids vorbefüllt sind und mittels 510er Gewinde (siehe Kapitel 4) auf herkömmliche Akkuträger aufgeschraubt werden. Zumeist enthalten diese Kartuschen Liquid mit psychoaktivem Tetrahydrocannabinol (THC) oder Cannabidiol (CBD), beides Inhaltsstoffe von Hanf (*Cannabis sativa*). Derartige Liquids sind in meh-

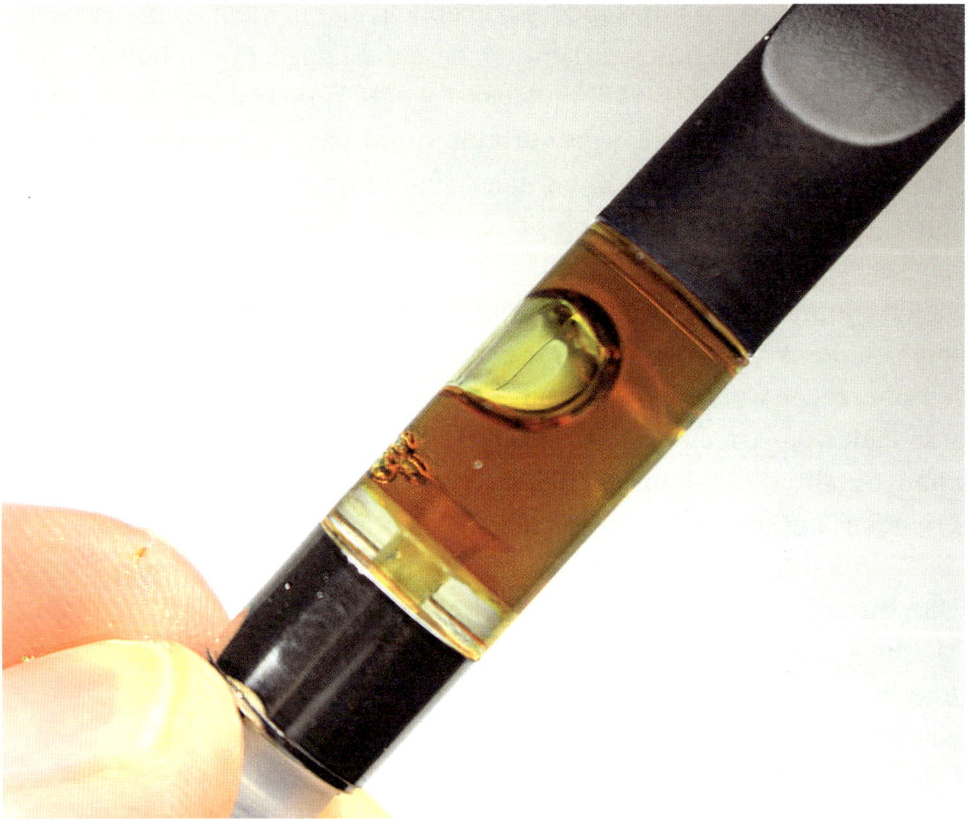

Abbildung 16: *Vape Pen* mit Cannabis-Liquid.

reren Bundesstaaten der USA legal erhältlich und wurden zuvor jahrelang benutzt ohne unerwünschte Wirkungen oder gar potentiell tödliche Lungenerkrankungen auszulösen. Warum passierte das plötzlich im Sommer 2019? Dazu muss man wissen, dass *vape pens* mit einem Milliliter reinem THC-Öl zwischen 50 und 80 US-Dollar kosten und für viele Leute kaum erschwinglich sind. THC-Liquids werden nicht nur zur allseits bekannten Erzeugung von Rauschzuständen verwendet, sondern dienen vielfach auch der Selbstbehandlung von Schmerzzuständen, beispielsweise Migräne, die auf herkömmliche Schmerzmittel nicht ansprechen. Konsumenten suchten daher auch in jenen Bundestaaten, in denen THC legal erhältlich ist, nach günstigeren Quellen am Schwarzmarkt. Die Dealer wiederum versuchten ihre Gewinnspanne durch Streckung (Verdünnung) des THC-Öls zu erhöhen. Allerdings ist dieses Öl sehr dickflüssig, sodass Streckung mit PG oder Glycerin von der Kundschaft nicht nur an der blassen Farbe, sondern auch anhand der niedrigeren Viskosität bemerkt würde. Dazu dient der sogenannte Blasentest (*bubble test*), mit dem man überprüft, wie schnell die Luftblasen nach Kippen der Kartusche aufsteigen. Irgendwann im ersten Halbjahr 2019 entwickelte sich eine neue Geschäftsidee: Verdünnung mit Vitamin E-Öl, zumeist als Salz der Essigsäure (Acetat), das in Farbe und Viskosität kaum von THC-Öl zu unterscheiden ist. Eine ausführliche Beschreibung der Entwicklung dieser Idee und deren Umsetzung am US-Schwarzmarkt findet man auf der Webseite von Leafly [282].

Die Begründer der Vitamin E-Idee hatten allerdings nicht bedacht, das Vitamin E als fettartige (lipophile) Substanz nicht zur Inhalation geeignet ist. Von der Polizei sichergestellte *vape pens* enthielten gemäß veröffentlichter Laboranalysen bis zu 80 Prozent Vitamin E-Acetat, die Konsumenten dampften also nahezu reines Fett. Tatsächlich weisen Lungenbiopsien von Betroffenen auf Lipidpneumonie (siehe 7.6.) als Ursache hin, allerdings besteht aufgrund der unklaren pathologischen Charakteristik dieses Krankheitsbildes Uneinigkeit unter Fachleuten über die korrekte Zuordnung der Erkrankung [283-285]. Die Inhalation eines Vitamin E-haltigen Aerosols bewirkte jedenfalls in den Lungen von Mäusen eine ähnliche Pathologie wie bei „EVALI"-Patienten, was ein weiterer Hinweis für die Verursachung der Erkrankung durch Vitamin E ist [286].

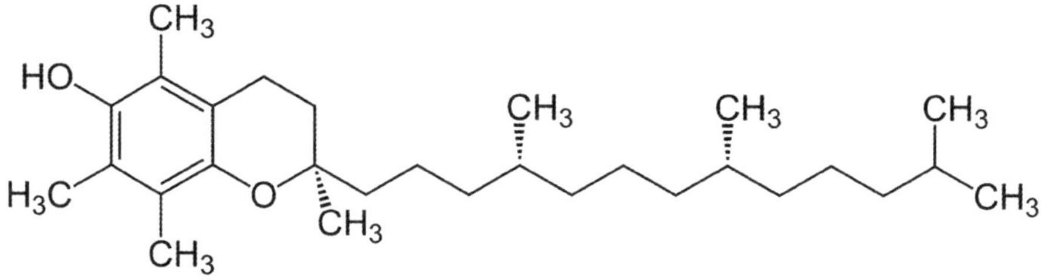

Die Struktur von Vitamin E zeigt die lange, lipophile (fettartige) Seitenkette des Moleküls.

In einer kürzlich publizierten Arbeit wurde die pyrolytische Zersetzung von Vitamin E zur toxischen Substanz Keten als alternative Erklärung der Lungenschädigung vorgeschlagen [287]. Tatsächlich sind die Symptome von „EVALI" ähnlich wie die in Tierversuchen beobachteten Symptome nach Inhalation von Keten. Allerdings entstehen erst bei Zersetzung von Vitamin E bei Temperaturen von 500 °C signifikante Mengen an Keten [288], sodass toxische Wirkung beim Dampfen unter normalen Bedingungen, also bei Temperaturen von 200 bis 300 °C und Vermeidung von „Kokeln" (siehe 5.1.), vermutlich auszuschließen ist.

In der Lungenflüssigkeit von etwa 90 Prozent der „EVALI"-Fälle wurde Vitamin E-Acetat nachgewiesen, sodass dieses Streckungsmittel mit an Sicherheit grenzender Wahrscheinlichkeit die wesentliche Ursache für die Lungenerkrankungen zu sein scheint. Andere toxische Bestandteile der Liquids in den *vape pens* sind jedoch nicht auszuschließen. So wurde mehrfach über die Verwendung des Pestizids Myclobutanil bei der illegalen Herstellung von Cannabis-Liquids hingewiesen. Myclobutanil gilt bei Verwendung als Pflanzenschutzmittel als unbedenklich, setzt aber bei Erhitzung hochtoxische Blausäure frei. Ob neben Vitamin E auch Myclobutanil oder andere Pestizide zur Entstehung von EVALI beigetragen haben wissen wir nicht. Es steht aber fest, dass die Lungenschäden weder durch E-Zigaretten noch durch THC oder andere Cannabinoide wie CBD verursacht wurden. Die Erkrankungen sind nicht *related to e-cigarette, or vaping, products* wie die CDC nach wie vor schreiben, und der Name „EVALI" ist eine wohl bewusst und absichtlich erkorene Fehlbezeichnung. Die „Dampfertoten" haben skrupellose Dealer zu verantworten, die ihre Kundschaft zwecks Gewinnmaximierung buchstäblich vergiftet haben.

Zahlreiche dieser Dealer, bei denen illegal gestreckte THC-Kartuschen im Wert vieler Millionen US-Dollar sichergestellt wurden, sind mittlerweile in Haft. Die „EVALI"-Welle ist dann ebenso schnell verschwunden wie sie aufgetaucht ist, hat aber erheblichen und nachhaltigen Schaden in der weltweiten Dampferszene verursacht. Noch immer finden sich Journalisten, die den Hintergrund nicht verstanden haben oder nicht verstehen wollen. Und noch immer ist aufgrund von „EVALI" in der Bevölkerung die Meinung vorherrschend, E-Zigaretten seien genauso schädlich wie Tabakzigaretten. Wobei ich festhalten möchte, dass die Schädlichkeit des Rauchens in einer völlig anderen Kategorie einzuordnen ist als die Folgen von „EVALI". Rauchen erhöht innerhalb von Jahrzehnten das Risiko diverser Erkrankungen, während die gestreckten THC-Liquids eine akute Vergiftung mit schwerwiegenden Symptomen verursachen. Der Vergleich dieser beiden „Schädlichkeiten" ist ebenso unangebracht wie die Verharmlosung der knapp 70 „Dampfertoten" mit Verweis auf die Millionen an Tabaktoten. Raucherinnen und Raucher nehmen wissentlich ein langfristiges Gesundheitsrisiko in Kauf, während im Fall von EVALI nichtsahnende Konsumenten vergiftet wurden.

Worauf beruhte die Desinformation der Bevölkerung über die tatsächliche Ursache des EVALI-Ausbruchs in den USA? Wenn auch mehrere Schuldige auszumachen sind, so liegt die Hauptschuld zweifelsfrei bei den CDC, die seit Jahren mit allen ihnen zur Verfügung stehenden Mitteln gegen das Dampfen agieren. Die detaillierte Beschreibung und Diskussion der Machenschaften der CDC und deren Rolle bei der öffentlichen Wahrnehmung von „EVALI" würde den Rahmen dieses Buches sprengen. Ich verweise daher interessierte Leserinnen und Leser auf den Blog *The Rest of the Story*, wo Professor Michael Siegel (*Department of Community Health Sciences, Boston University School of Public Health*) mehr als 20 hervorragend recherchierte Artikel zu diesem Thema veröffentlicht hat [289]. Den CDC war der „EVALI"-Ausbruch offensichtlich als Argument gegen das Dampfen höchst willkommen. Ihre Veröffentlichungen zeichneten sich durch schwammige, irreführende Formulierungen aus, in denen die tatsächliche Ursache lange verschleiert und als unklar dargelegt wurde. Sie klammerten sich an die Tatsache, dass etwa 10 Prozent der Betroffenen angegeben hatten, keine THC-Liquids konsumiert zu haben. Dabei sollte man allerdings bedenken, dass THC vielerorts illegal ist und zahlreiche Teenager betroffen waren, die vermutlich nicht 100-prozentig ehrlich waren. Professor Siegel, der früher selbst bei den CDC tätig war, führte dazu in einem seiner Artikel aus, dass kein einziger Krankheitsausbruch, den er dort bearbeitet hatte, zu 100 Prozent auf eine bestimmte Ursache zurückgeführt werden konnte, was aber nichts an der Identifizierung dieser Ursache und den entsprechenden Warnungen der CDC änderte. Bei „EVALI" verabsäumten es die CDC monatelang, unmissverständlich vor dem Konsum illegaler THC-Liquids zu warnen und gefährdeten damit die Gesundheit und in vielen Fällen das Leben der Bevölkerung [290]. Die Hoffnung auf Ausrottung des Dampfens hatte Priorität. Ein US-Autorenkollektiv publizierte kürzlich einen ausführlichen abschließenden Bericht über „EVALI" [284], in dem Vitamin E als wesentliche Ursache bezeichnet wird. Da jedoch nicht alle Betroffenen sondern nur 89 Prozent den Gebrauch gestreckter THC-Liquids zugegeben haben, warnen die Autoren bis zum Abschluss der Untersuchungen vor jeglicher Form des Dampfens. *Therefore, the best way for persons to ensure that they are not at risk while the investigation continues is to consider refraining from the use of all e-cigarette, or vaping, products.* Ob die Untersuchungen wohl jemals abgeschlossen sein werden?

Bei uns haben, spät aber doch, sowohl die damalige Leiterin der Stabsstelle für Krebsprävention am DKFZ, Frau Dr. Mons, als auch Herr Professor Hensel, Leiter des BfR, öffentlich klargestellt, dass der Konsum handelsüblicher, „konventioneller" Liquids unbedenklich sei. Deren Stellungnahmen waren hilfreich, wurden von den Medien aber wesentlich weniger enthusiastisch verbreitet als die Horrormeldungen über die „Dampfertoten". Und die Überzeugung, dass Dampfen tödlich sein kann, ist noch heute weit verbreitet. All jene die damals „EVALI" für die Torpedierung des Dampfens missbraucht hatten, wittern nunmehr mit Covid-19 eine neue Chance (siehe 10.9.).

In mehreren öffentlichen Stellungnahmen maßgeblicher Expertinnen und Experten und auch Beteuerungen der Industrie wurde darauf hingewiesen, dass Ereignisse wie in den USA bei uns aufgrund der strengen Bestimmungen der TPD2 ausgeschlossen werden könnten. Tatsächlich ist in der EU gemäß TPD2 Vitamin E als Zusatzstoff von Liquids verboten. Allerdings nicht weil man dessen allfällige Schädlichkeit vorausgeahnt und berücksichtigt hätte, sondern weil es den Anschein von Gesundheit erwecken könnte. Vitamin E und sonstige Vitamine wurden nicht aus toxikologischen, sondern aus ideologischen Gründen verboten. Zudem reguliert die europäische Tabak-Produkt-Richtlinie TPD2 in der derzeit geltenden Fassung nur nikotinhaltige Lösungen, würde also bei den in USA gehandelten THC-Kartuschen nicht greifen. Und zuletzt sollte klar sein, dass gesetzliche Regulierungen *per definitionem* nicht vor illegalem Gebrauch schützen. Besteht daher Anlass zur Sorge vor Vitamin E in konventionellen Liquids? Definitiv nicht, da es keine Veranlassung gibt, konventionelle Liquids mit Vitamin E zu strecken. Sehr wohl besteht aber Anlass zur Sorge vor missbräuchlicher Verwendung von E-Zigaretten für die Inhalation gesundheitlich bedenklicher Substanzen. So mussten im Herbst 2019 in Deutschland Jugendliche in Krankenhäuser eingeliefert werden, weil sie synthetische Cannabinoide gedampft hatten. In solchen Fällen sind E-Zigaretten genauso wenig schuld wie das Glas schuld ist, aus dem man tödliches Gift trinkt.

Häufig werde ich mit der Frage konfrontiert, ob bei uns legal erhältliche Cannabidiol-(CBD-)Liquids als sicher einzustufen sind. Solange die Hersteller ihre Rezepturen nicht ändern, würde ich diese Frage mit Ja beantworten. Ich gehe auch davon aus, dass sich die Konsequenzen der Inhalation lipidartiger Substanzen mittlerweile herumgesprochen haben und daher auch die Überlegungen mancher Hersteller zur Verwendung mittelkettiger Fettsäuren als Emulgatoren für (auch bei uns legale) CBD-Liquids vom Tisch sind. Dennoch sollte man die Produkte genau unter die Lupe nehmen und eventuell die Hersteller um Übermittlung von Analysezertifikaten ersuchen. Außerdem sehe ich keine Anwendung von CBD, für die Inhalation zwingend erforderlich wäre. Ich empfehle daher, die etwas geringere Bioverfügbarkeit bei anderen Applikationsformen in Kauf zu nehmen (oral, topisch) und auf das – auch mit erheblichen Kosten verbundene – Dampfen von CBD-Liquids zu verzichten.

10.9 „DAMPFEN BEEINTRÄCHTIGT DAS IMMUNSYSTEM UND FÖRDERT SARS-COV-2-INFEKTIONEN“

Bei viralen oder bakteriellen Infektionen reagiert unser Immunsystem mit einer Entzündungsreaktion, in deren Verlauf zahlreiche Mediatorstoffe freigesetzt werden, die der Immunabwehr dienen, aber auch unseren Organismus schädigen können. In schwerwiegenden Fällen führen Infektionen zu schwerer Lungenentzündung und gelegentlich zu letalem akutem Lungenversagen (*acute respiratory distress syndrom*, ARDS). Arzneistoffe zur Unterdrückung des Immunsystems haben stets auch entzündungshemmende Wirkung und umgekehrt. Je nach persönlicher Präferenz kann man daher die entsprechenden Wirkungen von Nikotin entweder als entzündungshemmend (positiv) oder immunsuppressiv (negativ) bezeichnen.

Tierexperimentelle Studien mit Mäusen und Ratten zeigten, dass Aerosole von E-Zigaretten die Immunabwehr der Tiere beeinträchtigen und diese anfälliger für Infektionen, vor allem Infektionen der Atemwege und Lungenentzündung machen. Die Übertragbarkeit dieser Befunde auf den Menschen wird durch Erfahrungsberichte von Umsteigern und eine publizierte Umfrage in Frage gestellt, die die massive Reduktion der Häufigkeit und Schwere von Atemwegsinfektionen nach dem Umstieg vom Rauchen auf das Dampfen belegen [103]. In Abschnitt 5.1. habe ich die antibakterielle und antivirale Wirkung von PG oder Aufhebung der Immunsuppression des Rauchens als mögliche Mechanismen genannt. Nach allgemeiner Auffassung beeinträchtigt Rauchen das Immunsystem und erhöht damit die Anfälligkeit für Infektionen [291-293] und das Risiko für Lungenentzündungen [294]. Auch wenn eine kürzlich publizierte Studie keinen Hinweis auf Assoziation des Rauchens mit der Mortalität von Lungenentzündungen erbrachte [295], ist die Annahme naheliegend, dass Raucherinnen und Raucher mit vorgeschädigten Lungen empfindlicher für Infektionen der Atemwege sind. Anscheinend unmittelbar einsichtige Annahmen sind jedoch nicht notwendigerweise zutreffend, wie wir gleich sehen werden.

Ich schreibe diese Zeilen zu Hause, da unsere Universität aufgrund der Covid-19 Pandemie seit Wochen geschlossen ist. Es liegt daher auf der Hand, in diesem Abschnitt den Zusammenhang von Rauchen und Dampfen mit der Infektion durch Sars-Cov-2 zu diskutieren. Allerdings wird diese Krise hoffentlich Geschichte sein, wenn Sie dieses Buch in Händen halten. Und auch meine diesbezüglichen Ausführungen sind dann vermutlich Schnee von gestern. Ähnlich wie die zuvor besprochene *vaping illness* wird auch Covid-19 für Warnungen vor dem Dampfen missbraucht [296]. Besonders bemerkenswert ist die Aussage von Jerome Adams, Direktor des öffentlichen Gesundheitsdienstes in den USA (*Surgeon General*) vom 1. April 2020: *There are theories that it* [die hohe Rate an Infektionen] *could be because we know we have a higher proportion of people in the United States and also in Italy who vape* [297]. Unmittelbar danach sagt er: *We don't know if that's the only cause*. Der Spitzenbeamte des US Gesundheitswesens spekuliert also zunächst, dass die hohen Infektionsraten in USA und Italien auf dem hohen Anteil an Dampferinnen und Dampfern in diesen Ländern beruhen könnten und macht dann aus dieser an den Haaren herbei gezogenen Spekulation eine faktische Ursache für die Covid-19 Infektionen.

Ähnlich wie Jerome Adams bemühen viele andere zurzeit allerlei unhaltbare Argumente für Warnungen vor Sars-Cov2-Infektion durch das Dampfen. Als besonders illustratives Beispiel zitiere ich aus einer aktuellen Publikation von Frau Dr. Nora Volkow, einer international hoch angesehenen Suchtforscherin am *National Institute on Drug Abuse* der *National Institutes of Health* (MD, USA). Frau Volkow hat es geschafft, innerhalb weniger Zeilen fünf immer wiederkehrende Behauptungen geschickt miteinander zu verschwurbeln, um das Risiko der Verschlimmerung von Covid-19 durch das Dampfen plausibel erscheinen zu lassen: schädliches Nikotin, schädliche Aromastoffe, Popcornlunge, EVALI, Gefahr für Jugendliche [298]. Als Beleg verweist sie am Ende ihrer zitierten Ausführungen auf eine Studie mit bedampften Mäusen (Referenz #3:[299]).

Persons whose lungs may be compromised from vaping nicotine or tetrahydrocannabinol (or even just flavorings) may also be at risk. The highly publicized lung illnesses from vaping, including „popcorn lung" and e-cigarette or vaping product use–associated lung injury, alert us to the potential for lung injury from vaping, which is on the rise especially in young persons. Preclinical studies show that e-cigarette aerosols can damage lung tissue, cause inflammation, and diminish the lungs' ability to respond to infection (3).

Deutsche Übersetzung (B.M.):
„Personen deren Lungen durch das Dampfen von Nikotin oder Tetrahydrocannabinol (oder sogar nur Aromastoffen) vorgeschädigt sind, könnten ebenfalls stärker gefährdet sein. Die vielfach propagierten Lungenerkrankungen aufgrund des Dampfens, einschließlich der „Popcornlunge" und „EVALI" (*e-cigarette or vaping product use–associated lung injury*) warnen

uns vor den lungenschädigenden Wirkungen des Dampfens, das vor allem in jungen Leuten am Zunehmen ist. Präklinische Studien [Versuche mit Labortieren] zeigen, dass Aerosole von E-Zigaretten Lungengewebe schädigen, Entzündung hervorrufen und die Kapazität der Lunge zur Kontrolle von Infektionen beeinträchtigen (3)".

Zurzeit (April 2020) liegen keinerlei Daten über einen möglichen Einfluss des Dampfens auf Infektionsraten oder Krankheitsverläufe vor. *Der Surgeon General*, Frau Dr. Volkow und andere übliche Verdächtige [300] warnen anscheinend aufgrund ihrer Intuition, sozusagen aus dem Bauch heraus. Die naheliegende – durch die verfügbaren Daten aber nicht unterstützte – Vermutung, Rauchen hätte ein erhöhtes Risiko für Covid-19 zur Folge, wird reflektorisch auf das Dampfen erweitert und als Tatsache verkauft.

Die bisher verfügbaren Zahlen aus China, USA, Deutschland und Frankreich weisen erstaunlicherweise auf einen protektiven Effekt des Rauchens hin. Laut veröffentlichten Daten sind die Raucherquoten unter Betroffenen um ein Vielfaches niedriger als die durchschnittliche Prävalenz in diesen Ländern. Und je mehr Daten dazu publiziert wurden, umso stärker wurde dieser den vernünftigen Erwartungen widersprechende Trend. Nach Auswertung von 13 Studien mit insgesamt 5.960 Covid-19 Patienten in chinesischen Spitälern betrug deren durchschnittliche Raucherquote 6,5 Prozent, die Quote der Gesamtbevölkerung in China hingegen 26,6 Prozent [301]. Auch die Daten der CDC von Patientinnen und Patienten in den USA zeigen ein ähnliches Bild. Von 7.162 Leuten mit dokumentierter Infektion waren 1,3 Prozent Raucherinnen und Raucher, von jenen in Spitälern ohne Bedarf intensivmedizinischer Behandlung 2,1 Prozent und von jenen in Intensivstationen 1,1 Prozent. Die Raucherquoten sind somit etwa 10-mal niedriger als in der Gesamtbevölkerung (13,8 Prozent) [302]. Eine vergleichsweise kleine Studie aus Deutschland unterstützt diesen Trend [303]. Unter 50 Patienten vom Landkreis Heinsberg, die in der Uniklinik Aachen hospitalisiert wurden, waren drei Raucher. Quote sechs Prozent vs. etwa 23 Prozent in der Gesamtbevölkerung, also auch hier ein Faktor von knapp vier. Von den 50 Patienten entwickelten 24 ein akutes Lungenversagen (ARDS), aber keiner der drei Raucher. Ähnliche Ergebnisse erbrachte eine Studie aus Frankreich mit 343 hospitalisierten und 139 ambulanten Patienten in Paris [304]. Die

Zahlen sind insofern bemerkenswert, da Raucherinnen und Raucher aufgrund diverser Vorschädigungen der Lunge unter den schweren Verläufen von Covid-19 eigentlich überrepräsentiert sein sollten, aber das Gegenteil der Fall zu sein scheint. Ein möglicher Confounder, der diese erstaunlichen Daten erklären könnte, ist das Lebensalter. Von Covid-19 sind vorwiegend ältere Menschen betroffen, die weniger häufig rauchen. Das Alter scheint die niedrige Prävalenz an Rauchern jedoch nicht zu erklären [301,304]. Die Schlussfolgerung aus diesen Ergebnissen wäre, dass Raucher vor den oft schwerwiegenden Folgen der Infektion mit Sars-Cov-2 Viren geschützt sind. Eine derartig außergewöhnliche Behauptung bedarf aber außergewöhnlicher Evidenz. So wird vielfach vermutet, dass die zugrunde liegenden Daten auf fehlerhafter Klassifizierung der Patienten beruhen, also der Raucherstatus der Betroffenen nicht korrekt erhoben oder dokumentiert wurde [305]. Allerdings zeigt auch eine Studie mit Daten von 5.700 hospitalisierten Covid-19 Patienten aus New York City, deren Raucherstatus einer von US-Behörden anerkannten elektronischen Datenbank entnommen wurde, signifikante Überrepräsentierung von Personen, die niemals geraucht hatten (84,7 Prozent vs. 53,1 Prozent in gleichaltrigen Kontrollgruppen) [306]. Sollten sich die Daten zum Raucherstatus in der verwendeten Datenbank als fehlerhaft erweisen, wären die meisten bisherigen Erhebungen zur Prävalenz des Rauchens in den USA ebenfalls fehlerhaft.

Welcher Bestandteil im Tabakrauch zur möglichen Schutzwirkung beitragen könnte, ist unklar. Neben Stickstoffmonoxid (NO), einem Stickoxid das bereits Anfang der 1990er Jahre versuchsweise zur inhalativen Therapie des akuten Lungenversagens eingesetzt wurde [307], ist Nikotin der Hauptverdächtige. Die Wirkung könnte auf Modulierung des Renin-Angiotensin-Systems beruhen. Eines der an diesem System beteiligten Enzyme, die ACE-2, vermittelt das Eindringen der Sars-Cov-2 Viren in verschiedene Gewebe des Körpers, und die Applikation einer löslichen Form dieses Enzyms wird als Therapie von Covid-19 Infektionen in Erwägung gezogen [308]. Die Wirkung von Nikotin könnte demnach nicht nur auf seiner entzündungshemmenden Wirkung [309] sondern auch auf Verminderung der ACE-2-Spiegel im Körper beruhen [310]. Basierend auf früheren Arbeiten über virale Infektionen, hat Jean-Pierre Changeux, einer der weltweit führenden Wissenschaftler auf dem Gebiet von Nikotinrezeptoren, eine weitere neuartige Wirkung von Nikotin ins Spiel gebracht. Changeux vermutet, dass Sars Cov-2 Viren über Bindung an Nikotinrezeptoren ihre Wirkung entfalten und durch Nikotin aus dieser Bindung verdrängt werden [311]. Farsalinos und Mitarbeiter verfolgen die Hypothese, dass die Folgen der Covid-19 Infektion auf systemischer Dysfunktion des endogenen nikotinergen Systems beruhen und die Erkrankung daher mit Nikotin erfolgreich behandelt und durch prophylaktische Applikation von Nikotin verhindert werden könnte [312,313]. Sollte eine der hier skizzierten Hypothesen zutreffen, würde die erzwungene Unterbrechung der Nikotinzufuhr bei Hospitalisierung rauchender Patienten den Verlauf der Erkrankung verschlimmern und Therapie mit Nikotin diesen positiv beeinflussen. In Frankreich ist daher eine Studie zur Behandlung von Covid-19 mit Nikotinpflastern in Vorbereitung, an der auch Jean-Pierre Changeux beteiligt ist [314].

Unabhängig von der Validität der bisher veröffentlichten Daten wären jedenfalls weiterführende Untersuchungen zur möglichen protektiven Wirkung von Nikotin oder anderer Inhaltsstoffe von Tabakrauch gerechtfertigt, die neue Erkenntnisse und therapeutische Ansätze liefern könnten. Von Gesundheitsorganisationen und der Tabakkontrolle werden die Ergebnisse jedoch ignoriert und mit *ad hoc* Hypothesen vom Tisch gefegt. Die vielfach verbreiteten Warnungen vor dem Rauchen und Dampfen beruhen auf ideologischer Voreingenommenheit. Offensichtlich kann nicht sein, was nicht sein darf. Öffentliche Aufklärung über die Fakten hat umgehende Exkommunizierung und Diffamierung als Büttel der Tabakindustrie zur Folge [315]. Selbst vor einem international renommierten Wissenschaftler, der als Kandidat für den Nobelpreis gilt, wie Jean-Pierre Changeux, haben Bloomberg & Co nicht halt gemacht und Berührungspunkte mit der Tabakindustrie aus den 1990er Jahren als Argument gegen seine Nikotin-Hypothese ausgegraben [316].

Möglicherweise hören manche Leute aufgrund der Warnungen und ihrer Angst vor den Folgen von Covid-19 mit dem Rauchen auf. Man könnte daher argumentieren, dass der Zweck die Mittel heiligt. Mit diesem Gemeinplatz rechtfertigt die Tabakkontrolle seit vielen Jahren die systematische Desinformation der Bevölkerung. Meines Erachtens werden jedoch Missbrauch und Verzerrung von Wissenschaft durch keinen wie auch immer gearteten Zweck geheiligt.

10.10 „E-ZIGARETTEN FÖRDERN DEN AUSSTIEG NICHT SONDERN BEHINDERN IHN"

Laut Bericht des DKFZ betrug der Anteil an über 16-jährigen Dampferinnen und Dampfern im Jahr 2018 2,6 Prozent, also 1,8 Millionen, und gemäß BfR-Verbrauchermonitor 2019 nutzen in Deutschland etwa sechs Prozent der Bevölkerung E-Zigaretten, von denen zwei Drittel (vier Prozent) dual user waren, also dampften und rauchten [254]. Offizielle Zahlen zur Prävalenz des Dampfens in Österreich liegen nicht vor, laut Schätzungen des Handels (persönliche Mitteilung von Josef Gross, Dampfbar Wien) sind es etwa zwei- bis dreihunderttausend Personen.

In den USA findet man keine verlässlichen Zahlen der staatlichen Gesundheitsbehörden über die Prävalenz des Dampfens unter Erwachsenen. Laut Investor-Bericht des Tabakkonzerns Altria, der gesetzlich zu korrekter Information verpflichtet ist, haben im September 2019 12,6 Millionen US-Bürgerinnen und Bürger im Alter von mindestens 21 Jahren regelmäßig gedampft, sechs Millionen davon, also ungefähr die Hälfte (48 Prozent) ausschließlich, der Rest wäre als *dual user* zu klassifizieren [317]. Laut Gallup-Umfrage dampften 2018 in USA neun Prozent der Erwachsenen entweder regelmäßig oder gelegentlich [318]. Ein Vergleich mit den in Europa erhobenen Zahlen ist aufgrund des US-Alterslimits von 21 Jahren nur bedingt möglich, auch der Anteil der in USA dampfenden Nichtraucherinnen und Nichtraucher ist den Daten ebenso wenig zu entnehmen wie die Häufigkeit des Gebrauchs von E-Zigaretten.

In Großbritannien wird der Umstieg durch staatliche Gesundheitsorganisationen aktiv gefördert. Eine Studie der *Action on Smoking and Health* (ASH), die im September 2019 veröffentlicht wurde, zeigte, dass im März 2019 3,6 Millionen Britinnen und Briten dampften (5.5 Prozent der Bevölkerung), von denen etwas mehr als die Hälfte (54,1 Prozent) das Rauchen komplett eingestellt hatten [319]. Somit haben dort fast zwei Millionen Raucherinnen und Raucher mithilfe von E-Zigaretten aufgehört zu rauchen. Da die Prävalenz des Rauchens parallel dazu sinkt, ist in Großbritannien die Prävalenz des Dampfens bereits höher als jene des Rauchens. Die Ergebnisse unterstreichen die Bedeutung von E-Zigaretten als Hilfsmittel für den Rauchstopp, zeigen aber auch, dass dieser Trend durch unterstützende Maßnahmen der nationalen Regierungen gefördert werden kann.

Aufgrund der bisher vorliegenden Daten besteht kein Zweifel, dass E-Zigaretten vielfach für den Ausstieg aus dem Rauchen verwendet werden, wie unter anderem eine Telefonumfrage unter 2.568 ehemaligen und derzeitigen Raucherinnen und Rauchern in Griechenland zeigte, also dem Land mit der höchsten Raucherquote in Europa [320]. In den meisten Ländern, so auch in Deutschland, sind E-Zigaretten mittlerweile die am häufigsten verwendeten Ausstiegshilfen [4]. Allerdings wird deren Wirksamkeit zur Raucherentwöhnung kontrovers beurteilt. Wenn man E-Zigaretten als Alternativen zu Tabakzigaretten betrachtet, ist diese Diskussion hinfällig. Dann entscheiden die Konsumenten und damit der freie Markt über deren Sein oder Nichtsein. Dazu braucht es weder staatliche Einschränkungen der Verfügbarkeit, noch Studien zu deren Wirksamkeit. Lassen Sie mich das anhand eines Gedankenexperiments erläutern. Für den Konsum von Koffein steht uns neben Kaffee beispielsweise auch grüner Tee zur Verfügung, der gemeinhin als weniger schädlich erachtet wird. Für die Empfehlung des Umstiegs bedarf es keiner klinischen Studien für den Nachweis der Wirksamkeit von grünem Tee bei der „Entwöhnung" von Kaffee. Und sollte sich grüner Tee in einer solchen hypothetischen Studie als unwirksam erweisen, wäre das kein Anlass zur Einschränkung dessen Verfügbarkeit oder Warnungen vor dem Umstieg.

Leider betrachten aber auch viele Befürworter des Dampfens E-Zigaretten als neuartige Hilfsmittel zur Raucherentwöhnung und fordern daher klinische Studien als Beleg für deren Wirksamkeit. Bereits die Verwendung des Begriffs „Wirksamkeit" weist auf Verwurzelung im pharmazeutischen Bereich hin. „Wirksamkeit" ist als Eigenschaft von Arzneimitteln oder therapeutischen Verfahren zur günstigen Beeinflussung von Krankheiten definiert, die in randomisiert-kontrollierten Interventionsstudien objektiv ermittelt wird. Derartige Studien sind der Goldstandard zur Beurteilung der Wirksamkeit von Arzneimitteln und medizinischer Therapien. E-Zigaretten sind aber keine Arzneimittel, und der Umstieg vom Rauchen auf das Dampfen ist keine Therapie, sondern eine durch viele Faktoren, unter anderem auch soziologische Einflüsse, determinierte Verhaltensänderung, die in kontrollierten Studien nur schwer erfassbar ist. Meines Erachtens sind daher klinische Studien zur „Wirksamkeit“ von E-Zigaretten bei der Raucherentwöhnung ebenso entbehrlich wie Studien zur „Wirksamkeit“ von grünem Tee bei der Entwöhnung vom Kaffeetrinken.

Dennoch wurden solche Studien durchgeführt, wobei die im höchst angesehenen *New England Journal of Medicine* publizierte Studie von Kollegen Peter Hajek und Mitarbeitern (*Queen Mary University*, London) aufgrund ihren hohen Qualität besonders viel Beachtung fand [321]. In der Studie wurden 886 erwachsene Raucherinnen und Raucher, die ein nationales Raucherentwöhnungsservice (*U.K. National Health Service stop-smoking services*) in Anspruch genommen hatten, mittels Zufallsauswahl (*randomisiert*) zwei Gruppen zugeteilt: entweder Nikotinersatzprodukte freier Wahl, die auch kombiniert oder gewechselt werden durften, oder wiederbefüllbare E-Zigaretten (Tanksysteme). In der Dampfer-Gruppe bekamen die Versuchspersonen zunächst eine Flasche Liquid mit 18 mg/ml Nikotin mit der Empfehlung, später selbst Liquid ihrer Wahl zu kaufen. Die Studie war also randomisiert, aber aufgrund der Variabilität der eingesetzten Mittel nicht kontrolliert und aus naheliegenden Gründen auch nicht verblindet. Das vollständige einjährige Studienprogramm hatten 698 Versuchspersonen (78,8 Prozent) absolviert. Die biochemisch validierten Abstinenzraten zeigten, dass nach einem Jahr 9,9 Prozent in der Nikotinersatz-Gruppe und 18 Prozent in der Dampfergruppe abstinent waren. E-Zigaretten waren also in dieser Studie knapp doppelt so wirksam wie Nikotinersatzprodukte. Mittels Fragebögen wurden Zufriedenheit sowie Häufigkeit und Dauer des Gebrauchs der Hilfsmittel erhoben. Die Ergebnisse zeigten, dass die Nutzer von E-Zigaretten diese als signifikant angenehmer und hilfreicher empfanden und sowohl häufiger als auch länger verwendeten als die Nutzer der Nikotinersatzprodukte ihre Pflaster, Kaugummis und Sprays. Am Ende der Studie hatten 80 Prozent der abstinenten Versuchspersonen in der Dampfergruppe noch immer E-Zigaretten genutzt, während nur neun Prozent weiterhin Nikotinersatzprodukte konsumierten. In einer weiteren, erst kürzlich publizierten Studie wurde die Überlegenheit von E-Zigaretten gegenüber Nikotinersatzprodukten ebenfalls beobachtet, wenn auch der Zeitraum vergleichsweise kurz und die Anzahl der Versuchspersonen gering war [322]. Nach 4-6 Wochen betrugen die Abstinenzraten mit E-Zigaretten 62,2 Prozent, mit Nikotinersatzprodukten hingegen nur 34.8 Prozent.

Wie zu erwarten, wurde die Studie von Hajek *et al.* in Dampferkreisen begeistert aufgenommen, während Gegner heftige Kritik übten und vor allem die dauerhafte Nutzung von E-Zigaretten als problematisch einstuften. Sogar die Herausgeber des New England Journal of Medicine haben das Ergebnis in einem Editorial mit allerlei fadenscheinigen Argumenten relativiert [323]. Wesentlicher Kritikpunkt in diesem und anderen Kommentaren zur Studie war die Dauer des Gebrauchs. Nikotinersatzprodukte sollen die Entwöhnungsphase von Raucherinnen und Rauchern unterstützen und dann möglichst bald wieder abgesetzt werden. Nachdem das Ziel der Studie von Hajek *et al.* die Ermittlung der therapeutischen Wirksamkeit von E-Zigaretten war, wurden für E-Zigaretten – logisch stringent – dieselben Kriterien wie für medizinische Nikotinprodukte herangezogen. Da die überwiegende Mehrheit der Versuchspersonen nach einem Jahr noch immer dampfte, seien E-Zigaretten zur Raucherentwöhnung ungeeignet und deren Existenzberechtigung in Frage zu stellen, so die Argumente der Gegner. Das unterstreicht meine zuvor geäußerte prinzipielle Kritik an Studien zur Wirksamkeit von E-Zigaretten und illustriert die Gefahr deren Einstufung als Nicorette® 2.0. Des Weiteren wurde in den Kommentaren auch auf die Gefährdung von Kindern und Jugendlichen durch angeblich epidemisch anwachsenden Gebrauch von E-Zigaretten durch Minderjährige hingewiesen. Dieses Thema werde ich im nächsten Abschnitt diskutieren.

Zuvor wäre aber noch die Problematik des *dual use* zu erwähnen, des Gebrauchs von E-Zigaretten durch Personen, die weiterhin rauchen. Der Anteil ehemaliger Raucherinnen und Raucher, die als *dual user* zu klassifizieren sind, beträgt, wie wir gesehen haben, zwischen 50 und 75 Prozent. Selbstverständlich ist nur der vollständige Umstieg auf das Dampfen als Rauchstopp einzustufen, und die Zigarettenabhängigkeit bleibt auch bei Einschränkung des Rauchens aufrecht. Es sollte daher das Ziel sein, früher oder später komplett umzusteigen. Allerdings werden von Gesundheitsbehörden und der Tabakkontrolle zahlreiche Argumente gegen *dual use* vorgebracht, die sachlich unbegründet sind und für den Kampf gegen E-Zigaretten missbraucht werden. So wird beispielsweise kritisiert, Raucherinnen und Raucher würden E-Zigaretten vorwiegend zur Umgehung von Rauchverboten nutzen und durch die zusätzlichen Gelegenheiten des Konsums mehr Nikotin aufnehmen als beim ausschließlichen Rauchen. Das ist aber aufgrund der bereits erläuterten „Selbsttitration", also der unbewussten „Dosisanpassung" mit Nikotin unwahrscheinlich. Alle bisher dazu veröffentlichten Studien belegen unbewusste Regulierung der Blutspiegel von Nikotin sowohl beim Dampfen als auch beim Rauchen.

Bei dieser Diskussion wird zumeist das Ausmaß der Reduktion des Rauchens von *dual usern* ausgeblendet. In Umfragen wird nur selten hinterfragt, ob man seinen Zigarettenkonsum von 40 Stück auf 35 oder auf vier Stück pro Tag reduziert hat. Und auch der Zeitraum von *dual use* bleibt zumeist unberücksichtigt. In vielen Fällen ist *dual use* ein Übergangsstadium zu Beginn des Umstiegs. Auch ich war zu Beginn *dual user* und habe einige Wochen lang parallel zum Dampfen weiterhin jeden Tag einige Zigaretten geraucht. Das trifft übrigens auch auf den Gebrauch von Nikotinersatzprodukten zur Raucherentwöhnung zu. Eine kürzlich publizierte Umfrage unter den Teilnehmern der *Smoking Toolkit Study* in Großbritannien zeigte, dass die Nutzung von E-Zigaretten zu signifikant stärkerer Reduktion des Zigarettenkonsums führte als Nikotinersatzprodukte [324].

Als Laie würde man meinen, dass jede nicht gerauchte Zigarette eine gute Zigarette ist, aber diese Auffassung wird von der Tabakkontrolle aufgrund angeblicher Nicht-Linearität der schädlichen Wirkungen von Tabakrauch nicht geteilt. Was hat es mit dieser Nicht-Linearität auf sich? Demnach würde die Schädlichkeit von Tabakrauch nicht mit zunehmender Dosis linear zunehmen, sondern maximale Schädlichkeit würde bereits bei geringer Exposition auftreten. Überspitzt formuliert, wäre es egal ob man eine oder 40 Zigaretten täglich raucht. Beim Rauchstopp gäbe es dann nur zwei Alternativen: ganz oder gar nicht. Diese Behauptung widerspricht nicht nur dem Hausverstand, sondern auch dem Gesetz der Dosisabhängigkeit von Wirkungen und nicht zuletzt auch einem Großteil der verfügbaren Daten. So steigt das Risiko von Lungenkrebs in allen publizierten Studien linear mit der Anzahl der täglich gerauchten Zigaretten und der Dauer des Rauchens an und fällt zeitabhängig nach dem Rauchstopp wieder ab. Worauf beruht dann die Behauptung der Nicht-Linearität der Schädlichkeit? Tatsächlich ist eine derart deutliche Dosis-Abhängigkeit bei der Assoziation des Rauchens mit einem erhöhten Herzkreislauf-Risiko nicht ersichtlich. Normalerweise würde man bei fehlender Dosisabhängigkeit eine beobachtete Assoziation als nicht-kausal bewerten, da ein wesentliches Kriterium für Kausalität von Bradford Hill nicht erfüllt ist. In dem Fall kommt aber erschwerend hinzu, dass die Effektstärke deutlich geringer ist als beim Lungenkrebs. In Anbetracht der großen Variabilität der Daten ist es daher wesentlich schwieriger, die Dosisabhängigkeit der Erhöhung des Herzkreislauf-Risikos nachzuweisen. Die Nicht-Linearität der schädlichen Wirkung von Tabakrauch ist ebenso wie die fehlende Untergrenze für die krebserregende Wirkung von Schadstoffen eine sachlich ungerechtfertigte Behauptung der Tabakkontrolle zur Propagierung ihrer Agenda. Man hofft offenbar, damit Raucherinnen und Raucher zum wünschenswerten Vollausstieg bewegen zu können. Allerdings ist zu befürchten, dass man damit all jene demotiviert, die ihren Zigarettenkonsum einschränken könnten, das hehre Ziel völliger Abstinenz aber als unerreichbar betrachten.

Zuletzt möchte ich noch auf die besonders erstaunliche Behauptung eingehen, der Gebrauch von E-Zigaretten würde den Rauchstopp nicht nur nicht fördern sondern diesen sogar behindern. Es mag wenig überraschen, dass diese Behauptung auf einer 2016 publizierten Metaanalyse von Stanton Glantz beruht [325], den wir bereits in früheren Kapiteln als Scharlatan der Forschung rund um Rauchen und E-Zigaretten kennengelernt haben. Die Evaluierung von 38 relevanten Studien zeigte angeblich, dass die Benutzung von E-Zigaretten die Wahrscheinlichkeit eines erfolgreichen Rauchstopps um 28 Prozent erniedrigen würde. Wie gelangte Stanton Glantz zu diesem Ergebnis, das allen bereits damals verfügbaren und auch den hier besprochenen aktuellen Studien widerspricht? Wie so oft wendete er dazu einen Trick an, der in diesem Fall auf subtilen Einschluss- und Ausschlusskriterien beruhte, deren Diskussion hier zu weit führen würde. In einem Kommentar zur Studie von Kalkhoran & Glantz erläuterte Professor Hajek, dass man mit diesem Trick auch nachweisen könne, dass Klavierunterricht die Fähigkeit zum Klavierspielen vermindert oder Brillen die Sehkraft verschlechtern [326]. Obwohl diese Studie vielfach kritisiert – um nicht zu sagen zerrissen – wurde, wird sie von den Gegnern weiterhin als Argument gegen E-Zigaretten aus dem Hut gezaubert, wann immer das erforderlich ist.

Die Behauptung E-Zigaretten würden den Rauchstopp nicht fördern oder diesen sogar behindern, widerspricht allen verfügbaren Studien [327] ebenso wie den Erfahrungen von Millionen Umsteigern, die ohne dieses Hilfsmittel den Rauchstopp niemals geschafft hätten. Zahlreiche Erfahrungsberichte von Umsteigern sind im Internet öffentlich einzusehen [217].

10.11 „E-ZIGARETTEN SIND EINSTIEGSDROGEN FÜR JUGENDLICHE"

Als E-Zigaretten bei uns noch weitgehend unreguliert verkauft wurden, also bis etwa 2015/16, wurde Frau Dr. Pötschke-Langer, damals Leiterin der Stabsstelle für Krebsprävention am DKFZ, nicht müde, vor den Gefahren von E-Zigaretten für Kinder und Jugendliche zu warnen. In öffentlichen Vorträgen zeigte sie regelmäßig Fotos von mit Glitzersteinchen besetzen E-Zigaretten und ähnlichem Tand, mit dem die Hersteller versuchen würden, vor allem junge Mädchen zum Dampfen und damit später zum Rauchen zu verführen. Das war die Geburt der E-Zigarette als Einstiegsdroge, als Gateway zum Rauchen von Minderjährigen. Bereits damals hat die Mehrheit der Händler in gemeinsamer Selbstbeschränkung zur Vermeidung dieses Vorwurfs E-Zigaretten nicht an Jugendliche verkauft. Und es war bereits absehbar, dass in naher Zukunft das Dampfen für Jugendliche verboten werden würde, was dann auch der Fall war. Damit wäre der Fall erledigt, sollte man meinen. Weit gefehlt! Wie in allen anderen Bereichen, sei es Alkohol, Drogen, Waffen oder Pornografie, funktioniert der Jugendschutz auch bei E-Zigaretten nicht lückenlos. Minderjährige finden Mittel und Wege zur Erlangung verbotener Dinge, und je strikter etwas verboten ist, umso interessanter wird es für Teenager. Die Soziologie lehrt uns, dass es einen gewissen Prozentsatz an Risiko suchenden Jugendlichen gibt, an Jugendlichen die durch Verbote und Gefahren gereizt werden und gelegentlich sogar fatal endende Mutproben ablegen. Die meisten von uns haben als Teenager zu rauchen begonnen, um cool zu sein und dazuzugehören. Der Gruppendruck war groß und die Gefahr der Bestrafung durch Eltern oder Lehrer machte das Rauchen nochmals reizvoller. Mit Verboten, und seien sie noch so streng, wird man niemals die Umgehung dieser Verbote durch Teenager völlig unterbinden können. Sachliche Aufklärung ist wohl der deutlich effizientere Weg zum Schutz unserer Jugend. Allerdings ist es schwierig, Jugendliche über die Schädlichkeit des Dampfens aufzuklären, ohne sie anzulügen. Daher hat man beschlossen zu lügen, nicht existente Gefahren an die Wand zu malen und diese Warnungen in Form von Horrorvideos zu verbreiten, in denen die Gehirne dampfender Jugendlicher von Würmern zerfressen werden und dergleichen [328]. Dass dies der richtige Weg ist, wage ich zu bezweifeln. Junge Leute sind nicht so dumm, wie die Macher solcher Videos zu glauben scheinen.

Das Dampfen wäre tatsächlich eine ernsthafte Bedrohung für die Gesundheit Jugendlicher, wenn E-Zigaretten Einstiegsdrogen wären und ein Gateway zum Rauchen öffnen würden. Der Begriff „Einstiegsdroge" ist weithin gebräuchlich, aber wissenschaftlich nicht wohl definiert, mit entsprechend schwammiger Bedeutung. Gemeinhin stellt man sich darunter eine vergleichsweise harmlose Droge vor, beispielsweise Marihuana, deren Konsum in weiterer Folge zum Gebrauch harter Drogen, beispielsweise Heroin, verleitet. Als Beleg dafür dienen in epidemiologischen Studien beobachtete Assoziationen. Beobachtet man zum Beispiel, dass Nutzer von Marihuana häufiger als Kontrollgruppen Heroin konsumieren, schlussfolgert man, dass Marihuana-Konsum zu Heroin-Konsum führt. Auf diese Weise kann man eine anscheinend stringente Kausalkette mit E-Zigaretten als Ausgangspunkt bilden: Dampfen –(führt zu)–> Rauchen –(führt zu)–> Alkoholmissbrauch –(führt zu)–> Drogenmissbrauch –(führt zu)–> kriminellem Verhalten und Prostitution. Für die Assoziationen zwischen den paarweisen Gliedern dieser Kette findet man reichlich Belege in der Fachliteratur. Resultiert daraus die Schlussfolgerung, dass das Dampfen kriminelles Verhalten und Prostitution zur Folge hat? Ich vermute, dass sich nicht einmal Stanton Glantz zu einer derartigen Behauptung hinreißen ließe. Der Trugschluss beruht auf der fälschlichen Interpretation von Assoziationen als kausal begründet, im Sinne von „verursacht". Während der Trugschluss bei Betrachtung der gesamten hier vorgestellten Kette offensichtlich ist, erscheint die Schlussfolgerung bei einzelnen Gliedern der Kette durchaus plausibel. Alkoholmissbrauch könnte tatsächlich den Missbrauch von Drogen zur Folge haben, diesen also „verursachen". Und dass der Gebrauch von E-Zigaretten früher oder später zum Zigarettenrauchen verleitet, erscheint ebenfalls plausibel. Ob das der Fall ist, werden wir noch diskutieren.

Die Gefährdung Minderjähriger ist heute das zentrale Argument nationaler Regierungen für massive Einschränkungen oder gar Verbote des Dampfens für Erwachsene. Der Jugendschutz hat Präferenz vor reduziertem Gesundheitsrisiko erwachsener Raucherinnen und Raucher. Da die rauchenden Erwachsenen irgendwann aussterben werden, kann man das Tabakproblem lösen, indem man den Einstieg von Jugendlichen verhindert, scheint die menschenverachtende Überlegung dahinter zu sein. Anders ist es nicht zu erklären, dass man Erwachsenen ein Produkt vorenthalten möchte, weil dieses durch Jugendliche missbräuchlich verwendet werden könnte. Alkohol richtet mehr Schaden an als alle anderen legalen und illegalen Drogen (siehe Abb. 11), ist aber für Erwachsene in beliebiger Menge erhältlich, mit Einschränkungen ist der Verkauf alkoholischer Getränke sogar an Minderjährige gestattet. Es drängt sich der Verdacht auf, dass die Gefährdung Jugendlicher durch das Dampfen als öffentlich wirkungsvolles Argument zur Beseitigung von E-Zigaretten aufgeblasen und missbraucht wird. Wer würde die Frage „Wollen Sie unsere Kinder gefährden?“ ruhigen Gewissens mit „Ja“ beantworten? Die schützenswerten Kinder greifen als Argument bei besorgten Eltern gleichermaßen wie bei Lehrerinnen und Lehrern, und das hatte in den USA Auswirkungen, über die man nur den Kopf schütteln kann, wie wir noch sehen werden. Aber schauen wir uns zunächst die Zahlen an, zuerst für Deutschland und Großbritannien und dann für die USA, wo gemäß Verlautbarungen von Gesundheitsorganisationen angeblich eine Dampf-Epidemie unter Jugendlichen ausgebrochen ist.

Laut aktuellen Daten der „Deutschen Befragung zum Rauchverhalten“, der sogenannten DEBRA-Studie betrug der Anteil der 14- bis 17-Jährigen, die in Deutschland im Jahr 2018 dampften 0,9 Prozent, 2019 waren es 1,7 Prozent [329]. Im Jahr 2018 betrug die Raucherquote in dieser Altersgruppe übrigens 6,6 Prozent (Quelle: statista.de). Bei diesen Zahlen bleibt allerdings unklar, welcher Anteil der Jugendlichen regelmäßig dampft oder dies nur gelegentlich aus Neugierde oder zum Spaß tut. Ebenso wenig geht aus den Zahlen das Rauchverhalten der dampfenden Jugendlichen hervor. Wie groß ist der Anteil bereits rauchender Jugendlicher, die teilweise oder ganz auf E-Zigaretten umgestiegen sind gegenüber jenen, die niemals geraucht hatten und zu dampfen begonnen hatten? Diese Frage wird durch Umfragedaten aus Großbritannien beantwortet, wo das Rauch- und Dampfverhalten Jugendlicher seit vielen Jahren sorgfältig beobachtet und dokumentiert wird. Gemäß aktuellen Informationen der *Action on Smoking and Health* (ASH) [330] haben 1,6 Prozent der 11- bis 18-Jährigen im Jahr 2019 mindestens einmal pro Woche eine E-Zigarette benutzt, von den nichtrauchenden Jugendlichen in dieser Altersgruppe war das eine vernachlässigbare Minderheit von 0,1 Prozent. Abbildung 17 zeigt die Daten aufgeschlüsselt nach Häufigkeit des Gebrauchs. Die aktuellen Zahlen bestätigen Umfragedaten aus den Jahren 2015 und 2016, die nahezu identische Ergebnisse lieferten [271] (Abb. 18). Abgesehen von gelegentlichem Experimentieren benutzen Jugendliche demnach – ähnlich wie Erwachsene – E-Zigaretten nahezu ausschließlich als Alternative oder ergänzend zu Tabakzigaretten. Nachdem außerdem die Raucherquoten von Jugendlichen kontinuierlich abnehmen, hatten E-Zigaretten offenbar keine neue Welle an Raucherinnen und Rauchern zur Folge, wie vielfach behauptet wird.

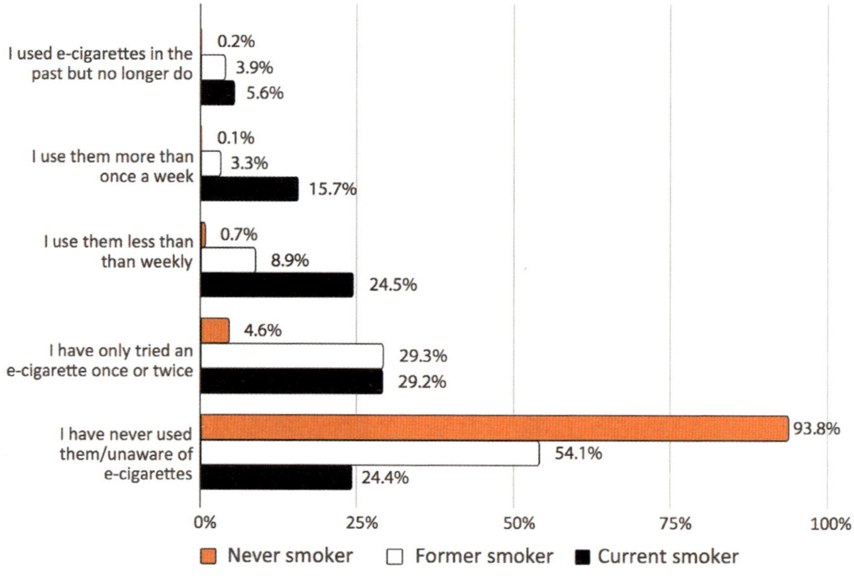

Abbildung 17: Gebrauch von E-Zigaretten durch Minderjährige in Großbritannien 2019, aufgeschlüsselt nach dem Rauchverhalten.

Nun zur Situation in den USA, die bei uns zwar vielfach als irrelevant erachtet wird, aber langfristig wahrscheinlich erhebliche Konsequenzen für die weltweite Regulierung des Dampfens haben wird. In den USA haben Gesundheitsbehörden, allen voran die CDC, eine E-Zigaretten-Epidemie unter Minderjährigen ausgerufen. Bevor wir uns die zugrunde liegenden Zahlen ansehen, möchte ich einen wesentlichen Punkt klarstellen, in dem sich die USA von Europa unterscheiden. In USA sind alle nikotinhaltigen Erzeugnisse – abgesehen von medizinischen Nikotinersatzprodukten – als Tabakprodukte klassifiziert, sofern sie aus Tabak isoliertes Nikotin enthalten. Die gesetzliche Regulierung von Tabakprodukten gehört zum Aufgabenbereich der FDA, wo dafür eine eigene Abteilung, das *Center for Tobacco Products* (CTP) zuständig ist. Dass es unsinnig ist, Produkte nach dem Ursprung eines Inhaltsstoffs zu klassifizieren, ist vermutlich allgemein einsichtig, aber das ist die derzeit geltende Rechtslage in den USA. Liquids mit

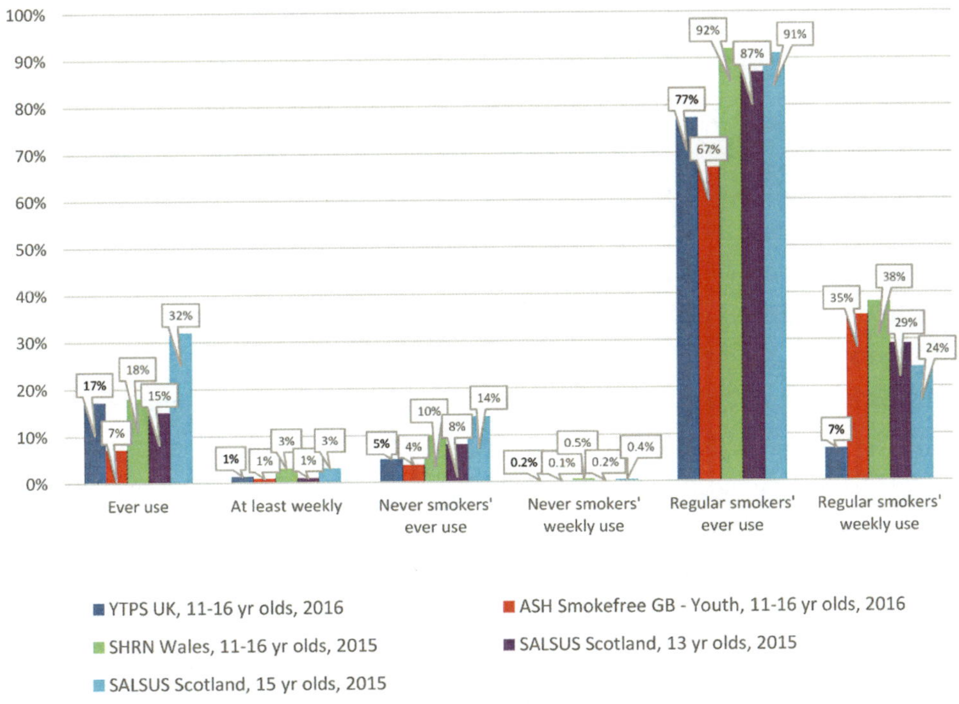

Abbildung 18: Gebrauch von E-Zigaretten durch Minderjährige in Großbritannien von 2015 und 2016, aufgeschlüsselt nach dem Rauchverhalten.

Nikotin aus Tabakpflanzen unterliegen der Regulierung durch die FDA, Liquids mit Nikotin aus Blättern von Tomatenpflanzen nicht. Es erübrigt sich zu erwähnen, dass in beiden Liquids die identische Substanz enthalten ist. Aufgrund der Einstufung von E-Zigaretten als Tabakprodukte wird in öffentlichen Warnungen der CDC und anderer Gesundheitsorganisationen nur eingeschränkt zwischen tödlichen Verbrennungszigaretten und weitgehend harmlosen E-Zigaretten unterschieden.

Die CDC veröffentlichen regelmäßig Zahlen zum Anteil der Jugendlichen, die in den vergangenen 30 Tagen eine E-Zigarette benutzt hatten, anstatt die tatsächlich relevanten Daten zum täglichen Gebrauch zu liefern. Laut aktueller Veröffentlichung der CDC haben 2019 27,5 Prozent, also ein wenig mehr als jeder Vierte der 14- bis 18-Jährigen (*high school students*) in den vergangenen 30 Tagen mindestens einmal eine E-Zigarette benutzt. Das entspricht laut CDC einem Anstieg von 1,5 Prozentpunkten seit 2011 [331]. Die CDC berichten auch über die Häufigkeit des Gebrauchs anderer Tabakprodukte. In dieser Altersgruppe betrug die Prävalenz des Zigarettenrauchens in den vergangenen 30 Tagen laut CDC-Bericht 5,8 Prozent und hat im Vergleich zu 2011 um 15,8 Prozentpunkte abgenommen. Wir fassen also zusammen: Von 2011 bis 2019 hat das Dampfen von 14- bis 18-Jährigen um 1,5 Prozentpunkte zugenommen, während das Rauchen von 21,6 Prozent auf ein Rekordtief von 5,8 Prozent gesunken ist. Auch in den USA haben E-Zigaretten offenbar zu keiner Renormalisierung des Rauchens geführt, wovor regelmäßig gewarnt wird. Das sind doch ausgesprochen gute Nachrichten.
Interessant wäre der Anteil dampfender Nichtraucherinnen und Nichtraucher unter den Jugendlichen. Diese Zahl wird von den CDC nicht gut sichtbar veröffentlicht und erst bei sorgfältiger Analyse der Daten ersichtlich. Eine derartige Analyse durch Professor Brad Rodu ergab, dass 2018 in den USA 0,6 Prozent der 14- bis 18-Jährigen (*high school students*) regelmäßig dampften [332]. Somit wurden von insgesamt 14,8 Millionen Teenagern in dieser Altersgruppe etwa 95.000 zum Gebrauch von E-Zigaretten „verführt“. Alle anderen, also rund 14,7 Millionen oder 99,4 Prozent der 14- bis 18-Jährigen, haben entweder nicht gedampft oder das Rauchen ganz oder teilweise durch das Dampfen ersetzt. Wiederum ausgesprochen gute Nachrichten. Und selbst bei den restlichen 0,6 Prozent ist unklar, ob sie ohne

Verfügbarkeit von E-Zigaretten abstinent geblieben wären oder zu rauchen begonnen hätten.

Im Deutschland, Großbritannien und den USA verwenden offensichtlich Minderjährige zunehmend E-Zigaretten anstatt herkömmlicher Tabakzigaretten. Leider wird die daraus resultierende Assoziation zwischen Dampfen und Rauchen vielfach kausal interpretiert, und das Dampfen als Ursache für das Rauchen von Jugendlichen verantwortlich gemacht. Als Beispiel dafür möchte ich eine Studie aus Deutschland heranziehen, deren Ergebnis der federführende Autor Dr. Hanewinkel in Medienberichten und TV-Interviews als Beweis der „Gateway-Hypothese“, also der Vorstellung E-Zigaretten wären Einstiegsdrogen in das Rauchen, propagiert hat [333]. In der Studie wurden Schülerinnen und Schüler aus 10. Klassen (15 bis 16 Jahre alt) über einen Zeitraum von sechs Monaten regelmäßig zu ihrem Rauch- und Dampfverhalten befragt. Zu Beginn der Untersuchung gaben 14,3 Prozent (313) der Befragten an, schon einmal eine E-Zigarette ausprobiert zu haben. Einer von fünf dieser Jugendlichen (21,6 Prozent) hatte im Verlauf von sechs Monaten begonnen mit Tabakzigaretten zu experimentieren, aber nur einer von zehn (9,9 Prozent), die noch keine Erfahrungen mit dem Dampfen gemacht hatten. Daraus schließt Hanewinkel, jedenfalls laut seinen Äußerungen in den Medien, dass das Experimentieren mit E-Zigaretten späteres Rauchen zur Folge hatte, dieses also verursacht hat. Einen ähnlich starken Effekt hatte das Ausprobieren von E-Zigaretten übrigens auch auf das spätere Komasaufen (*binge drinking*). Gelegentliches Dampfen veranlasst also Jugendliche anscheinend nicht nur zum Rauchen sondern auch zu Alkoholmissbrauch. Selbst diese ausgesprochen erstaunliche Implikation der Daten veranlasste die Autoren offenbar nicht dazu, die Plausibilität ihrer Ergebnisse zu hinterfragen. In der Diskussion der veröffentlichten Arbeit betonen sie zwar, dass die Studie keine Schlussfolgerungen über die Langzeiteffekte des Dampfens auf das spätere Verhalten zulässt, diese entscheidende Einschränkung wurde den Medien und damit der Öffentlichkeit jedoch vorenthalten. In der Fachliteratur findet man eine nahezu unüberschaubare Anzahl an Publikationen zu teilweise haarsträubenden Folgen des Dampfens, bei denen durchwegs der gleiche Fehler gemacht wird: kausale Interpretation von Assoziationen oder zeitlich aufeinanderfolgenden Verhaltensweisen. Wenn Ereignis B zu einem späteren Zeitpunkt auftritt als

Ereignis A, bedeutet das nicht notwendigerweise, Ereignis A hätte Ereignis B verursacht. Clive Bates kommentiert Ergebnisse wie jene von Hanewinkel und Mitarbeitern üblicherweise lakonisch mit *Kids who try stuff try stuff*, Kinder die Dinge ausprobieren, probieren eben allerlei Dinge aus.

Angeblich die Gateway-Theorie unterstützende Studien sind durchwegs mit dem Problem konfrontiert, dass die untersuchten Verhaltensweisen durch individuelle persönliche Eigenschaften gemeinsam beeinflusst werden können, Confounding aufgrund der Persönlichkeit. Außerdem ist die Richtung der Kausalität zumeist unklar: fördern E-Zigaretten das Rauchen oder verwenden Raucherinnen und Raucher eher E-Zigaretten als Nichtraucherinnen und Nichtraucher? Carl V. Phillips hat sich vor einigen Jahren in einer exzellenten und zur Lektüre empfohlenen Schlüsselpublikation sehr detailliert mit Gateway-Theorien beschäftigt [334]. Das diesen Theorien zugrunde liegende Konzept der „Einstiegsdroge" geht auf den Krieg gegen Cannabisprodukte in den 1950er Jahren zurück, der Begriff „Gateway" wurde von dem Nobelpreisträger Eric Kandel geprägt. Gemeinsam mit seiner Frau Denise hat er 2014 im renommierten *New England Journal of Medicine* eine zellbiologische Erklärung für die Eigenschaft von Nikotin als *gateway drug* vorgeschlagen. Als Beleg legten die Kandels experimentelle Befunde vor, wonach die Behandlung von Mäusen mit Nikotin die Tiere kokainabhängig machte [335]. Obwohl in der Studie das Verhalten der Mäuse nicht untersucht wurde und die Ergebnisse dieser Studie keinerlei Schlussfolgerungen auf das Dampfen von Menschen unter realen Bedingungen erlaubten, warnten die Autoren in der Diskussion und auch in den Medien davor, dass E-Zigaretten zum Rauchen und zum Konsum illegaler Drogen verleiten könnten. Diese Warnungen wurden von vielen ihrer Kolleginnen und Kollegen wortgetreu übernommen und über die Medien verbreitet. Tatsächlich nahm die Prävalenz des Kokainkonsums in der Bevölkerung aber erst signifikant zu, nachdem die Raucherquoten seit langem permanent gesunken waren. Es gibt keine Evidenz für einen kausalen Zusammenhang zwischen Rauchen und Kokainabhängigkeit, und die Schlussfolgerungen der Kandels wurden von zahlreichen Experten kritisiert [336]. Phillips führt dazu aus, dass die Gateway-Hypothese Aktivisten gelegen kommt, die aus welchen Gründen auch immer ein bestimmtes Verhalten ablehnen, diese Ablehnung aber nicht sachlich begründen können.

Ohne auf die detaillierten Ausführungen von Carl Phillips einzugehen, möchte ich die Frage stellen, die auch er stellt: Warum sollte man wenn man niemals geraucht hat und zu Dampfen begonnen hat, danach auf das Rauchen umsteigen? Die zahlreichen Vorteile des Dampfens machen das extrem unwahrscheinlich. Ein derartiger Verhaltenswechsel würde daher allenfalls durch gesetzliche Maßnahmen wie Verbote oder hohe Besteuerung von E-Zigaretten erzwungen, könnte dann aber nicht als Gateway bezeichnet werden. Was meint man überhaupt konkret mit „Gateway"? Offenbar, dass Verhalten A ein anderes Verhalten B zur Folge hat, dieses also verursacht. Abseits philosophischer Spitzfindigkeiten interpretiert man die Implikation „wenn A, dann B" üblicherweise als „A versursacht B". Demnach würde das Ereignis B immer dann eintreten, wenn A zutrifft und nicht eintreten, wenn A nicht zutrifft. Allerdings mit der Einschränkung, dass alle anderen Faktoren, die das Eintreten von B beeinflussen könnten, konstant bleiben. Und das ist der springende Punkt: In der realen Welt gibt es unzählige Faktoren, die das Eintreten von Ereignissen, oder im konkreten Fall eine Verhaltensänderung, beeinflussen können. Daher – und aus anderen, tiefer gehenden philosophischen Gründen – lässt sich Kausalität prinzipiell nicht beweisen, wie der Philosoph David Hume bereits im 18. Jahrhundert erkannt hat. Wenn man E-Zigaretten als Gateway zum Rauchen bezeichnet, behauptet man jedenfalls implizit, dass die betroffenen rauchenden Jugendlichen in einer Welt ohne E-Zigaretten nicht zu Rauchen begonnen hätten. Eine solche Behauptung lässt sich weder beweisen noch widerlegen. Die Gateway-Hypothese ist daher im Sinne von Sir Karl Popper nicht falsifizierbar und objektiver Wissenschaft nicht zugänglich.

Häufig behaupten Befürworter des Dampfens, die Gateway-Hypothese sei bereits widerlegt worden. Aus den genannten Gründen ist das nicht richtig. Allerdings kann man die Argumente prüfen, die für oder gegen diese Hypothese sprechen. Ist es plausibel, dass nichtrauchende Jugendliche E-Zigaretten entdecken, Geschmack an Mangoliquid finden und daraufhin zu rauchen beginnen? Wie viele solcher Jugendlicher gibt es weltweit? Wie groß muss deren Anzahl sein, um die Behauptung eines Gateway-Effekts zu rechtfertigen? Die parallel zur zunehmenden Verbreitung von E-Zigaretten sowohl in Europa als auch in den USA laufend abnehmenden Raucherquoten von Jugendlichen sind ein sehr starkes Indiz gegen einen

Gateway-Effekt. Und niemand der selbst dampft hält es für plausibel, dass man freiwillig wohlschmeckende E-Zigaretten gegen kratzende, übelriechende und nachweislich gesundheitsschädliche Tabakzigaretten eintauschen würde. Die wahrscheinlichste und mit allen verfügbaren Daten vereinbare Schlussfolgerung ist, dass zum Rauchen neigende Jugendliche ebenso wie Erwachsene E-Zigaretten als risikoreduzierte Alternative zu Tabakzigaretten ausprobieren und gegebenenfalls auch längerfristig verwenden.

In den USA sahen sich FDA und CDC aufgrund der Daten zur Häufigkeit des Ausprobierens von E-Zigaretten (*ever tried*) durch Jugendliche zur Ausrufung einer Dampf-Epidemie unter Teenagern (*teenage vaping epidemic*) veranlasst. Die dem zugrunde liegenden Daten sind meines Erachtens irrelevant, da das einmalige Ausprobieren einer E-Zigarette Teenager nicht zu Dampferinnen und Dampfern macht. E-Zigaretten haben nach wie vor den Nimbus des Neuen und erwecken damit die Neugierde von Teenagern, die diese Geräte ausprobieren und dann wieder beiseitelegen. Wie wir gesehen haben, ist der Anteil regelmäßig dampfender Teenager, die nicht rauchen oder zuvor nicht geraucht haben, verschwindend gering (0,6 Prozent). Von einer Epidemie ist weder in den USA noch anderswo eine Spur zu entdecken. Dennoch wurde in den USA 2018 eine solche Epidemie ausgerufen und über alle verfügbaren Kanäle öffentlichkeitswirksam verbreitet. Im Vordergrund stand dabei das Schreckgespenst einer neuen Generation von Nikotinsüchtigen, die von der Tabakindustrie aus Gewinnsucht herangezüchtet werden soll. Mit finanzieller Unterstützung in Milliardenhöhe durch die *Bloomberg Philantropies* wurden diverse abschreckende Aktionen im Internet gestartet, mit öffentlichen Mitteln wurden TV-Spots lanciert [328]. Dieser Aktivismus hatte Erfolg: fehlinformierte Eltern sahen ihre Kinder bereits als Nikotinjunkies in der Gosse, Schulen wurden nervös und fühlten sich zu Gegenmaßnahmen verpflichtet, und in der Bevölkerung entwickelte sich eine Anti-Dampf-Bewegung mit nahezu psychotischen Zügen. Wenn die Kinder in Gefahr sind, ist Schluss mit lustig.

Eine wesentliche Rolle in dieser Epidemie spielte die von Adam Bowen und James Monsees gegründete Firma *Juul Labs* (damals noch *Pax Labs*), die 2015 mit einem optisch ansprechenden kleinen Podsystem und Nikotinsalz-Liquids (siehe 3.5.) in den US-Markt eintrat und binnen kurzer Zeit zum Marktführer aufstieg. Später wurde die Juul in mehreren Märkten außerhalb der USA eingeführt, Ende 2018 in Deutschland und Mitte 2019, also kurz vor dem „EVALI"-Desaster, auch in Österreich. Es wurden Pods mit verschiedenen Aromen angeboten, die von den Konsumenten durchwegs als geschmacklich hervorragend beurteilt wurden (Abb. 19). Trotz geringer Leistung von etwa acht Watt liefert das Gerät in der US-Variante aufgrund einer vergleichsweise hohen Nikotinkonzentration von 60 mg/ml (5 Gewichtsprozent in 70/30 Glycerin/PG) ausreichend Nikotin zur Befriedigung ehemaliger Raucherinnen und Raucher. In Europa werden dem Limit der TPD2 entsprechend Pods mit knapp 20 mg/ml Nikotin verkauft. Das durch basisches Nikotin verursachte Kratzen im Hals wird durch Neutralisierung der Liquids mit Benzoesäure vermindert. Die Kombination von ausreichend Nikotin und milder Wirkung bei Inhalation hat sicherlich zum kommerziellen Erfolg der Juul in den USA beigetragen. Dazu kommt die in Abschnitt 3.5 besprochene Behauptung der Firma, dass Nikotin aus den Salz-Liquids schneller anflutet als aus herkömmlichen basischen Liquids. Damit war die Nikotinbombe Juul als Bedrohung der amerikanischen Jugend geboren: cooles an USB-Sticks erinnerndes Design, einfache Handhabung und ebenso einfach vor Eltern und Lehrern zu verstecken, hohes Suchtpotential aufgrund von viel Nikotin, das schnell in das Gehirn gelangt, und nicht zuletzt erleichterter Einstieg in das Dampfen durch Entfall

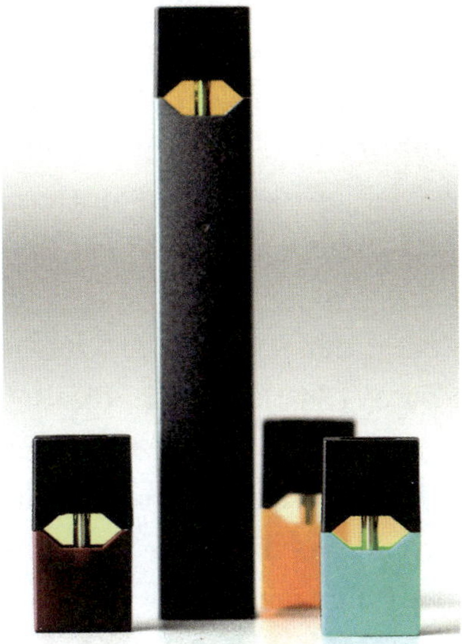

Abbildung 19: E-Zigarette *Juul* mit drei Pods.

des unangenehmen Halskratzens. Die heftigen öffentlichen Warnungen mögen zusätzlich zur Beliebtheit der Juul unter Jugendlichen beigetragen haben. Bald war *juuling* als neues Verb geboren, ohrenschmeichelnde Slogans wie *don't juul at school* wurden verbreitet, und in Panik geratene Schulleiter ließen die WC-Türen entfernen, um heimliches *Juulen* der Schüler zu verhindern [337,338]. Nachdem Ende 2018 der Tabakkonzern Altria, der den IQOS von Philip Morris (Abschnitt 5.2.) in den USA vermarktet, mit fast 13 Milliarden Dollar bei Juul eingestiegen ist, war die Firma *Juul Labs* als Teil der Tabakindustrie endgültig zur Zielscheibe der Tabakkontrolle geworden. Die FDA geriet zunehmend unter Druck von Elternvereinigungen, allen voran der von Michael Bloomberg finanzierten *Campaign for Tobacco-Free Kids* (CTFK), wirksame Maßnahmen gegen die Verbreitung der Juul zu ergreifen.

James Monsees betonte in unzähligen Interviews, dass ihr Gerät für erwachsene Raucherinnen und Raucher und nicht für Minderjährige konzipiert wurde. Die Firma etablierte ausgeklügelte Systeme für die Alterskontrolle von Online-Bestellungen und die Einhaltung des Jugendschutzes durch Offline-Händler. All das genügte aber den Ansprüchen nicht. Zunehmend unter Beschuss gerieten die angeblich kinderfreundlichen Aromen, aus mir unerfindlichen Gründen vor allem Mango. Umfragen unter Jugendlichen zeigten, dass die wohlschmeckenden Aromen eines der Motive für die Nutzung der Juul waren. Daraus wurde abgeleitet, Frucht- und Candyaromen würden gezielt zur Verführung Minderjähriger angeboten, Erwachsene würden Tabakaromen bevorzugen. Dass diese Behauptung nicht nur dem Hausverstand sondern allen publizierten Umfragen unter Erwachsenen widerspricht [166,167,339], wurde geflissentlich ignoriert. Selbstverständlich trägt der Geschmack eines Produkts, egal ob das Eiscreme, ein Softdrink oder eben eine E-Zigarette ist, zu dessen Attraktivität und Beliebtheit bei. Eine ausführliche Diskussion der Aromenverbote in den USA findet man auf dem Blog von Clive Bates [340]. Obwohl die Behauptungen von Gesundheitsorganisationen und der FDA jeder sachlichen Grundlage entbehren, hat *Juul Labs* in vorauseilendem Gehorsam 2019 in den USA den Verkauf aller Fruchtaromen und später auch den Verkauf von Pods mit Minze eingestellt. Somit sind dort zurzeit nur mehr Pods mit zwei unterschiedlichen Tabakaromen und mit Menthol erhältlich.

Publizierte Emissionsanalysen zeigen besonders geringe Schadstoffexposition bei Nutzung der Juul, was aufgrund der vergleichsweise geringen Leistung dieses Geräts auch nicht verwundert [341]. In einer publizierten Arbeit wurde im Dampf der Juul gesundheitsschädliches Benzol nachgewiesen, das durch Pyrolyse der für die Neutralisierung des Liquids zugesetzten Benzoesäure entsteht, allerdings wie so oft ohne Berücksichtigung der Menge [342]. Man müsste 125 ml Liquid, entsprechend 178 Juul-Pods, pro Tag dampfen, um den Grenzwert für inhalatives Benzol zu erreichen [343]. Die Juul ist somit eine der harmlosesten E-Zigaretten am Markt. Dennoch wurde der Ausbruch von „EVALI" (Abschnitt 10.8) mit den in USA vielfach angedachten generellen Verboten von Aromen in Liquids in Verbindung gebracht. In der Bevölkerung entstand so der Eindruck, die Aromen würden zur kolportierten tödlichen Wirkung des Dampfens beitragen. Die Argumente gegen Aromen beruhten nicht auf möglicher Gesundheitsschädigung sondern der angeblichen Verführung von Teenagern, weder die FDA noch die CDC hatten vor schädlichen Wirkungen von Aromen gewarnt. Aber das wurde niemals öffentlich klargestellt. Aromen – und allen voran die Fruchtaromen von Juul – waren in der öffentlichen Wahrnehmung potentiell tödlich und deren Verbot daher mehr als angebracht. Tatsächlich folgten einige Bundesstaaten in den USA der allgemeinen Verunsicherung und dem öffentlichen Druck durch Verbot von aromatisierten Liquids mit Ausnahme von Tabakaroma. Mit Ungarn sowie neuerdings Estland und den Niederlanden sind die ersten Mitgliedsstaaten der EU dem Beispiel der USA gefolgt. Wobei anzumerken wäre, dass die meisten Tabakaromen deutlich mehr Einzelsubstanzen enthalten als andere Aromen und daher keineswegs „unflavored" sind, wie Liquids mit Tabakaromen in den USA häufig bezeichnet werden. Entscheidungsträger bekamen die Unterscheidung zwischen möglicher Schädlichkeit des Dampfens, der Verführung von Teenagern durch wohlschmeckende Aromen und der *vaping illness* schlichtweg nicht auf die Reihe. Und ähnlich erging es wohl den meisten Vertretern der Medien und in der Folge der Mehrheit der Bevölkerung. Inwieweit das alles tatsächlich auf Unkenntnis oder absichtlicher Desinformation der Bevölkerung beruhte, bleibt ungewiss. Vermutlich spielten beide Faktoren eine Rolle.

Abschließend möchte ich meine persönliche Sicht rund um Jugendschutz und Dampfen darlegen. Das Thema ist heikel und mit Emotionen beladen. Ich ersuche daher, die folgenden Ausführungen als subjektiv und nicht allgemein gültig zu betrachten. Als Vater von vier Kindern wird man mir hoffentlich nicht unterstellen, eiskalt und gefühllos über Kinderleichen zu gehen. Meines Erachtens sollte es aber erlaubt sein, dieses Thema emotionslos und unaufgeregt anhand der Fakten zu diskutieren. Mir ist klar, dass viele der Leserinnen und Leser meine Meinung zu diesem Thema nicht teilen werden. Schließlich geht es auch um moralisch/ethische Fragen, die sich nicht objektiv beantworten lassen.

Sind Minderjährige durch das Dampfen gesundheitlich oder anderweitig gefährdet? Zur Beantwortung dieser Frage klammere ich bereits rauchende Jugendliche aus, für die E-Zigaretten selbstverständlich ebenso wie für Erwachsene eine viel weniger schädliche Alternative zu Tabakzigaretten sind. Aber inwieweit schadet das Dampfen nichtrauchenden Jugendlichen? Aufgrund des minimalen Schadstoffgehalts des Aerosols reduziert sich diese Frage auf die allfällige Schädlichkeit von Nikotin. Zumeist wird auf die in Tierversuchen vereinzelt beobachtete Schädigung der Gehirne heranwachsender Mäuse und Ratten verwiesen. Wie bereits ausgeführt, ist diese Befürchtung ungerechtfertigt, es gibt keinen Hinweis auf gehirngeschädigte Raucherinnen und Raucher, die mehrheitlich als Teenager angefangen haben. Eine weitere Warnung betrifft die Entwicklung von Nikotinsucht. Auch wenn es keine Belege für suchterzeugende Wirkung von Nikotin gibt, lässt sich das nicht ausschließen, und in der Fachliteratur findet man vereinzelte Hinweise auf die Entwicklung von Abhängigkeit jugendlicher Dampferinnen und Dampfer [344,345]. Auch wenn es sich dabei vermutlich nicht – wie von den Autoren als selbstverständlich angenommen – um Nikotinsucht sondern um Verhaltensabhängigkeit handeln dürfte, wäre es selbstverständlich vorteilhaft diese zu vermeiden. Allerdings möchte ich anmerken, dass Kindern Schlimmeres widerfahren kann, als vom Dampfen abhängig zu werden. Alkohol, harte Drogen, Depressionen mit Suizidneigung, Fehlernährung, riskante Sportarten, ungeschützter Sex und riskantes Verhalten im Straßenverkehr sind nur einige Beispiele für die zahlreichen wesentlich schwerwiegenderen Gefährdungen von Heranwachsenden [346]. Meines Erachtens sollten sich Eltern glücklich schätzen, wenn ihnen ihre Sprösslinge keine anderen Sorgen bereiten als zu dampfen. Es besteht definitiv kein Anlass für panische Reaktionen. Die überwiegende Mehrheit der Jugendlichen verliert sehr schnell das Interesse daran. Und wenn nicht, würden sie wohl stattdessen rauchen, was bei uns leider noch immer rund zehn Prozent der Teenager tun.

Meines Erachtens ist es aus den genannten Gründen gerechtfertigt das Dampfen dem Jugendschutz zu unterstellen. Der funktioniert nicht lückenlos, Gesetzgeber sollten aber zunächst über Maßnahmen zur besseren Kontrolle der Verfügbarkeit von Alkohol, Tabakzigaretten und harten Drogen nachdenken und sich erst dann den E-Zigaretten zuwenden, wenn diese Probleme gelöst sind. Basierend auf dem US *National Youth Tobacco Survey* (NYTS) beträgt das durchschnittliche Einstiegsalter von Jugendlichen in das Rauchen 11,7 Jahre, während der Einstieg in das Dampfen erst zwei Jahre später erfolgt (mit 13,5 Jahren) [272]. Diese Zahlen sind besorgniserregend und sollten Behörden und Gesetzgeber zum Nachdenken anregen. In der Vergangenheit habe ich mehrmals empfohlen, das Alterslimit für das Dampfen um zwei Jahre niedriger anzusetzen als für das Rauchen, um Jugendliche vom Experimentieren mit Tabakzigaretten in Richtung E-Zigaretten umzuleiten. Hat man einmal Gefallen am Dampfen gefunden, beginnt man nicht freiwillig zu rauchen. Leider bin ich mit diesem Vorschlag ziemlich alleine. Ein weiteres Problem, das sich allerdings durch Gesetzgebung kaum oder gar nicht beseitigen lässt, ist das Verbot der Abgabe von E-Zigaretten an bereits rauchende Jugendliche. So machen sich Eltern formal strafbar, wenn sie ihren rauchenden Kindern als Alternative eine E-Zigarette anbieten. Bei nikotinhaltigen Arzneimitteln hat man das durch eingeschränkte Indikation für Kinder ab zwölf Jahren berücksichtigt, man gewährt also Ausnahmen für Jugendliche, die bereits rauchen. Meines Erachtens muss das auch für E-Zigaretten gelten, die nachweislich bessere Ausstiegshilfen sind als medizinische Nikotinersatzprodukte. *Tobacco harm reduction* darf nicht erst mit 18 oder – wie in USA – mit 21 Jahren beginnen.

10.12. ABSURDES

Gelegentlich benutzen Gegner des Dampfens haarsträubende Argumente, die trotz offensichtlicher Unsinnigkeit von manchen Leuten ernst genommen werden. Deshalb möchte ich diese Behauptungen trotz ihrer Absurdität nicht unter den Tisch fallen lassen. Die ersten Beispiele stammen von Frau Dr. Martina Pötschke-Langer, die als frühere Leiterin der Stabsstelle für Krebsprävention am DKFZ in Heidelberg einen besonders hartnäckigen Kampf gegen E-Zigaretten geführt hat, jedenfalls gegen deren Verfügbarkeit außerhalb von Apotheken.

Frau Dr. Pötschke-Langer bezeichnete Liquids regelmäßig als „Chemiecocktails", wohl wissend, dass das Wort „Chemie" bei der Bevölkerung Aversionen auslöst und alle Alarmglocken schrillen lässt. Chemie ist giftig und verpestet die Luft. Chemie wird von höchst verdächtigen Individuen betrieben, die unverständliche Zeichen an Tafeln malen, Schutzbrillen und weiße Kittel tragen und mit in Retorten brodelnden, giftgrünen Flüssigkeiten hantieren. Chemie verheißt nichts Gutes, und diese Emotion weckt man mit dem schlichten Wort „Chemiecocktail". Während E-Zigaretten „chemischen" Dampf freisetzen, konsumiert man beim Rauchen ein Naturprodukt, und die Natur ist bekanntlich gesund, schlussfolgerten daraus manche Zeitgenossen. Ich hoffe es erübrigt sich zu erwähnen, dass wir selbst und alle Dinge, die uns umgeben „Chemie" sind. Auch Tabakrauch, Bananen und sogar menschliche Lebewesen, inklusive Frau Dr. Pötschke-Langer, sind Chemiecocktails. Chemiker synthetisieren in ihren Laboratorien durchaus nützliche Stoffe, unter anderem auch lebensrettende Arzneistoffe, während die Natur hochwirksame Giftstoffe hervorgebracht hat, deren tödliche Wirkung jene von synthetischen Stoffen bei Weitem übersteigt. Die Vorstellung „grün ist gesund und Chemie böse" hält sich in der Bevölkerung dennoch hartnäckig.

Die weiteren zeitlosen Pötschke-Langer-Erfindungen lassen sich schnell abhandeln. Liquids enthalten Frostschutzmittel, hat sie des Öfteren erklärt und damit auf die diesbezügliche Verwendung von PG und Glycerin hingewiesen. Das ist selbstverständlich korrekt. Mit NaCl, also Kochsalz, werden Straßen enteist, und Wasser wird zur Kühlung der Brennstäbe von Atomreaktoren verwendet. Dennoch verwenden wir Beides ohne Bedenken in der Küche. Selbstverständlich durfte die Gefahr von Nikotin nicht zu kurz kommen. Unbedarfte Hausfrauen könnten nikotinhaltige Liquids versehentlich in die Suppe schütten und so ihre Familien töten, war eine ihrer besonders absurden Behauptungen, die zudem durchaus als frauenfeindlich interpretiert werden könnte – aber das ist nicht mein Revier. Das von Frau Dr. Pötschke-Langer gezeichnete Schreckensbild von Dampferinnen und Dampfern, die solange an ihren E-Zigaretten ziehen bis sie bewusstlos umfallen, habe ich bereits in Abschnitt 3.2 abgehandelt.

Bei Journalisten und Anti-Dampf-Aktivisten gleichermaßen beliebt ist die Behauptung, man wisse nicht, was in Liquids enthalten sei. Das mag aber allenfalls auf den Kenntnisstand derjenigen zutreffen, die das behaupten. Die Hersteller von Liquids müssen jeden einzelnen Inhaltsstoff haarklein deklarieren, und außerdem gibt es mittlerweile Dutzende von Emissionsanalysen der Aerosole. Die Zusammensetzung handelsüblicher Liquids ist vermutlich besser untersucht als jene des Joghurts in Ihrem Kühlschrank.

Gelegentlich wird davor gewarnt, dass die Inhalation des Dampfs zur Ansammlung von Wasser in der Lunge führen könnte. Die Ansammlung von Flüssigkeit in der Lunge, die sogenannte Wasserlunge, wird medizinisch als Lungenödem bezeichnet. Deren häufigste Form ist das akute Lungenversagen, ein lebensbedrohliches Krankheitsbild, das zumeist intensivmedizinische Behandlung erfordert. Wäre das eine Folge des Dampfens, würde man das umgehend bemerken und vermutlich wieder zum Rauchen zurückkehren – sofern man dann noch dazu in der Lage ist.

Auch die Gefahren moderner Technologien kommen nicht zu kurz. So warnt die WHO vor Patenten der Hersteller, die ferngesteuerte Manipulation der Nikotindosis und Schadstoffemission von E-Zigaretten erlauben [347]. Tatsächlich geht es bei diesen Patenten nicht um das Anfixen von Jugendlichen sondern darum, Konsumenten die Möglichkeit zur automatisierten Reduktion der Nikotindosis zu bieten. Die Entwicklung derartiger Technologien dient also dem von Gesundheitsorganisationen (inklusive der WHO) geforderten Gesundheitsschutz. Das *Bundesamt für Sicherheit in der Informationstechnik* (BSI) warnte laut Medienberichten vor Cyberkriminalität durch Schadsoftware, die als Trojaner über die USB-Verbindung von E-Zigaretten Computer infizieren würde [348]. Grundsätzlich können alle an Computer angeschlossene Geräte Malware übertragen, aber warum man dafür ausgerechnet E-Zigaretten anstelle weit verbreiteter USB-Sticks verwenden sollte, bleibt das Geheimnis des BSI. Diese Warnungen wurden zwischen 2014 und 2016 verbreitet, bisher ist aber kein einziger Fall publik geworden. Wer dennoch Sorge hat, kann die Geräte an einer Steckdose aufladen und ist so auf der sicheren Seite.

Eine Reihe weiterer absurder Behauptungen beruht auf *in vitro* Studien, in denen die Toxizität des Dampfs auf diverse Zellen beobachtet wurde. Je nach Zelltyp folgert man daraus die Förderung von Taubheit, Erblindung, Zahnverlust, Unfruchtbarkeit und so weiter. Ein Sonderfall ist die bereits erwähnte Popcornlunge, die angeblich durch das Dampfen verursacht wird. Diese Erkrankung (*Bronchiolitis obliterans*) steht aber nicht mit „dem Dampfen" sondern nur mit einem einzigen Aromastoff (Diacetyl) in Verbindung und ist bisher nicht als Folge des Dampfens dokumentiert (siehe 7.3). Des Weiteren werden Folgen des Dampfens kolportiert, die auf beobachteten Assoziationen in epidemiologischen Studien beruhen. Neben der bereits abgehandelten Assoziation mit dem Rauchen, wurden dem Dampfen auf diese Art allerhand weitere absurde Folgen zugeschrieben: erhöhte Selbstmordraten von Jugendlichen, Depressionen, Alkoholmissbrauch, Missbrauch harter Drogen oder erhöhtes Aggressionspotential sind nur einige ausgewählte Beispiele. Bedenklich finde ich dabei weniger die angeblichen Folgen des Dampfens als die Kritiklosigkeit, mit der die Autoren ebenso wie die meisten Medien derlei Absurditäten als real existierend betrachten. Selbstverständlich sind in allen diesen Fällen neben zufälligerweise statistisch signifikanten Ergebnissen Confounding aufgrund der individuellen Persönlichkeit und reverse Kausalität naheliegende und plausible Erklärungen für die beobachteten Assoziationen.

Zuletzt möchte ich noch den Dauerbrenner „Allergisches Potential" erwähnen. Die weithin am besten bekannte Form von Allergien ist die sogenannte Typ-I Allergie, die auf einer durch Allergene ausgelösten Immunreaktion beruht, wobei als Allergene Eiweißkörper (Proteine) aus unterschiedlichen Quellen fungieren, wie zum Beispiel aus Pollen, Bienengift oder Milben. Nachdem Liquids üblicherweise keine Proteine enthalten, dürften Typ-I-Allergien gegen Liquids, sofern sie überhaupt auftreten, extrem selten sein. Wenn man beispielsweise gegen Erdnüsse allergisch ist, wird man deshalb nicht notwendigerweise auch gegen Erdnussliquid allergisch sein. Es gibt aber noch andere Formen von Allergien, sogenannte Kontaktallergien, die man gegen kleine Moleküle entwickelt, die keine Proteine sind, wie zum Beispiel die allseits bekannte Nickelallergie. Kontaktallergien werden durch eine Vielzahl von Stoffen ausgelöst, unter anderem auch durch ätherische Öle, und sind wohl für die gelegentlich von Dampferinnen und Dampfern beschriebenen allergischen Reaktionen auf bestimmte Liquids verantwortlich. Laut medizinischen Informationsquellen sind etwa 25 Prozent der Bevölkerung gegen zumindest eine Substanz allergisch. Warum ordne ich die Warnungen vor Allergien dennoch unter „Absurdes" ein? Nachdem nahezu jede Substanz in Einzelfällen allergische Reaktionen auslösen kann, müsste man demnach vor nahezu allen Stoffen unseres täglichen Lebens warnen. Wenn man gegen Nickel allergisch ist, wird man nickelhaltigen Schmuck und dergleichen meiden. Und wenn man gegen ätherische Öle aus Erdbeeren allergisch ist, meidet man eben Erdbeerliquids. Manche Liquids mögen in der Tat ein gewisses allergisches Potential haben, aber deshalb Raucherinnen und Raucher vor dem Umstieg auf das Dampfen zu warnen, ist absurd.

11. Die Kontroverse

In Anbetracht der überwältigenden Daten zu den gesundheitlichen Vorteilen des Umstiegs vom Rauchen auf das Dampfen stellt sich die Frage, warum diese historisch einzigartige Chance zur effektiven Tabakprävention so hartnäckig bekämpft wird. Warum führt man die Leute durch Verschwurbelung der Fakten in die Irre? Warum zaubert man haarsträubende Argumente aus dem Hut, um Raucherinnen und Raucher von einer in vielen Fällen vielleicht lebensrettenden Alternative abzuhalten? Warum belügt man die Bevölkerung eiskalt? Warum wird jede Behauptung in den Medien wiedergekäut, egal wie absurd sie sein mag? Warum ist investigativer Journalismus, der früher korrupte Netzwerke öffentlich bloßgestellt hat, heute eine Rarität, die man mit der Lupe suchen muss?

Diese Fragen habe ich mir in den vergangenen Jahren sehr oft gestellt. Ich habe viel Zeit in die Untersuchung der Hintergründe des erbitterten Kriegs gegen das Dampfen investiert und dabei ein kompliziertes Netzwerk unterschiedlichster Motive freigelegt, das aber wohl nur die Spitze eines nach wie vor großteils verborgenen Eisbergs sein dürfte. Sorge vor finanziellen Einbußen ist sicherlich ein wichtiges Motiv, aber bei Weitem nicht das einzige. Die Beweggründe der Gegner gehen tiefer und reichen weit in die Vergangenheit der Tabakkontrolle zurück. Manche Proponenten in diesem Kampf verfolgen so offenkundig handfeste Eigeninteressen oder die Interessen ihnen nahestehender Lobbys, dass uns deren Motive förmlich in die Augen springen. Andere aber sind Idealisten und überzeugt auf der richtigen Seite zu stehen, im tiefsten Inneren überzeugt die Guten zu sein. Manche von ihnen haben ihr Leben in den Dienst des Gesundheitsschutzes der Bevölkerung gestellt und bekämpfen seit Jahrzehnten mit großem Eifer das Rauchen und die Tabakindustrie, die mit tödlichen Produkten satte Gewinne macht. In ihrem von Ideologie angetrieben Eifer haben sie anscheinend übersehen, dass der Feind zwar noch dieselbe Uniform trägt, aber längst die Waffen niedergelegt hat. Und so schlagen sie weiter auf den vermeintlichen Feind ein, in der felsenfesten Überzeugung damit zur Rettung der Welt beizutragen. Als ich 2006 voller Enthusiasmus Nichtraucherorganisationen von E-Zigaretten berichtete, erntete ich statt freudiger Begeisterung wüste Beschimpfungen und Angriffe unter der Gürtellinie.

Warum Organisationen, die sich den Kampf gegen das Rauchen auf ihre Fahnen geschrieben haben, ein Mittel, das sie diesen Kampf endlich gewinnen ließe, beinahe noch heftiger bekämpfen als das Rauchen selbst, war mir damals ein Rätsel und ist es bis heute geblieben. In der Dampferszene nennt man diese Eiferer gegen Nikotin und Tabak ANTZ (*anti-nicotine and anti-tobacco zealots*). Da diese Abkürzung nicht nur kurz sondern bequemerweise auch geschlechtsneutral ist, verwende ich sie gelegentlich für Gegner des Dampfens unabhängig von deren Motiven. Häufig findet man ohnehin Mischformen, die sowohl durch finanzielle Interessen als auch durch Ideologie zu ihrem Kampf angetrieben werden. Des Englischen kundigen Leserinnen und Lesern empfehle ich einen aktuellen Artikel über den Kampf gegen E-Zigaretten von Sally Satel in der Online-Zeitschrift *National Affairs* [349]. Im Folgenden werde ich zunächst die vergleichsweise einfach durchschaubaren finanziellen Aspekte beleuchten bevor ich mich einem kurzen Abriss des komplizierten Netzwerks von Gesundheitsorganisationen, allen voran der WHO, medizinischen Fachgesellschaften, Ärzten, Editoren von Fachzeitschriften und Wissenschaftlerinnen und Wissenschaftlern zuwende.

11.1. WER VERDIENT AM RAUCHEN?

Am Rauchen verdienen sehr viele Leute sehr viel Geld. Als wirksame Ausstiegshilfen haben E-Zigaretten dementsprechend mächtige Feinde (Abb. 20). Dabei denkt man natürlich umgehend an die Tabakindustrie. Diese hatte mit an Sicherheit grenzender Wahrscheinlichkeit bei der Abfassung der TPD2 ihre Finger im Spiel und behinderte die unliebsame Konkurrenz durch Lobbying in Brüssel. Das war vor 2014, und mittlerweile haben sich die Zeiten geändert. Spät aber doch hat die Tabakindustrie das Potential von E-Zigaretten erkannt und ist auf den *harm reduction* Zug aufgesprungen. Die meisten großen Tabakkonzerne bieten mittlerweile schadensreduzierte nikotinhaltige Produkte als Alternativen zu klassischen Verbrennungszigaretten an. Der Tabakindustrie wird oft vorgeworfen, dass sie das nur deshalb tut, weil sie den Markt an Tabakzigaretten langfristig einbrechen sieht und ihre Felle retten will. Dass Unternehmer Geld verdienen möchten, betrachte ich allerdings nicht als moralisch verwerflich. Auch mein

Bäcker möchte das, wenn er mir Semmeln verkauft. E-Zigaretten von kleinen Herstellern, wie sie von der Mehrheit der langjährigen Dampferinnen und Dampfer geschätzt werden, mögen zwar Konkurrenz für die Produkte

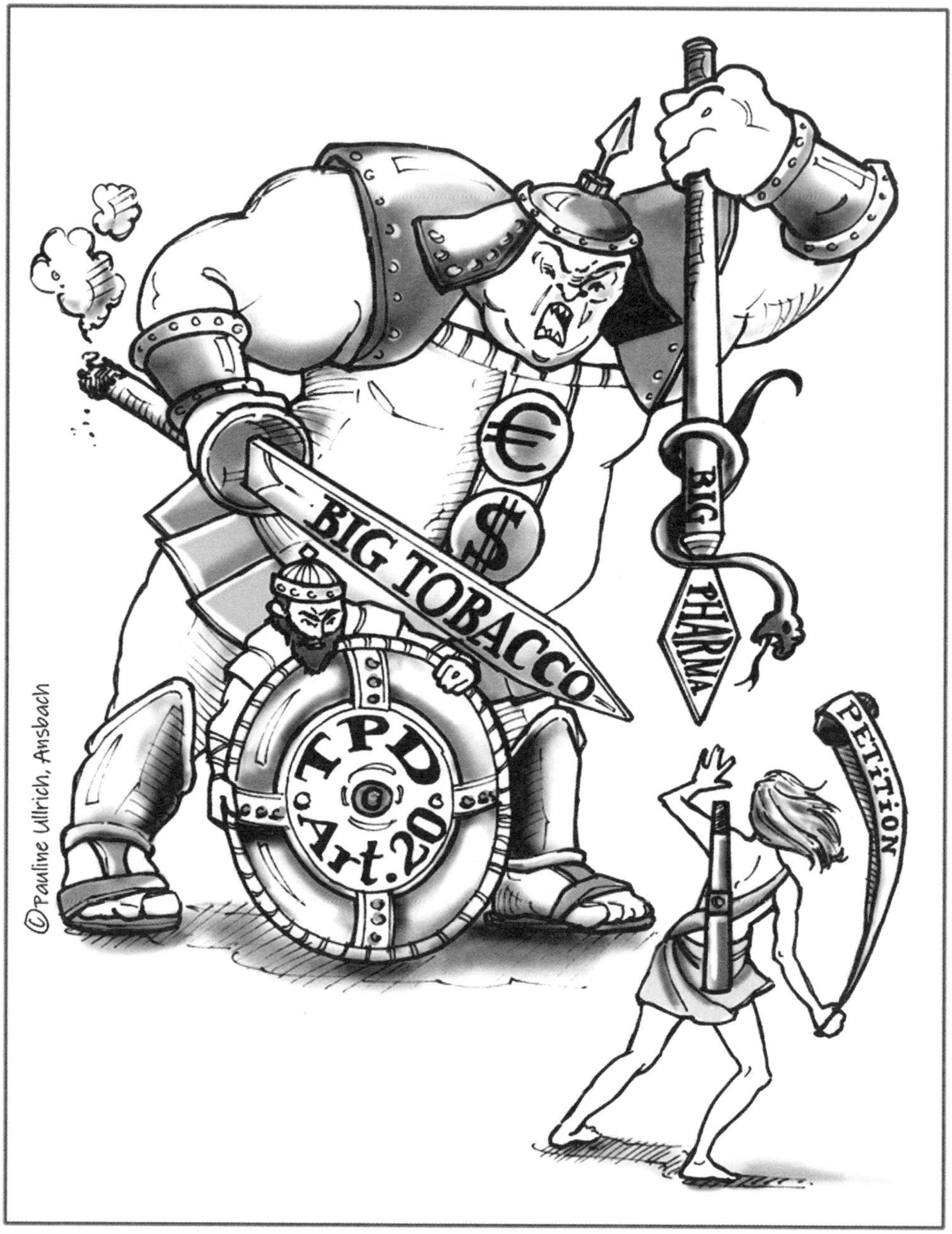

Abbildung 20: Die mächtigen Gegner von E-Zigaretten.
Mit freundlicher Genehmigung von Pauline Ullrich, Grafikerin, Kunsttherapeutin und Coach.

der Tabakindustrie sein, im derzeitigen Kampf gegen E-Zigaretten spielt Big-T(obacco) aber meines Erachtens eine untergeordnete Rolle. Sollte auf beiden Seiten Vernunft einkehren, könnten E-Zigaretten- und Tabakindustrie sogar Seite an Seite kämpfen. Letztendlich ist alles im Visier der Tabakkontrolle was Wolken generiert, beide Seiten sitzen gemeinsam in einem kleinen Boot auf stürmischer See.

Ebenfalls offensichtlich ist, dass reduzierte Raucherquoten reduzierte Einnahmen aus der Tabaksteuer zur Folge haben und daher staatliche Budgets belasten würden. Die Tabaksteuer war zwar als Lenkungssteuer zur Abdeckung der durch das Rauchen verursachten Kosten für das Gesundheitssystem konzipiert und wird uns noch immer als solche verkauft, ist aber seit langem Teil des ordentlichen Budgets. Im Jahr 2019 betrugen die Einnahmen aus dem Tabakmonopol inklusive Umsatzsteuer in Österreich 2,4 Milliarden Euro. Wenn man den Beteuerungen regierungsnaher Finanzexperten Glauben schenkt, übersteigen die von Raucherinnen und Rauchern verursachten Gesundheitskosten allerdings die Einnahmen. Die Schlussfolgerungen beruhen dabei auf Modellrechnungen, in die diverse Parameter einfließen, die für immerwährende Diskussionen sorgen. Aussagekräftiger sind empirische Studien, in denen der Effekt nicht errechnet, sondern beobachtet wird. Eine prospektive Kohortenstudie aus Finnland zeigte, dass jede Raucherin und jeder Raucher die Gesundheits- und Sozialsysteme lebenslang um durchschnittlich 133.800 Euro weniger belastet als das Nichtraucherinnen und Nichtraucher tun. In diesem Betrag sind die Einnahmen aus der Tabaksteuer gar nicht berücksichtigt, wesentlicher Faktor ist die Entlastung des Sozialsystems aufgrund von Verkürzung der Lebenserwartung durch das Rauchen [350]. Abnehmende Raucherquoten stellen demnach eine erhebliche Belastung für den Staatshaushalt dar, die durch regelmäßige Erhöhung der Tabaksteuer kompensiert werden soll. Nachdem dieser Trend durch E-Zigaretten beschleunigt wird, gibt es seit einigen Jahren EU-weite Überlegungen zur Einführung einer Steuer auf Dampfprodukte. Als Lenkungssteuer könnte man eine derartige „Strafsteuer" aber definitiv nicht mehr verkaufen und müsste daher öffentlich eingestehen, dass die treibende Kraft für den Kampf gegen das Dampfen nicht der Gesundheitsschutz, sondern die Sorge vor finanziellen Verlusten ist. Manche Dampferinnen und Dampfer würden eine solche Steuer sogar begrüßen, da dann die Ablehnung von E-Zigaretten durch nationale Regierungen wohl ein Ende hätte. Man ist bereit Strafsteuer zu bezahlen, um endlich in Ruhe und unbelästigt von gesetzlichen Einschränkungen dampfen zu können. Sachlich gerechtfertigt wäre das aber nicht. Wenn man auf der Ausrede Gesundheitskosten beharrt, müsste die Höhe einer solchen Steuer dem relativen Risiko des jeweiligen neuen Nikotinprodukts entsprechend festgesetzt werden. Ob das bei fünf Prozent relativem Risiko von E-Zigaretten den Verwaltungsaufwand rechtfertigen würde, sei dahingestellt.

Eine weitere Gruppe, deren Einkünfte durch E-Zigaretten bedroht wird, sind all jene, die kostenpflichtige Kurse und Seminare zur Raucherentwöhnung mittels Psychotherapie, Hypnose und dergleichen anbieten. Auch das in Österreich aus öffentlichen Mitteln finanzierte „Rauchfrei Telefon" zählt dazu, Lungenfachärzte und -ärztinnen bieten häufig als zusätzliche Einkommensquelle Raucherentwöhnung an. Den professionellen Entwöhnern drohen Verluste, wenn potentielle Kunden es vorziehen, in ein E-Zigaretten-Starterset zu investieren, anstatt ein Vielfaches für Seminare mit fragwürdigen Erfolgsraten auszugeben. Diese Berufsgruppe droht zu den Hufschmieden des 21. Jahrhunderts zu werden. Dementsprechend heftig wird in diesen Kreisen vor dem Dampfen gewarnt. Ein besonders betrübliches Beispiel ist ein Pneumologe, der in seiner Lungenfachklinik in Immenhausen Kurse für Raucherentwöhnung anbietet [351]. Über die Plattform „Lungenärzte im Netz" warnt er regelmäßig in Presseaussendungen vor herbeiphantasierten Gefahren des Dampfens, vom Lungenemphysem bis hin zum Lungenkrebs, ohne seine Befangenheit offenzulegen [352].

Der bei weitem einflussreichste und bedrohlichste Gegner des Dampfens ist zweifelsfrei die pharmazeutische Industrie, die engmaschig mit weltweiten Gesundheitssystemen vernetzt ist und diese über unterschiedliche Kanäle finanziert. Der globale Markt medizinischer Nikotinersatzprodukte betrug 2018 über 2,5 Milliarden US-Dollar [353]. Der drohende Einbruch dieses Marktes ist zwar ein offensichtliches Motiv, aber wahrscheinlich nicht die vorrangige Sorge der pharmazeutischen Industrie. Dieser Industriezweig verdient sein Geld mit der Therapie von Krankheiten, und viele Krankheiten sind unmittelbare Folgen des Rauchens. Die Industrie verdient also nicht nur an Nikotinkaugummis & Co, sondern auch an der mangelnden

Wirksamkeit dieser Arzneimittel, die früher oder später kostspielige Pharmakotherapie von Raucherinnen und Rauchern erforderlich macht. Etwa 40 Prozent aller Krebserkrankungen sind Folgen des Rauchens [354]. Die Arzneimitteltherapie maligner Tumoren hat in den vergangenen zehn Jahren immense Fortschritte gemacht. So wurden hoch spezifische Wirkstoffe gegen Krebs, die sogenannten Biologika (*biologicals*), entwickelt, deren Anwendung extrem kostspielig ist. Die jährlichen Kosten pro Patient können 100.000 Euro und mehr betragen. Es mag zynisch erscheinen und an eine Verschwörungstheorie erinnern, wenn ich auf die erheblichen Verluste der Pharmaindustrie durch abnehmende Raucherquoten hinweise. Der mit Hilfe von Helfershelfern im Gesundheitswesen seit 2012 erbittert geführte Kampf gegen das Dampfen lässt aber keine andere Schlussfolgerung zu. In der Reihe „Aus der Wissenschaft für die Politik“ des DKFZ hat Frau Dr. Martina Pötschke-Langer 2014 im Rahmen ihrer „Regulierungsempfehlung für elektronische Inhalationsprodukte“ das Motiv für ihre Ablehnung von E-Zigaretten auf dem Servierteller präsentiert [355]. Dort hat sie vorgeschlagen, den Verkauf von E-Zigaretten gemäß der damals verabschiedeten TPD2 außerhalb des Arzneimittelgesetzes nur in den Farben grau oder schwarz zu gestatten. Andersfarbige Geräte müssten als Arzneimittel oder Medizinprodukte registriert werden. Nochmals zum langsamen Mitlesen: schwarze Akkuträger dürften demnach in Dampfshops, Kiosken oder Trafiken verkauft werden, rote hingegen nur in Apotheken. Als ich diesen Vorschlag im Rahmen eines englischsprachigen Blogartikels publik gemacht hatte, sorgte das für viel Gelächter in internationalen Dampferkreisen, vielfach wollte man mir das nicht glauben. Frau Dr. Martina Pötschke-Langer hatte jahrelang erbittert um Regulierung von E-Zigaretten als Medizinprodukte gekämpft, diesen Kampf aber durch Verabschiedung der TPD2 europaweit verloren. Nunmehr wollte sie anscheinend erreichen, dass in Deutschland zumindest nur fade, unattraktive Geräte der Regulierung als Arzneimittel entgehen. Es ist kaum auszudenken wie der heutige Dampfermarkt aussehen würde, wenn sich Pötschke-Langer durchgesetzt hätte. Allerdings würde sie dann vermutlich E-Zigaretten der Pharmaindustrie als wertvolle Ausstiegshilfen für Raucherinnen und Raucher preisen.

Als Beispiel für die Korruption von Nichtraucherorganisationen durch die Pharmaindustrie möge die von Manfred Dworschak im August 2019 im *Spiegel* aufgedeckte Spende von 180.000 Euro der Firma Pfizer an das *Aktionsbündnis Nichtrauchen* (ABNR) dienen [356]. Die Spende, die nicht öffentlich ausgewiesen wurde, diente dem Aufbau eines Lobbybüros in Berlin. Im „Steuerungsgremium" des ABNR saß bis 2013 ein Vertreter von *Pfizer*, der den Verkauf von Nicorette® ankurbeln sollte. Manfred Dworschak nennt diese Aktivitäten von Pharmakonzernen „Landschaftspflege in Expertenkreisen". Ein Blick in den Vorstandsvorsitz des ABNR enthüllt gute alte Bekannte: Dr. Martina Pötschke-Langer ist dort ebenso präsent wie Prof. Helmut Gohlke und Prof. Loddenkemper als Schatzmeister. Ist es Zufall, dass die aktivsten ANTZ Deutschlands die erste Geige im ABNR spielen? Auf Anfrage von Herrn Dworschak erklärte das ABNR *seine kritische Haltung zur E-Zigarette sei ausschließlich wissenschaftlich begründet. Es nehme außerdem seit 2009 keine Spenden von der Pharmaindustrie mehr entgegen* [356]. Die „wissenschaftlichen Begründungen" haben wir bereits diskutiert, den Rest kann man glauben oder nicht. Dworschak listet zudem haarklein die Zuwendungen der Pharmaindustrie an dem ABNR angeschlossene Institutionen, unter anderem der Loddenkemper'schen Gesellschaft für Pneumologie und Beatmungsmedizin auf. Insgesamt haben diese Institutionen alleine von *Pfizer* und *GlaxoSmithKline* im Jahr 2018 Zuwendungen in der Höhe von über 360.000 Euro erhalten.

Selbstverständlich bekommt man von der Pharmaindustrie nicht den expliziten Auftrag E-Zigaretten zu verhindern und dafür einen Stapel Geldscheine in die Hand gedrückt. Das Lobbying erfolgt indirekt und subtil über Zuwendungen zu Kongressen, Einladungen zu Vorträgen in schicken Locations mit Übernahme der Reisekosten, Unterstützung von Forschungsprojekten, Honorare für Präsentation der Vorteile eines bestimmten Arzneimittels und dergleichen mehr. Ich selbst bin seit über 30 Jahren in den Biowissenschaften aktiv tätig und habe die Sozialisierung im Umfeld der Pharmaindustrie hautnah miterlebt. Auch ich habe Kongresse mit Unterstützung der Pharmaindustrie organisiert und Honorare für Vorträge oder Gutachten kassiert. Aufgrund dieser Sozialisierung habe auch ich anfangs E-Zigaretten als Hilfsmittel zur Raucherentwöhnung betrachtet und klinische Studien zur Evaluierung von Wirksamkeit und allfälligen Nebenwirkungen als sinnvoll und notwendig erachtet. Von dieser Position hatte ich mich nur langsam verabschiedet, wozu die eigene Erfahrung ebenso beigetragen hat wie die Interaktion mit anderen Nutzern von E-Zigaretten und die zahlreichen Studien, die den Vorteil des Dampfens als Alternative zum Rauchen belegten. Ich habe also durchaus Verständnis für die Position der „Anderen", bin aber verwundert über deren hartnäckige Weigerung, ihre Einstellung in Anbetracht der Fakten zu revidieren. Als Wissenschaftler bin ich daran gewöhnt, jeden Tag zum Frühstück eine meiner Lieblingshypothesen zu verspeisen, wie das Konrad Lorenz einmal formuliert hat. Bereitschaft zur Selbstkorrektur ist ein charakteristisches Merkmal von Wissenschaft, mit dem sie sich von Esoterik und den Pseudowissenschaften unterscheidet. Fehlt einer Disziplin diese Bereitschaft, hat sie den Anspruch auf Wissenschaftlichkeit verloren.

Auf das internationale Gesundheitswesen im Bereich der Tabakkontrolle unter Führung der WHO und mit der WHO assoziierten Organisationen trifft das leider zu, sodass ich mich gezwungen sehe, deren Position den Pseudowissenschaften zuzuordnen.

11.2. TABAKKONTROLLE UND PUBLIC HEALTH – EIN GESCHLOSSENES SYSTEM

Damit bin ich beim schwierigsten Teil dieses Buchs angelangt, dem ideologischen Netzwerk von Gesundheitsorganisationen, Pharmaindustrie, medizinischen Fachgesellschaften und den Biowissenschaften. Tonangebend ist dabei die WHO, deren Abhängigkeit von der Finanzierung durch die Pharmaindustrie ein offenes Geheimnis ist. Die Reduktion der weltweiten Raucherquoten ist seit Jahrzehnten ein Ziel der WHO. Dazu wurde 2003 die „Framework Convention on Tobacco Control" (FCTC) verabschiedet. Durch Unterzeichnung dieses Vertrags verpflichteten sich die Vertragsparteien, darunter auch Deutschland und Österreich, diverse Maßnahmen zur Tabakkontrolle zu etablieren, mit denen das Rauchen eingeschränkt werden soll [357]. In Artikel 1 (d) der FCTC wird „tobacco control" wie folgt definiert: *tobacco control" means a range of supply, demand and harm reduction strategies that aim to improve the health of a population by eliminating or reducing their consumption of tobacco products and exposure to tobacco smoke*; Tabakkontrolle umfasst also unter anderem Strategien zur *harm reduction*, die durch Reduktion des Tabakkonsums zur Verbesserung der Gesundheit der Bevölkerung beitragen sollen. Dieses Bekenntnis zur Schadensminimierung hat die WHO in der Zwischenzeit entweder vergessen oder verdrängt. Der erste ausführliche Bericht der WHO über ENDS und ENNDS, also elektronischen Geräten, die etwas mit oder ohne Nikotin „liefern", wurde anlässlich der *Conference of the Parties* (COP) veröffentlicht, die im August 2016 in Indien stattfand [358]. In diesem Dokument werden zwar zunächst die gesundheitlichen Vorteile des Umstiegs vom Rauchen auf das Dampfen erwähnt, diese aber in weiterer Folge mit den bekannten haarsträubenden Argumenten nicht nur relativiert, sondern ins Gegenteil verkehrt. Seither empfiehlt die WHO den Vertragsparteien regelmäßig E-Zigaretten entweder zu verbieten oder deren Gebrauch durch gesetzliche Regelungen soweit wie möglich einzuschränken. Als im Februar 2020 E-Zigaretten in Indien komplett verboten wurden, hat die WHO der indischen Regierung gratuliert [359]. Dass in Indien 120 Millionen Menschen rauchen, die Raucherquote unter Männern und Jugendlichen unter 16 Jahren sagenhafte 70 Prozent beträgt und der Staat finanziell am Tabakhandel beteiligt ist, spielt keine Rolle. Man nimmt der rauchenden Bevölkerung die Chance auf ein risikoreduziertes Produkt umzusteigen und erntet dafür Glückwünsche von der WHO.

Auch Fachleute im Bereich der Tabakkontrolle kritisieren die Einstellung der WHO zu *tobacco harm reduction*. In einer Presseaussendung des *Iowa Department of Justice* haben anlässlich des *World No Tobacco Day 2020* international renommierte, unabhängige Experten die WHO mit scharfen Worten zur Änderung ihrer Einstellung zu risikoreduzierten Nikotinprodukten aufgefordert. So schreibt beispielsweise der ehemalige WHO-Direktor Professor Tikki Pangestu, die WHO hätte anscheinend den Sinn für ihre Pflichten aus den Augen verloren (*lost its sense of purpose*) und eine eingeschränkte Geisteshaltung (*closed mentality*) entwickelt, die eine unumstößliche oder kontraproduktive Position zur Folge hätte, die nicht durch fundierte Wissenschaft gestützt würde. Und der *Attorney General* von Iowa, Tom Miler, meint, die WHO hätte vergessen, dass sie dazu da sei, Leben zu retten und Krankheiten zu verhindern [360]. Im Sinne der Ausgewogenheit möchte ich aber auch die Stellungnahme der im Zusammenhang mit Prof. Loddenkemper bereits erwähnten Deutschen Gesellschaft für Pneumologie und Beatmungsmedizin nicht unter den Teppich kehren.

Anlässlich des Weltnichtrauchertages lassen die Lungenärzte verlauten „E-Zigaretten bergen Gesundheitsgefahren und sind keine Alternative. Zur Rauchentwöhnung sind in erster Linie strukturierte Entwöhnungsprogramme zu empfehlen". Eine Erläuterung der Motivation zu dieser Äußerung dürfte sich erübrigen.

Zahlreiche nationale Gesundheitsorganisationen sind eng mit der WHO assoziiert. Über 80 Staaten unterhalten insgesamt mehr als 800 Institutionen, die als Kollaborationszentren die Umsetzung der Empfehlungen der WHO auf nationaler Ebene unterstützen und fördern sollen. Weltweit sind zwölf WHO-Kollaborationszentren für Tabakkontrolle etabliert, drei davon in Europa (Deutschland, Niederlande und Polen). In Deutschland ist das die Stabsstelle für Krebsprävention am DKFZ in Heidelberg, die Frau Dr. Pötschke-Langer bis zur ihrer Pensionierung im Jahr 2016 geleitet hatte, wonach sie den Vorsitz des bereits erwähnten ABNR übernahm. Bis Mitte 2020 wird die Stabsstelle von Frau Dr. Ute Mons geleitet, deren Position erheblich moderater war und die das Dampfen bereits mehrmals öffentlich unterstützt hat, zuletzt bei dem am 27. Mai 2020 von Prof. Stöver organisierten Online-Symposium „Zwischenbilanz E-Zigarette: Was wir wissen müssen" [361]. Es ist allerdings zu beobachten, dass durch die zunehmende Abkehr von der strikten WHO-Linie der Einfluss der Stabsstelle auf die Entscheidungsträger in Berlin geringer wurde. Frau Dr. Mons war zu einem Spagat zwischen der WHO-Ideologie und rational begründeten Empfehlungen gezwungen, ein Zwiespalt um den ich sie nicht beneide. In den USA gibt es vier WHO-Kollaborationszentren für Tabakkontrolle, dort sind aber auch die Verflechtungen mit anderen Organisationen zu beachten, insbesondere mit der FDA, den CDC und den *National Institutes of Health* (NIH). Sowohl die FDA als auch die NIH vergeben Fördergelder für die Durchführung biomedizinischer Projekte an Wissenschaftlerinnen und Wissenschaftler. Diesen wiederum obliegt unter anderem die Herausgabe von Fachzeitschriften, die Beurteilung von Anträgen auf Forschungsförderung, die Entscheidung über Annahme oder Ablehnung von Publikationen und vieles mehr. Außerdem sind nahezu alle Wissenschaftlerinnen und Wissenschaftler Mitglieder in einer oder mehreren Fachgesellschaften, die ausgewählte Mitglieder in diverse Beiräte und Beratungsgremien entsenden, welche politische Entscheidungen maßgeblich beeinflussen.

Somit ergibt sich das in Abbildung 21 schematisch dargestellte Netzwerk. Auf der rechten Seite der Abbildung ist der typische Kreislauf wissenschaftlicher Tätigkeit skizziert. Wissenschaftliche Leistung wird anhand von Publikationen gemessen, die dafür erforderlichen Mittel werden über Forschungsanträge eingeworben. Je größer das Volumen eingeworbener Drittmittel, desto mehr Publikationen, und je mehr Publikationen, desto mehr Drittmittel. Eine Spirale, die ebenso aufwärts wie abwärts gerichtet sein kann. Die Entscheidung über Sein oder Nichtsein treffen vorwiegend Peers, also gleichgestellte Kolleginnen und Kollegen, die Publikationen und Anträge begutachten (*peer review*) – und in letzter Instanz die Editoren der Fachzeitschriften sowie Entscheidungsträger in den Organisationen, die die Drittmittel ausschütten, in USA also unter anderem FDA und NIH. Dieser Prozess funktioniert in den meisten biomedizinischen Bereichen leidlich gut. Individuelle Vorlieben und diverse persönliche Befangenheiten gleichen sich langfristig aus, gute Forschungsleistungen resultieren in objektiven neuen Erkenntnissen und werden zumeist auch vom System honoriert.

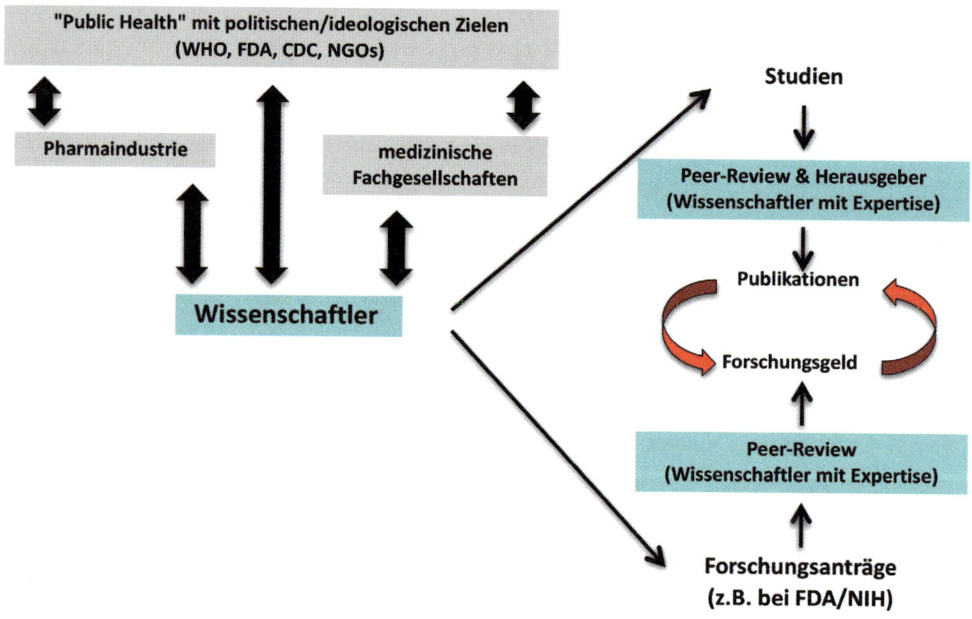

Abbildung 21:
Interaktionen des öffentlichen Gesundheitswesens mit der biomedizinischen Forschung.

Das System krankt aber in Bereichen, in denen Forschungsergebnisse gesundheitspolitisch relevant sind und als Grundlage für politische Entscheidungen dienen. Und das trifft auf alle Aspekte rund um Tabak, Rauchen und Nikotin zu. Im Bereich der Tabakkontrolle geben WHO & Co. vor, welche Ergebnisse ihrer Ideologie entsprechen und damit politisch korrekt sind und welche nicht. Das geschieht in enger Interaktion mit medizinischen Fachgesellschaften, und alle behalten stets die Interessen der finanzkräftigen Pharmaindustrie im Auge. Nun sind aber viele der rechts skizzierten Wissenschaftlerinnen und Wissenschaftler Teil des Systems auf der linken Seite und entscheiden somit durch die Begutachtung von Anträgen und Publikationen über „politisch korrekte" Forschungsvorhaben und publikationswürdige Ergebnisse. Auf diese Weise entsteht ein in sich geschlossenes System, in dem sich die beteiligten Organisationen und Personen gegenseitig fördern und effizient vor Falsifizierung von außen schützen, wie in Abbildung 22 illustriert. In politisch erwünschten Publikationen werden selektiv „passende" Ergebnisse und Stellungnahmen von WHO & Co. zitiert, und diese Publikationen dienen wiederum als Beleg für die Stellungnahmen von

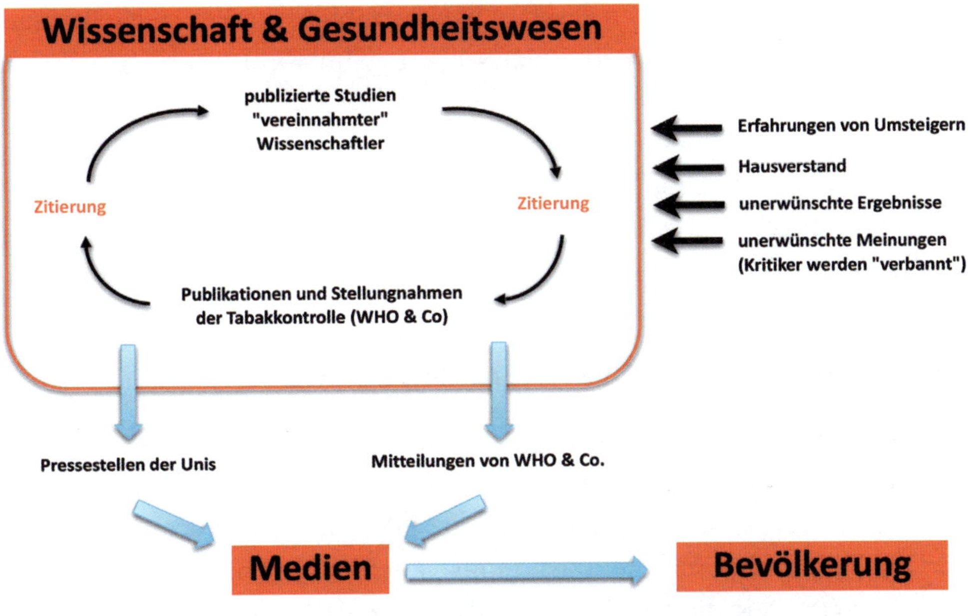

Abbildung 22: Wissenschaft und Gesundheitswesen bilden ein geschlossenes System zur Desinformation der Bevölkerung.

Gesundheitsorganisationen und medizinischen Fachgesellschaften. Über die Pressestellen der Universitäten, die an Publicity interessiert sind, und öffentlichen Stellungnahmen von WHO & Co. werden die Medien gefüttert und so die Meinung der Bevölkerung in die gewünschte Richtung gelenkt und manipuliert. Zur Erreichung dieses Ziels haben sich diverse Organisationen und Behörden eng vernetzt, wie eine im Internet verfügbare Abbildung mit Stand 2018 für Deutschland zeigt [362].

Das System hat mehrere Mechanismen etabliert, mit denen es sich sehr effizient gegen Widerspruch von außen schützt. Millionen Erfahrungsberichte von Dampferinnen und Dampfern in den sozialen Medien werden als irrelevante Anekdoten oder automatisierte Beiträge von *Bots* deklariert und vom Tisch gefegt. Dass viele der publizierten Daten dem Hausverstand, dem *common sense*, widersprechen und unplausibel sind, spielt keine Rolle. Wurde Genotoxizität von Glycerindampf an Zellen in Petrischalen beobachtet, dann ist Glycerin eben genotoxisch. Dass es keinen denkbaren biochemischen Mechanismus für einen derartigen Effekt gibt und ein solcher auch *in vivo* niemals beobachtet wurde, interessiert nicht weiter. Hauptsache es wurde ein Beleg für Schädlichkeit des Dampfens beigebracht. Wie wir in früheren Abschnitten gesehen haben, publizieren Fachzeitschriften, wenn auch oft verzögert und widerwillig, regelmäßig Ergebnisse, die der Diktion von WHO & Co. widersprechen. Diese Arbeiten werden entweder ignoriert oder durch untergriffige *ad hominem* Angriffe auf die Autoren als irrelevant abgetan. Ähnliches gilt für öffentlich geäußerte politisch inkorrekte Meinungen, sei es in den Medien oder auf wissenschaftlichen Konferenzen.

11.3. AUSGRENZUNG DER TABAKINDUSTRIE

Die erwähnten *ad hominem* Angriffe beruhen vorwiegend auf der Konstruktion eines Naheverhältnisses zur Tabakindustrie. Die WHO und mit ihr assoziierte Organisationen kämpfen seit Jahrzehnten gegen Irreführung der Bevölkerung durch die Tabakindustrie. Tatsächlich hat die Tabakindustrie lange Zeit die Schädlichkeit des Rauchens geleugnet und Belege dafür unter den Teppich gekehrt. Als Konsequenz wurden Tabakkonzerne in USA mit einer Flut an Klagen konfrontiert und zu langfristigen Vergleichszahlungen an die Bundesstaaten verdonnert, deren Höhe sich am Umsatz an Zigaretten orientiert. Diese Mittel bewegen sich im Bereich einiger Milliarden US-Dollar und wurden in vielen Fällen zur Besicherung staatlicher Anleihen verwendet (*tobacco bonds*). Verminderter Umsatz mit Zigaretten bedroht daher die Finanzen einiger US-Bundesstaaten. Wenig überraschend machen sich ausgerechnet diese Bundesstaaten für besonders strikte Regulierung von E-Zigaretten stark [363].

Eine weitere Konsequenz der ethisch inakzeptablen Tricks der Tabakindustrie in der Vergangenheit war deren umfassende Ausgrenzung aus Debatten über gesundheitspolitische Entscheidungen und aus der wissenschaftlichen Forschung. Grundlage dieser Ausgrenzung ist Artikel 5.3 der FCTC: *In setting and implementing their public health policies with respect to tobacco control, Parties shall act to protect these policies from commercial and other vested interests of the tobacco industry in accordance with national law.* Demnach sollten die Vertragsparteien ihre Entscheidungen vor kommerziellen und anderen Eigeninteressen der Tabakindustrie schützen. Was zunächst vernünftig und plausibel erscheint, hat aber durch Richtlinien der WHO zur Umsetzung und zu den Intentionen von Artikel 5.3. mittlerweile perfide Ausmaße angenommen [364]. Vertreter der Tabakindustrie und Personen, die auf irgendeine Art und Weise mit der Tabakindustrie in Berührung kamen, dürfen weder an *COP* Meetings noch an einschlägigen Konferenzen teilnehmen, zahlreiche medizinische Fachzeitschriften publizieren prinzipiell keine Studien, die von der Tabakindustrie stammen oder von dieser mitfanziert wurden, und Mitgliedern medizinischer Fachgesellschaften droht der Ausschluss bei Zusammenarbeit mit der Tabakindustrie. Dass die großen Konzerne schadensreduzierte Alternativen, wie beispielsweise den IQOS anbieten und damit maßgeblich zu *tobacco harm reduction* beitragen, bleibt unberücksichtigt. Außerdem ist von dieser Ausgrenzung die E-Zigaretten-Industrie gleichermaßen betroffen, wie die Teilnahmebedingungen an der *8th European Conference on Tobacco or Health* (ECToH) zeigen, die im Februar 2020 in Berlin stattgefunden hat. Da dieser Text die Position von WHO & Co. besonders schön illustriert, zitiere ich vollinhaltlich von der Webseite der Konferenz [365].
Those who have any affiliation with tobacco or e-cigarette industry (current, in the past, or have future plans) or their lobbyists, either professionally or on a

personal basis, will NOT be permitted to the ECToH. This includes, but is not limited to, individuals who have ever accepted any sponsorship, grant or any other form of support, whether financially or otherwise; or entered into any form of association with the tobacco or eCigarette industry, including but not limited to tobacco companies, eCigarette companies, manufacturers, distributors, retailers and tobacco- or eCigarettes, and related industry-funded research bodies, such as the so-called 'Foundation for a Smoke-Free World'. ECToH's policy is aligned with the World Health Organization's Framework Convention on Tobacco Control, Article 5.3: There is a fundamental and irreconcilable conflict between the tobacco industry's interest and public health policy interests. Paid registrations of such persons will not be refunded.

Deutsche Übersetzung (B.M.):
All jene, die Verbindungen zur Tabak- oder E-Zigaretten-Industrie haben (derzeit, in der Vergangenheit, oder geplant) oder deren Lobbyisten, entweder professionell oder auf persönlicher Basis, haben keinen Zutritt zur ECToH. Darin eingeschlossen, aber nicht darauf limitiert, sind Personen, die jemals Unterstützung, Drittmittel oder irgendeine andere Form von Förderung erhalten haben, sei es finanziell oder anderweitig; oder Personen, die in irgendeiner Form mit der Tabak- oder E-Zigaretten-Industrie assoziiert sind, einschließlich aber nicht limitiert auf Tabakfirmen, E-Zigarettenfirmen, Hersteller, Verteiler, Händler von Tabak oder E-Zigaretten und damit in Verbindung stehenden Industrie-finanzierten Forschungsorganisationen, wie zum Beispiel der sogenannten *Foundation for a Smoke-Free World*. Die Richtlinien der ECToH sind in Einklang mit Artikel 5.3 der WHO FCTC: Es existiert ein fundamentaler und unüberbrückbarer Konflikt zwischen den Interessen der Tabakindustrie und den Interessen der öffentlichen Gesundheit. Bezahlte Registrationsgebühren [Anmerkung B.M.: 450,- bis 599,- Euro] solcher Personen werden nicht refundiert [Anmerkung B.M.: Das Geld der Gebannten stinkt also offenbar nicht].

Dieser vielsagende Text zeigt uns das wahre Ausmaß der Abschottung der Tabakkontrolle von offenem wissenschaftlichem Diskurs. Man köchelt in der eigenen Suppe vor sich hin und vermeidet mit allen zur Verfügung stehenden Mitteln kritische Meinungen. Wer immer eine andere Position vertritt, ist *per definitionem* ein Büttel der Tabakindustrie. Die Gleichbehandlung der E-Zigaretten-Industrie zeigt auch, dass der Kampf gegen Tabak in der Zwischenzeit zu einem Kampf gegen Nikotin erweitert wurde. Das System hat sich gegen Kritik und Widerlegung selbst immunisiert und gegen Falsifizierung geschützt. Das erinnert an die Haltung der katholischen Kirche und diverser esoterischer Voodoo-Kreise im Mittelalter. Das Zeitalter der Aufklärung scheint an WHO & Co. spurlos vorüber gegangen zu sein. Im Unterschied dazu haben Veranstalter von Podiumsdiskussionen auf Dampfermessen und ähnlichen Veranstaltungen in der Vergangenheit regelmäßig Vertreter der Gegenseite eingeladen, aber nahezu ausnahmslos Absagen erhalten. Offener Diskurs ist gefürchtet und unerwünscht.

Anstatt Artikel 5.3 WHO FCTC zu revidieren und den aktuellen Entwicklungen auf dem Gebiet von *tobacco harm reduction* anzupassen, wird auf die sakrosankten Richtlinien der WHO verwiesen, um Kritiker zu diffamieren und mundtot zu machen. Ein besonders populäres Beispiel ist der ehemalige WHO Direktor – und nunmehr zur *persona ingrata* erklärte – Dr. Derek Yach. Zur Propagierung schadensreduzierter Nikotinprodukte hat Yach die in oben zitiertem Text der ECToH explizit erwähnte Stiftung für eine rauchfreie Welt (*Foundation for a Smoke-Free World*, FSFW) gegründet und dafür finanzielle Unterstützung von PMI in der Höhe von einer Milliarde US-Dollar, verteilt über zwölf Jahre, erhalten. Mit diesem Geld soll unabhängige Forschung auf dem Gebiet von *tobacco harm reduction* zur Beendigung des Rauchens gefördert werden [366]. Auf dem WHO *COP8*-Meeting in Genf fand 2018 ein eigenes Symposium zur FSFW statt. Der Gründer der Stiftung, Derek Yach, wurde von der Teilnahme an diesem Symposium ausgeschlossen. Angeklagte Mörder bekommen vor Gericht Gelegenheit zu ihrer Verteidigung, Derk Yach wurde dieses Recht verwehrt. Das von selbsternannten WHO-Richtern in diesem Schauprozess gegen die FSFW gefällte Urteil ist wenig überraschend. Trotz strikter Statuten zur Vermeidung jeglicher Interessenskonflikte mit PMI wurde Derk Yach von der WHO gebannt, und mit ihm alle, die Fördergelder seiner Stiftung in Anspruch nehmen [367]. Das Ziel der Stiftung, eine rauchfreie Welt zu schaffen, deckt sich vollinhaltlich mit den von der WHO propagierten Zielen der Tabakkontrolle. Aber wie bereits erwähnt, hat man anscheinend im Eifer der Kampfeshandlungen übersehen, dass der Feind inzwischen zu einem hilfreichen Kameraden wurde. In einem kürzlich publizierten

Artikel hat Derek Yach seine Vorschläge zur Revidierung und zielgerichteten Umsetzung der WHO-FCTC ausführlich dargelegt [368].

Offensichtlich haben WHO und Tabakindustrie in den vergangenen zehn Jahren sukzessive die Seiten von Gut und Böse gewechselt. Die Tabakindustrie entwickelt schadensreduzierte Alternativen zu Verbrennungszigaretten, publiziert exzellente Studien zu deren gesundheitlichen Vorteilen und bringt sachliche Argumente vor, während die ANTZ als Helfershelfer von WHO & Co. Wissenschaft verzerren, die Bevölkerung in die Irre führen, unpassende Daten unter den Teppich kehren und offenen Diskurs scheuen wie der Teufel das Weihwasser. Die Weigerung mancher biomedizinischer Fachzeitschriften Artikel zu publizieren, an denen die Tabakindustrie in irgendeiner Form mitgewirkt hat, ist besonders besorgniserregend. In einem aufrüttelnden Artikel fordert Riccardo Polosa die Beendigung dieser Politik [369]: *It is not acceptable that research funded by any industry affecting public health should be carried out in the dark, away from rigorous scientific, ethical, and public evaluation and scrutiny.* Es ist nicht akzeptabel, dass Forschung, die von einer Industrie gefördert wurde, die die öffentliche Gesundheit beeinträchtigt, im Dunkeln durchgeführt werden soll, ohne rigorose wissenschaftliche, ethische und öffentliche Evaluierung und Überprüfung.

Damit trifft er meines Erachtens den Nagel auf den Kopf. Studien sollten in Hinblick auf deren Qualität betreffend Methodik, Statistik und Design bewertet werden und nicht aufgrund der beteiligten Institutionen. Erstaunlicherweise wird Unterstützung der Pharmaindustrie durchwegs akzeptiert und erweckt niemals auch nur den Anschein von Befangenheit. Würde man dieselben Kriterien wie für die Tabakindustrie anlegen, gäbe es in der biomedizinischen Fachliteratur nicht mehr viel zu lesen. Aber im Unterschied zur moralisch anscheinend makellosen Pharmaindustrie ist die Tabakindustrie eben aufgrund ihrer dunklen Vergangenheit befleckt und wird für alle Zeiten als abgrundtief böse deklariert werden. Der Konflikt ist *irreconcilable*, also unüberwindbar, wie das die Organisatoren der ECToH in Berlin ausgedrückt haben. Würde die Tabakindustrie auf den Handel mit Bananen umsatteln, würden WHO & Co. vermutlich umgehend Bananen den Krieg erklären.

11.4. BEIHILFE ZUR DESINFORMATION DURCH DIE MEDIEN

Die Medien haben in den vergangenen Jahren maßgeblich zur Desinformation der Bevölkerung über das Dampfen beigetragen. Kontrafaktische Behauptungen wurden solange verbreitet, bis eine alternative Realität geschaffen war, die von der Bevölkerung für tatsächlich existierend gehalten wird. Versucht man die öffentliche Meinung unter Verweis auf die Fakten zu korrigieren, wird man als Spinner, Verschwörungstheoretiker oder Schlimmeres abqualifiziert. Ich bin kein Medienexperte und war niemals als Journalist tätig, kann also über die Hintergründe nur laienhaft spekulieren und mich auf die Ausführungen von Fachleuten beziehen, die sich mit diesem Thema eingehend beschäftigt haben.

Für die Durchsetzung gesetzlicher Verbote und Einschränkungen ist Zustimmung einer breiten Mehrheit der Bevölkerung zwar nicht zwingend erforderlich, aber hilfreich. Verfolgt man politische Ziele, die man nicht sachlich begründen kann, muss man daher für Desinformation der Bevölkerung sorgen – man muss die öffentliche Meinung manipulieren. Vor 30 Jahren haben Edward S. Herman und Noam Chomsky ein wegweisendes Buch über die Medien als Instrument politischer und wirtschaftlicher Eliten zur Lenkung der öffentlichen Meinung veröffentlicht, das heute an Aktualität eher zu- als abgenommen hat [370]. Die Autoren führen aus, dass die Berichterstattung der Medien durch die Eliten systematisch beeinflusst wird, um politischen und wirtschaftlichen Konsens in ihrem Interesse zu erzeugen. Früher hätte man das wohl Propaganda genannt. Herman und Chomsky definieren fünf sogenannte Filter, über die das erreicht wird: Eigentümer und deren finanzielle Interessen, Einnahmequellen, Informationsquellen, negative Konsequenzen bei Abweichung und Ideologie.

Es ist naheliegend, dass die Besitzverhältnisse eines Mediums Einfluss auf die Berichterstattung haben. Die Erzeugung großer Reichweite ist kostspielig, sodass die weit verbreiteten Medien im Besitz einiger weniger großer Unternehmen sind, Medienvielfalt also nur scheinbar gegeben ist. Einen Artikel zu den Eigentumsverhältnissen der österreichischen Printmedien und deren Vernetzung findet man auf kontrast.at [371]. Gemäß diesem Artikel ist die Hauptinformationsquelle der Medien in Österreich die *Austria Presseagentur* (APA), eine Genossenschaft mit zwölf beteiligten

Tageszeitungen und dem ORF, der 46,5 Prozent der Anteile hält. Die vorrangigen Einnahmequellen der Medien sind bezahlte Inserate, private TV-Anstalten finanzieren sich nahezu ausschließlich über Werbespots. Es ist davon auszugehen, dass die Werbetreibenden in vielen Fällen direkten oder indirekten Einfluss auf die präsentierten Inhalte nehmen. Umgekehrt werden die Kosten durch zeitsparenden *copy/paste*-Journalismus minimiert. Als Informationsquellen dienen somit vorwiegend Presseaussendungen, die ohne eigene Recherche eins zu eins übernommen werden. So findet man beispielsweise in kurzen Zeitabständen aufeinanderfolgend diametral unterschiedliche Aussagen über E-Zigaretten in ein und demselben Medium. Reflexion über Inhalte scheint nicht stattzufinden. Dieser Vorwurf richtet sich nicht gegen Journalistinnen und Journalisten, sondern die Medienlandschaft insgesamt, in der aufgrund von Gewinnmaximierung keine Zeit für Recherche bleibt. Gemäß Rafael Buchegger gibt es mittlerweile „mehr Menschen die dafür bezahlt werden, die öffentliche Meinung im Sinne der Unternehmen und Politiker zu beeinflussen, als es Journalisten gibt" [372]. Die Medieninhalte werden daher im Wesentlichen von den Nachrichtenagenturen vorgegeben, die von Konzernen und Institutionen mit Meldungen versorgt werden. Wie wir in Abschnitt 11.2 gesehen haben, sind die maßgeblichen Institutionen im Bereich Tabak und E-Zigaretten Gesundheitsorganisationen, medizinische Fachgesellschaften und Universitäten. Auf diese Weise schaffen es nicht nur Meldungen über Publikationen in Fachzeitschriften, sondern sogar üblicherweise von der Fachwelt ignorierte, unbedeutende Kurzmitteilungen auf Kongressen in die Medien, wenn sie nur ausreichend reißerische Schlagzeilen ermöglichen. Die Medien leben von Aufmerksamkeit, die sie durch schreckenserregende Schlagzeilen bekommen. Und bekanntlich sind in dem Sinne nur schlechte Nachrichten gute Nachrichten. Ein Bericht über ein Flugzeugunglück mit 300 Todesopfern erregt mehr Aufmerksamkeit als Berichte über sichere Landungen. Und die Schlagzeile „Tote durch E-Zigarette" wird mehr Klicks und Verkäufe bescheren als „Dampfen ist harmlos".

Der letzte von Herman und Chomsky angeführte Filter ist die Anti-Ideologie. Ideologische Voreingenommenheit der Redaktionen von Zeitungen und TV-Anstalten hat nachhaltigen Einfluss auf die Berichterstattung. Für Interviews werden regelmäßig handverlesene Expertinnen und Experten beigezogen, um die von der Redaktion jeweils gewünschten Aussagen zu erhalten. Wenn man zum Thema E-Zigaretten Prof. Loddenkemper oder in Österreich Prof. Neuberger befragt, weiß man schon im Voraus welche Antwort man erhalten wird. Aufgrund haarsträubender Berichterstattung über die angeblichen „Dampfertoten" im ORF habe ich im Oktober 2019 eine Beschwerde beim Publikumsrat eingelegt, die nicht einmal beantwortet wurde. Ähnliche Falschinformation zu den Ursachen von „EVALI" wurde vom Regionalblatt *Kleine Zeitung* noch lange nach offizieller Aufklärung durch die CDC verbreitet. Selbst nach mehrmaliger schriftlicher Aufforderung des Chefredakteurs wurde der Sachverhalt in der Printversion nicht klargestellt – und ist das bis heute nicht. Das sind nur zwei von unzähligen Beispielen für Ablehnung korrekter, sachlicher Berichterstattung durch die Redaktionen von Print- und Online-Medien oder TV-Anstalten. Die Ursachen für diese Voreingenommenheit sind mir als Außenseiter unklar. Der ORF ist als öffentlich-rechtliche TV-Anstalt offensichtlich unter politischem Druck der Bundesregierung, wie auch die derzeitige Berichterstattung über Covid-19 nahelegt. Man könnte den ORF auch als Staatsfernsehen bezeichnen. Für die *Kleine Zeitung* waren bereits in früheren Scharmützeln, die ich mit diesem Blatt austragen durfte, die Meinungen des Gesundheitsministeriums oder eines Grazer Lungenfacharztes sakrosankt und obsiegten über die Fakten. Und die deutsche Medienlandschaft scheint bei Gesundheitsthemen fest in der Hand von BMEL, Umweltbundesamt, BfR und DKFZ zu sein.

Sollten Vertreter der Medien sich wider Erwarten in dieses Buch verirren, ersuche ich diese dringend, sich auf ihre Verantwortung zu seriöser und sachlicher Information der Bevölkerung über gesundheitlich bedeutsame Themen zu besinnen. Die Aufdeckung der Motive und Hintergründe der weltweiten Aktionen gegen das Dampfen mag mühsamer sein als Presseaussendungen der Agenturen zu kopieren. Als Belohnung kann man sich dann morgens ohne Scham im Spiegel betrachten.

12. Ausblick

Wie wird sich die Dampferszene in Zukunft entwickeln? Nun, Prognosen sind bekanntlich schwierig, besonders wenn sie die Zukunft betreffen. Ich gehe davon aus, dass sich aufgrund einfacher Handhabung und technischer Zuverlässigkeit in der breiten Masse langfristig die Podsysteme der großen Hersteller durchsetzen werden. Qualitativ hochwertige Selbstwickel-Tankverdampfer werden aber als Alternative für Dampferinnen und Dampfer mit Hang zu Unabhängigkeit und Individualität weiterhin am Markt bestehen. In Europa hängt Vieles von der Novelle der TPD2 ab, die in den nächsten Jahren auf uns zukommt. Man kann nur hoffen, dass sinnlose Bestimmungen der TPD2, wie beispielsweise die Beschränkung der Nikotinkonzentration auf 20 mg/ml, die Begrenzung des Volumens von Nachfüllbehältern auf 10 ml (wodurch massenweise von der EU bekämpfter Plastikmüll erzeugt wird) oder die 6-monatige Wartefrist des Handels nach Anmeldung neuer Geräte eliminiert werden. Andererseits könnte es aufgrund der kürzlichen Ereignisse in USA, der dort vielfach verabschiedeten Aromenverbote und der geplanten *deeming regulations* der FDA auch schlimmer kommen als es bereits ist. Die Gegner werden all das der EU-Kommission unterbreiten, die sich bereits in der Vergangenheit in ihren Entscheidungen nicht durch extreme Sachorientierung ausgezeichnet hat.

Die TPD2 reguliert nur nikotinhaltige Lösungen, sodass Zusatzstoffe für das Selbstmischen von Liquids zurzeit unreguliert sind. Bisher gab es diesbezüglich keine dokumentierten Problemfälle, aber „EVALI“ zeigt, dass man sich nicht in allzu großer Sicherheit wiegen sollte. Es wäre also durchaus angebracht, auch nikotinfreie Liquids und deren Bestandteile zu regulieren und eine Negativliste mit Problemstoffen zu erstellen. Allfällige Beschränkungen im Bereich der Lebensmittelaromen könnten durch Zweckbestimmungen vermieden werden. Das hätte allerdings zur Folge, dass in einem Dampfshop erworbenes Glycerin EU-weit anderen gesetzlichen Bestimmungen unterworfen wäre als Glycerin aus einem Drogeriemarkt, wie das in Österreich bereits jetzt der Fall ist. Auf dieses Problem angesprochen erklärte mir der in unserem Gesundheitsministerium für die Tabakkontrolle zuständige Ministerialrat Dr. Franz Pietsch, dass aufgrund der gesetzlichen Zweckbestimmung das Dampfen von Glycerin aus einem Drogeriemarkt als missbräuchliche Verwendung des Glycerins zu bewerten sei. Wie auch immer, in einer idealen Welt würde die EU E-Zigaretten und Liquids in einer separaten Richtlinie regulieren. E-Zigaretten sind keine Tabakprodukte und daher in einer Tabakproduktrichtlinie fehl am Platz. Damit wäre auch die Abgrenzung von Tabakerhitzern wie dem IQOS gewährleistet, die tatsächlich Tabakprodukte sind, aber von politischen Entscheidungsträgern häufig mit den Verdampfern von Flüssigkeiten in einen Topf geworfen werden.

Vielleicht konnte ich einige meiner Leserinnen und Leser von der vergleichsweisen Harmlosigkeit des Dampfens überzeugen. Vielleicht konnte ich dazu beitragen, dass der nächste Bericht über Pickel am Gesäß oder andere absurde Folgen des Dampfens mit gesunder Skepsis betrachtet wird. Vielleicht konnte ich die eine oder den anderen dazu bewegen, den Gegenwert von ein bis zwei Stangen Zigaretten in ein E-Zigaretten-Starterset und Liquids zu investieren, um das Dampfen zumindest einmal auszuprobieren. Im schlimmsten Fall hat man das Geld in den Sand gesetzt. Im günstigen Fall hingegen ersetzt man das lästige und gesundheitsschädliche Rauchen ohne qualvolle Bekämpfung des inneren Schweinehunds, der oft auch als Nikotinteufel bezeichnet wird, durch eine weitgehend unschädliche Alternative. Die Chance auf Gewinn ist jedenfalls um ein Vielfaches höher als bei anderen Gewinnspielen. Wenn ich eine einzige Raucherin oder einen einzigen Raucher mit meinen Ausführungen dazu motivieren konnte auf das Dampfen umzusteigen und dadurch vor schwerer Krankheit oder gar einem langsamen, quälenden Todeskampf bewahrt habe, hat dieses Buch seinen Zweck erfüllt.

Glossar und Abkürzungen

ABNR, Aktionsbündnis Nichtrauchen
Das Aktionsbündnis Nichtrauchen e.V. ist ein Zusammenschluss von fünfzehn bundesweit tätigen Gesundheitsorganisationen, die ihre politischen Aktivitäten im Bereich „Förderung des Nichtrauchens/Schutz vor den Gefahren des Passivrauchens" bündeln. Vordringliches Ziel des ABNR ist es, Maßnahmen zur Eindämmung der Gesundheitsgefahren durch das Rauchen und Passivrauchen auf politischer Ebene anzuregen, zu fördern und zu begleiten.
(Quelle: www.abnr.de)

Aerosol
Ein Aerosol ist ein heterogenes Gemisch aus festen oder flüssigen Schwebeteilchen, den Aerosolpartikeln, in einem Gas, also zum Beispiel in der Luft. Beispiele für Aerosole sind Staub in der Raumluft, Ruß oder Ölqualm aus einem Autoauspuff sowie Zigarettenrauch und Nebel aus einer Spraydose. (Quelle: Wikipedia)

AGES, Österreichische Agentur für Ernährungssicherheit
Die AGES ist eine Gesellschaft im Eigentum der Republik Österreich, die für Ernährungs- und Lebensmittelsicherheit, Gesundheit von Menschen und Tieren, Arzneimittelaufsicht und Strahlenschutz zuständig ist.

ANTZ, anti nicotine and tobacco zealots (Anti-Nikotin-und-Tabak-Eiferer)
In der Szene gebräuchliche Bezeichnung für Fanatiker, die einen ideologischen Krieg gegen alles führen, was Wolken generiert (ausgenommen Kochtöpfe). Ich nenne diese Gruppe gelegentlich auch Anti-Wolken-Taliban.

Applikation
Als Applikation bezeichnet man die Verabreichung von Arzneistoffen.
Die hier relevanten Applikationsformen sind oral (über den Magen-Darmtrakt), inhalativ (über das Lungenepithel), dermal (über die Haut), intravenös (in eine Vene) und buccal (über die Mundschleimhaut).

Assoziation
Als Assoziation wird in epidemiologischen Beobachtungsstudien der statistische Zusammenhang zwischen zwei Variablen bezeichnet, zum Beispiel Rauchen und Lungenkrebs. Assoziationen können, müssen aber nicht auf einen kausalen Zusammenhang hinweisen.

ATE, Acute Toxicity Estimate
Schätzwert der akuten Toxizität von Stoffen gemäß CLP auf Basis der LD_{50}-Werte

BAuA, Bundesanstalt für Arbeitsschutz und Arbeitsmedizin
Eine Bundesoberbehörde im Geschäftsbereich des Bundesministeriums für Arbeit und Soziales. Die Behörde berät als maßgebliche Ressortforschungseinrichtung des Bundes die Bundesregierung in allen Fragen von Sicherheit und Gesundheit bei der Arbeit und der menschengerechten Gestaltung der Arbeitsbedingungen. (Quelle: Wikipedia)

BfR, Bundesinstitut für Risikobewertung
Eine Anstalt des öffentlichen Rechts in Deutschland, die dem Bundesministerium für Ernährung und Landwirtschaft zugeordnet ist und die Aufgabe hat, die Bundesregierung in Fragen der Lebensmittelsicherheit, der Produktsicherheit, Kontaminanten in der Nahrungskette, des Tierschutzes und des gesundheitlichen Verbraucherschutzes wissenschaftlich zu beraten.

BMEL, Bundesministerium für Ernährung und Landwirtschaft

CBD, Cannabidiol
nicht-psychoaktiver Wirkstoff von *Cannabis sativa* (Hanf), der legal erhältlich ist und zur Selbsttherapie diverser Symptome wie Schmerzzuständen oder Schlafstörungen verwendet wird.

Cigalike, kleine E-Zigarette in Zigarettenoptik

CLP
Die Verordnung (EG) Nr. 1272/2008 (CLP) (auch CLP-Verordnung) ist eine EU-Chemikalienverordnung, die am 20. Januar 2009 in Kraft trat. CLP steht für Classification, Labelling and Packaging, also für die Einstufung, Kennzeichnung und Verpackung von Stoffen und Gemischen. Die CLP-Verordnung setzt das global harmonisierte System zur Einstufung und Kennzeichnung von Chemikalien (GHS) der UNO auf 1355 Seiten um. (Quelle: Wikipedia)

confounding
Vortäuschung von Assoziationen in Beobachtungsstudien durch einen Faktor oder mehrere Faktoren, die mit beiden untersuchten Variablen zusammenhängen. Beispiel: Assoziation von grauen Haaren und Sterblichkeit, Confounder: Lebensalter.

et al.,
In Texten gibt man häufig nur den Erstautor an und erwähnt alle anderen gelisteten Autoren mit et al. (et alii bzw. aliae, und andere).

Desinformation
Desinformation ist die gezielte Verbreitung falscher oder irreführender Informationen. Motivation der Desinformation ist meist die Beeinflussung der öffentlichen Meinung bzw. von Gruppen oder Einzelpersonen, um ein bestimmtes politisches oder wirtschaftliches Anliegen des Verbreitenden zu unterstützen. (Quelle: Wikipedia)

DKFZ, Deutsches Krebsforschungszentrum
Das DKFZ ist eine in Heidelberg angesiedelte biomedizinische Forschungsinstitution und Stiftung des Öffentlichen Rechts. Unter anderem beherbergt das DKFZ die Stabsstelle für Krebsprävention, die von der WHO als Kollaborationszentrum anerkannt wurde.

CDC, Centers for Disease Control and Prevention
(deutsch: Zentren für Krankheitskontrolle und -prävention). Eine Behörde des US-amerikanischen Gesundheitsministeriums mit Sitz in Druid Hills (Georgia). Zweck der CDC ist der Schutz der öffentlichen Gesundheit. (Quelle: Wikipedia)

COPD
Chronisch obstruktive Lungenerkrankung (*chronic obstructive pulmonary disease*), die mit irreversibler Verengung der Atemwege einhergeht und deren wesentliche Ursache das Zigarettenrauchen ist.

EFSA, European Food Safety Authority
Die Europäische Behörde für Lebensmittelsicherheit ist eine Agentur der Europäischen Union, die wissenschaftliche Beratung zu bestehenden und neu auftretenden Risiken entlang der Lebensmittelkette leistet und über diese informiert. (Quelle: Wikipedia)

ENDS, electronic nicotine delivery systems
In der medizinischen Fachliteratur benutzte Bezeichnung für E-Zigaretten

ENNDS, electronic non-nicotine delivery systems
Erweiterung der ENDS auf nikotinfreie E-Zigaretten. Dass diese Bezeichnung alle elektronischen Geräte umfasst, die irgendetwas freisetzen, stört offenbar nicht weiter. ANTZ wissen schon, was gemeint ist.

Endothelzellen, das Endothel
Endothelzellen bilden die innerste Schicht von Blutgefäßen und setzen wichtige Botenstoffe frei, die unter anderem blutdrucksenkende und antithrombotische Wirkung haben. Raucher leiden an chronisch eingeschränkter Endothelfunktion.

Enzym
Enzyme sind Proteine (Eiweißstoffe), die chemische Reaktionen beschleunigen.

Epidemiologie
Die Epidemiologie ist eine wissenschaftliche Disziplin, die sich mit der Verbreitung sowie den Ursachen und Folgen von gesundheitsbezogenen Zuständen und Ereignissen in Bevölkerungen oder Populationen beschäftigt. Epidemiologische Studien werden immer dann eingesetzt, wenn Interventionsstudien nicht möglich oder ethisch nicht vertretbar sind. Häufig wird in diesen Studien der Einfluss von Umwelt- oder Lebensbedingungen auf die menschliche Gesundheit untersucht.

Epithelzellen, das Epithel
Epithelzellen bedecken alle inneren und äußeren Oberflächen des Körpers (Haut, Schleimhaut, Drüsen). Sie schützen Organismen vor Fremdstoffen, haben aber auch wichtige Funktionen bei der Aufnahme (Resorption) von Stoffen, beispielsweise der Aufnahme von Nährstoffen über das Epithel des Dünndarms.

Exposition
Als Exposition bezeichnet man das Ausmaß eines Faktors, zum Beispiel einer Substanz, dem Menschen ausgesetzt sind.

FDA, Food and Drug Administration
Behörde der USA zum Schutz der öffentlichen Gesundheit. Die FDA kontrolliert die Sicherheit und Wirksamkeit von Arzneimitteln der Human- und Tiermedizin, biologischen Produkten, Medizinprodukten, Lebensmitteln und Tabakprodukten.

Feinstaub (particulate matter)
Feinstaub ist ein Teil des Schwebstaubs, der „alle von Luft umgebenen Partikel in einem gegebenen, ungestörten Luftvolumen" umfasst (Quelle: Wikipedia). Im üblichen Sprachgebrauch bezeichnet man damit Aerosole mit festen Partikeln, die langfristig Schädigung der Lunge bewirken und zur Gesundheitsschädlichkeit von Luftverschmutzung

beitragen. Die Partikel werden ihrem aerodynamischen Durchmesser entsprechend in ultrafein (kleiner als 0,1 Mikrometer), PM2,5 und PM10 eingeteilt. Die Zahlen entsprechen aber nicht dem tatsächlichen Durchmesser der Teilchen, sondern deren Lungengängigkeit.

Interventionsstudien
Interventionsstudien sind experimentelle Studien, in denen der Einfluss einer Intervention, zumeist eines potentiellen Arzneistoffs, auf den Gesundheitszustand des Menschen untersucht wird. Diese Form klinischer Studien ist zentraler Bestandteil der Arzneimittelentwicklung, muss aber ethisch gerechtfertigt sein. In allen Fällen in denen das nicht der Fall ist, kommen epidemiologische Beobachtungsstudien zum Einsatz.

Inzidenz
Als Inzidenz bezeichnet man die Anzahl neu auftretender Krankheitsfälle in einem bestimmten Zeitraum, oft angegeben als Zahl der Neuerkrankungen pro 100.000 Einwohner in einem Jahr. Davon zu unterscheiden ist die ->*Prävalenz*.

in vitro, im [Reagenz]glas
Untersuchungen, die außerhalb lebender Organismen stattfinden

in vivo
Untersuchungen und biologische Vorgänge, die in lebenden Organismen stattfinden

Klinische Studien
Klinische Studien umfassen Studien mit Menschen. Das können epidemiologische Studien oder Interventionsstudien sein. Davon zu unterscheiden sind präklinische Studien, die mit Zellen, Geweben oder Labortieren durchgeführt werden.

LD_{50}
Dosis bei der 50 Prozent der Versuchstiere sterben, dient der Berechnung des ATE gemäß CLP. Aus naheliegenden Gründen lassen sich LD50-Werte nicht an Menschen ermitteln.

Lipid
Lipide sind wasserunlösliche Naturstoffe, die aus langen Kohlenwasserstoffketten aufgebaut sind. Lipide werden von Säugetierorganismen für den Aufbau von Zellmembranen und als Energiespeicher benötigt.

Lipidpneumonie
Lebensbedrohliche entzündliche Lungenerkrankung, die durch Inhalation von Lipiden, zum Beispiel Paraffin oder Vaselin verursacht wird.

Metabolismus (von Stoffen)
Als Metabolismus bezeichnet man die Umwandlung von Stoffen im Körper. Oral verabreichte Stoffe gelangen nach Aufnahme durch das Epithel des Dünndarms über die Pfortader (*Vena portae*) in die Leber und erst von dort in das Blut. Viele Fremdstoffe werden in der Leber metabolisiert und dadurch entgiftet oder für die Ausscheidung über die Nieren und die Galle vorbereitet. Auch in der Lunge und in den Nieren werden Stoffe metabolisiert, aber in geringerem Ausmaß als in der Leber.

Neutralisierung
Einstellung einer wässrigen Lösung auf den pH-Wert 7,0. Die N. erfolgt entweder durch Zugabe einer Base zu sauren Lösungen oder durch Zugabe von Säure zu basischen Lösungen. Beispiel: NaOH (Natronlauge) + HCl (vereinfacht für Salzsäure) -> NaCl + H_2O (neutrale Lösung von Kochsalz)

NIOSH, National Institute for Occupational Safety and Health
Das National Institute for Occupational Safety and Health, vergleichbar mit der deutschen Bundesanstalt für Arbeitsschutz und Arbeitsmedizin, ist die US-amerikanische Bundesbehörde für arbeitsmedizinische Forschung und eine Abteilung der Centers for Disease Control and Prevention (CDC). Eine der Aufgaben der Behörde ist die Festlegung von Grenzwerten für die Schadstoffexposition am Arbeitsplatz.

PG, Propylenglykol (1,2-Propandiol)
Propylenglykol ist einer der wesentlichen Bestandteile von Liquids. Wie Glycerin gehört PG chemisch zur Gruppe der Alkohole, also Verbindungen mit einer funktionellen OH-Gruppe (allgemein: R-OH). Die allseits gut bekannten Wirkungen von „Alkohol" hat aber nur eine einzige Verbindung aus der Gruppe der Alkohole, und zwar Ethanol (Ethylalkohol; CH_3CH_2-OH). Es besteht also kein Grund zur Sorge, dass das Dampfen erhöhte Alkoholspiegel im Blut oder Alkoholabhängigkeit zur Folge haben könnte.

Pharmakokinetik
Die Pharmakokinetik untersucht Geschwindigkeit und Mechanismen von Aufnahme, Verteilung, Metabolismus und Ausscheidung von Stoffen.

pH-Wert
Der pH-Wert ist ein Maß für das Säure/Base-Gleichgewicht wässriger Lösungen. Neutrale Lösungen haben einen pH-Wert von 7, bei sauren Lösungen ist er kleiner als 7, bei basischen Lösungen größer. Formal entspricht der pH-Wert dem negativen dekadischen Logarithmus der Konzentration an Protonen (H^+-Ionen) in einer Lösung. Die Zugabe von Säuren, das Ansäuern von Lösungen, führt zu einer Erhöhung der Protonen-Konzentration und damit zu einer Erniedrigung des pH-Werts.

PMTA, Premarket Tobacco Product Application
Verfahren der FDA für die Zulassung der Vermarktung neuartiger Tabakprodukte in den USA

Podsystem
Als Podsystem bezeichnet man eine kleine E-Zigarette, die aus einem wieder aufladbaren Akku und einer aufgesteckten Einheit, dem Pod, besteht. Der Pod fungiert als kleiner Liquidtank, in den der Verdampfer integriert ist. Am Markt sind sowohl wiederbefüllbare als auch fertig befüllte Pods.

Prävalenz
Die Prävalenz ist ein Maß für die Häufigkeit einer Erkrankung in der Bevölkerung und wird zumeist als Anteil (Prozentwert) angegeben.

prospektive Studien
In prospektiven Studien werden zuvor festgelegte Hypothesen überprüft und die entsprechenden Daten zielgerichtet erhoben. Prospektive Studien sind daher wesentlich aussagekräftiger als -> *retrospektive Studien*.

Pyrolyse
Als Pyrolyse bezeichnet man die chemische Umwandlung (Zersetzung) von Stoffen bei hohen Temperaturen in Abwesenheit von Sauerstoff (wodurch Verbrennung verhindert wird).

Relatives Risiko (RR)
Das relative Risiko gibt an, um welchen Faktor sich das Risiko, zum Beispiel für eine Erkrankung in zwei Gruppen unterscheidet. Zur Ermittlung des Einflusses bestimmter Umweltbedingungen oder Verhaltensweisen werden in epidemiologischen Studien Gruppen exponierter Personen mit Kontrollen verglichen und das Relative Risiko bei Exposition ermittelt, das somit ein Maß für die Stärke der Assoziation zwischen Exposition und Erkrankung ist.

retrospektive Studien
In retrospektiven Studien werden bereits vorliegende Daten retrospektiv (im Nachhinein) auf statistisch signifikante Assoziationen geprüft.

Resorption
Als Resorption bezeichnet man die Aufnahme von Stoffen durch den Körper. Von besonderer Bedeutung ist die Stoffaufnahme über Epithelzellen.

reverse Kausalität (reverse causality)
Problem der Unterscheidung von Ursache und Wirkung bei der Interpretation der Ergebnisse von Beobachtungsstudien. Ein illustratives Beispiel ist die erhöhte Prävalenz von Lungenkrebs bei ehemaligen Raucherinnen und Rauchern. Deren Ursache ist offensichtlich nicht der Rauchstopp, wie die Assoziation suggeriert, sondern das vorherige Rauchen.

Rezeptoren
Rezeptoren sind Proteine, an die Botenstoffe, vor allem Hormone und Neurotransmitter, binden und dadurch biologische Effekte auslösen. Zumeist sind Rezeptoren in die Zellmembran eingelagert, es gibt aber auch lösliche Rezeptoren im Zellinneren (Zytosol, Zellkern).

SCOEL, Scientific Committee on Occupational Exposure Limits
Wissenschaftlicher Ausschuss für Grenzwerte berufsbedingter Exposition der Europäischen Kommission

Salze
Als Salze bezeichnet man chemische Verbindungen bzw. kristalline Substanzen, die aus positiv geladenen Ionen (Kationen) und negativ geladenen Ionen (Anionen) aufgebaut sind (Wikipedia). In Lösung trennen sich die beiden Ionenarten, sie „dissoziieren", und lagern Moleküle des Lösungsmittels an. So entstehen zum Beispiel beim Auflösen von Kochsalz (NaCl) in Wasser voneinander getrennte Na^{+} und Cl^{-} Ionen, die von einer Hydrathülle aus Wasser umgeben sind.

Sensorische (Rezeptor)zellen
Sensorische Zellen sind Nervenzellen (Neuronen), die physikalische Reize (Licht, Geruch, Schall, Druck) in Nervenimpulse umwandeln, die im Gehirn die entsprechenden Wahrnehmungen auslösen.

Stealth Vaping (heimliches Dampfen)
Als stealth vaping wird eine Form des Dampfens bezeichnet, die von der Umgebung nicht bemerkt wird. Dazu werden kleine Podsysteme oder Cigalikes verwendet, die in der Faust verschwinden. Die Ausatmung sichtbarer Wolken wird durch PG-Liquids ohne Glycerin sowie längere Verweilzeit des Dampfs in der Lunge und nochmaliges Einatmen (ohne am Gerät zu ziehen) vermieden. Dabei sollte man darauf achten, Geräte ohne Zuggeräusche und möglichst geruchsfreie Liquids zu verwenden.

Systemisch (Applikation/Aufnahme/Wirkung)
Bei systemischer Applikation eines Stoffes gelangt dieser in das Blut und wirkt auf den gesamten Körper. Davon zu unterscheiden ist die topische Applikation, bei der Arzneistoffe nur dort aufgetragen werden, wo sie wirken sollen (beispielsweise ein Haarwuchsmittel auf der Kopfhaut).

THC, Tetrahydrocannabinol
psychoaktiver Wirkstoff von Cannabis sativa (Hanf)

TPD2, Tabakproduktrichtline der EU in der derzeit gültigen Fassung
https://ec.europa.eu/health/sites/health/files/tobacco/docs/dir_201440_de.pdf
In Artikel 20 reguliert die TPD2 den Handel mit E-Zigaretten in der EU. Die Richtlinie wurde am 29.4.2014 im Amtsblatt der EU veröffentlicht und 2016 von den Mitgliedstaaten in nationales Recht umgesetzt. In Österreich erfolgte das im Rahmen der Novelle des Tabakgesetzes, die am 20.5.2016 in Kraft getreten ist.

WHO, World Health Organization
Die WHO ist die Koordinationsbehörde der Vereinten Nationen für das internationale öffentliche Gesundheitswesen.

WHO FCTC, WHO Frame Work Convention on Tobacco Control
Das Rahmenübereinkommen der WHO zur Eindämmung des Tabakgebrauches ist ein völkerrechtlicher Vertrag, welcher durch die 56. Weltgesundheitsversammlung am 21.5.2003 angenommen wurde. Der Vertrag ist von 168 Vertragsparteien unterschrieben worden, darunter Deutschland und Österreich und die Europäische Union. Aufgrund der Ratifizierung und anderer Formen der Akzeptanz oder Bestätigung ohne Unterzeichnung ist er für 179 Parteien rechtlich bindend. In der Schweiz, die das Übereinkommen am 25.6.2004 unterzeichnete, steht die Ratifizierung und damit das Inkrafttreten noch aus. Damit ist die Schweiz das einzige europäische Land, in dem der Vertrag nicht in Kraft ist. Auch die USA haben lediglich unterzeichnet, ohne dass sie sich bisher gebunden haben. (Quelle: Wikipedia)

Zytotoxizität
zellschädigende Wirkung von Stoffen

DANKSAGUNGEN

Die Idee zu diesem Buch stammt von Dr. Norbert Regitnig-Tilian, der sie mir genau zum richtigen Zeitpunkt unterbreitet hat: Am 11. März 2020, als unsere Universität aufgrund der Corona-Pandemie ihre Pforten schloss. Andernfalls hätte ich dieses aufwändige Unterfangen wohl kaum begonnen. Ich danke ihm und seinem Team beim Delta-X Verlag für die nette, umsichtige und kompetente Betreuung dieses interessanten Projekts, das mich mit bisher unbekannten Herausforderungen konfrontierte.

Für die realistische Beurteilung des Dampfens sind neben der publizierten Fachliteratur die Erfahrungen der Konsumenten eine wesentliche Komponente, die von vielen Expertinnen und Experten im öffentlichen Gesundheitswesen unterschätzt oder gänzlich ignoriert wird. Über die sozialen Medien hatte ich regelmäßigen Kontakt mit zahlreichen Dampferinnen und Dampfern, denen ich hier pauschal für ihre Beiträge, Kommentare und anregende Fragen zum Thema danke. Stellvertretend für die gesamte Community möchte ich zwei langjährigen Weggefährten danken, die mich bei der Abfassung des Buchs unterstützt haben: Norbert „Zillatron" Schmidt, umtriebiger Dampfer-Nerd und Mitglied des Vorstands der deutschen Konsumentenvereinigung IG-ED (https://ig-ed.org) sowie Sebastian Küchemann, der ein Informationsportal zum Thema E-Zigaretten betreibt (e-Dampfen.info) und auf seinem Blog vapoon.de regelmäßig aktuelle Informationen und pointierte Artikel zum Thema veröffentlicht.

Mein besonderer Dank gilt Pauline Ullrich, die mich zu Beginn meiner Dampferkarriere als Userin „hope" im damaligen E-Rauchen-Forum mit exzellenten Kommentaren auf die richtige Spur gebracht hat und seither meine treue Begleiterin in den sozialen Medien geblieben ist. Pauline hat den politisch motivierten Kampf gegen das Dampfen in mehreren hervorragenden Cartoons dargestellt. Mit ihrer freundlichen Erlaubnis darf ich zwei ihrer Werke in diesem Buch präsentieren.

Ein Dampf-Aktivist, der mit Geräte-Reviews und informativen Stellungnahmen auf seinem Youtube-Kanal „Liquidhimmel" (http://www.liquidhimmel.ch/index.html) in den vergangenen zehn Jahren Geburtshilfe für abertausende Dampferinnen und Dampfer gleistet hat, ist der Schweizer

Phil Scheck. Dass er seinerzeit in einem Video die Ego-C als Einstiegsgerät empfohlen und mich damit beinahe in den Wahnsinn getrieben hat, habe ich ihm längst verziehen. Ich hatte das Vergnügen, Phil persönlich als sympathischen, unaufgeregten und höchst kompetenten Experten kennenzulernen, ohne den die Dampferszene im deutschsprachigen Raum nicht das wäre, was sie ist. Danke Phil, für deine immerwährenden Bemühungen!

Neben den Konsumenten haben auch Handel und Industrie maßgeblichen Anteil an der Verbreitung und Weiterentwicklung von E-Zigaretten. Stellvertretend danke ich Dustin Dahlmann, Inhaber der Firma Innocigs und Vorsitzender der deutschen Händlervereinigung BfTG, für sein politisches Engagement, mit dem er sich nicht nur in Deutschland, sondern auch in Brüssel für sachorientierte Regulierung des Dampfens bemüht. Viele der Informationen, die mir Dustin zur Verfügung stellte, haben Eingang in dieses Buch gefunden. Außerdem bedanke ich mich bei Dr. Alexander Nussbaum, einem von *tobacco harm reduction* überzeugten exzellenten Wissenschaftler von Philip Morris Deutschland, für die Bereitstellung wissenschaftlicher Literatur und wertvoller Hintergrundinformationen rund um Tabakerhitzer.

Zuletzt möchte ich mich bei meiner Frau Silvia und meinen Kindern bedanken, die mein Engagement für das Dampfen zwar eher belustigt als beeindruckt, die mir aber diese Marotte und die Vernachlässigung häuslicher Pflichten aufgrund damit verbundener Reisetätigkeit wohlwollend verzeihen. Danke für eure Geduld!

Abbildungsverzeichnis

Abbildungsverzeichnis, Fortsetzung

Literatur

Um die Auffindung der Referenzen zu erleichtern, steht das Literaturverzeichnis auch online unter [*www.deltax.at/E_Zigarette_Literatur*] zur Verfügung. Die meisten Links zu Fachzeitschriften führen zur jeweiligen Zusammenfassung (Abstract) in PubMed, wo zumeist weiterführende Links zu den jeweiligen Volltexten bereitstehen. Allerdings sind viele Artikel hinter einer Paywall und nicht kostenfrei im Volltext einzusehen.

1. Stöver, H. (Hrsg.) Ratgeber E-Zigarette: Einsteigen, Umsteigen, Aussteigen, Fachhochschulverlag Frankfurt a.M., Frankfurt (2019)
2. Hill, A. B. The environment and disease: Association or causation? Proc. R. Soc. Med. 58, 295-300 (1965) DOI: PMC1898525; https://pubmed.ncbi.nlm.nih.gov/14283879
3. Riahi, F., Rajkumar, S. & Yach, D. Tobacco smoking and nicotine delivery alternatives: Patterns of product use and perceptions in 13 countries. F1000Research 8, 17635 (2019) DOI: 10.12688/f1000research17635.2; https://pubmed.ncbi.nlm.nih.gov/31131094
4. Kotz, D., Batra, A. & Kastaun, S. Rauchstoppversuche und genutzte Entwöhnungsmethoden. Eine deutschlandweite repräsentative Befragung anhand sozioökonomischer Merkmale in 19 Wellen von 2016–2019 (DEBRA-Studie). Dtsch. Arztebl. Int. 117, 7-13 (2020) DOI: 10.3238/arztebl.2020.0007; https://www.aerzteblatt.de/archiv/211741/Rauchstoppversuche-und-genutzte-Entwoehnungsmethoden
5. Hsu, G. & Grodal, S. The double-edged sword of oppositional category positioning: A study of the U.S. e-cigarette category, 2007–2017. Administrative Science Quarterly (2020) DOI: 10.1177/0001839220914855; https://journals.sagepub.com/doi/full/10.1177/0001839220914855
6. Russell, M. A. Low-tar medium-nicotine cigarettes: a new approach to safer smoking. BMJ 1, 1430-1433 (1976) DOI: 10.1136/bmj.1.6023.1430; https://pubmed.ncbi.nlm.nih.gov/953530
7. Siegmund, B., Leitner, E. & Pfannhauser, W. Determination of the nicotine content of various edible nightshades (Solanaceae) and their products and estimation of the associated dietary nicotine intake. J. Agric. Food Chem. 47, 3113-3120 (1999) DOI: 10.1021/jf990089w; https://pubmed.ncbi.nlm.nih.gov/10552617
8. Mills, E. J., Thorlund, K., Eapen, S., Wu, P. & Prochaska, J. J. Cardiovascular events associated with smoking cessation pharmacotherapies: A network meta-analysis. Circulation 129, 28-41 (2014) DOI: 10.1161/CIRCULATIONAHA.113.003961; https://pubmed.ncbi.nlm.nih.gov/24323793
9. Benowitz, N. L., Pipe, A., West, R., Hays, J. T., Tonstad, S., McRae, T., Lawrence, D., St Aubin, L. & Anthenelli, R. M. Cardiovascular safety of varenicline, bupropion, and nicotine patch in smokers: A randomized clinical trial. JAMA Intern. Med. 178, 622-631 (2018) DOI: 10.1001/jamainternmed.2018.0397; https://pubmed.ncbi.nlm.nih.gov/29630702

10. Singh, S., Pillai, S. & Chellappan, S. Nicotinic acetylcholine receptor signaling in tumor growth and metastasis. J. Oncol., 456743 (2011) DOI: 10.1155/2011/456743; https://pubmed.ncbi.nlm.nih.gov/21541211

11. Heeschen, C., Jang, J. J., Weis, M., Pathak, A., Kaji, S., Hu, R. S., Tsao, P. S., Johnson, F. L. & Cooke, J. P. Nicotine stimulates angiogenesis and promotes tumor growth and atherosclerosis. Nat. Med. 7, 833-839 (2001) DOI: 10.1038/89961; https://pubmed.ncbi.nlm.nih.gov/11433349

12. Davis, R., Rizwani, W., Banerjee, S., Kovacs, M., Haura, E., Coppola, D. & Chellappan, S. Nicotine promotes tumor growth and metastasis in mouse models of lung cancer. PLoS ONE 4, e7524 (2009) DOI: 10.1371/journal.pone.0007524; https://pubmed.ncbi.nlm.nih.gov/19841737

13. Li, T., Zhang, J., Zhang, J., Zhang, N., Zeng, Y., Tang, S., Tao, Z., Qu, X., Jia, J., Zhu, W., Sun, X. & Chen, H. Nicotine-enhanced stemness and epithelial-mesenchymal transition of human umbilical cord mesenchymal stem cells promote tumor formation and growth in nude mice. Oncotarget 9, 591-606 (2018) DOI: 10.18632/oncotarget.22712; https://pubmed.ncbi.nlm.nih.gov/29416638

14. Pullan, R. D., Rhodes, J., Ganesh, S., Mani, V., Morris, J. S., Williams, G. T., Newcombe, R. G., Russell, M. A. H., Feyerabend, C., Thomas, G. A. O. & Sawe, U. Transdermal nicotine for active ulcerative colitis. N. Engl. J. Med. 330. 811-815 (1994) DOI: 10.1056/nejm199403243301202; https://pubmed.ncbi.nlm.nih.gov/8114833

15. Cohen, R. D. Nicotine in ulcerative colitis – how does it work and how can we use it? Cin. Immunother. 5, 169-174 (1996) DOI: 10.1007/BF03259080; https://link.springer.com/article/10.1007/BF03259080

16. Gomes, J. P., Watad, A. & Shoenfeld, Y. Nicotine and autoimmunity: The lotus' flower in tobacco. Pharmacol. Res. 128, 101-109 (2018) DOI: 10.1016/j.phrs.2017.10.005; https://pubmed.ncbi.nlm.nih.gov/29051105

17. Julian, M. W., Shao, G., Schlesinger, L. S., Huang, Q., Cosmar, D. G., Bhatt, N. Y., Culver, D. A., Baughman, R. P., Wood, K. L. & Crouser, E. D. Nicotine treatment improves toll-like receptor 2 and toll-like receptor 9 responsiveness in active pulmonary sarcoidosis. Chest 143, 461-470 (2013) DOI: 10.1378/chest.12-0383; https://pubmed.ncbi.nlm.nih.gov/22878868

18. Quik, M., Zhang, D. H., McGregor, M. & Bordia, T. Alpha7 nicotinic receptors as therapeutic targets for Parkinson's disease. Biochem. Pharmacol. 97, 399-407 (2015) DOI: 10.1016/j.bcp.2015.06.014; https://pubmed.ncbi.nlm.nih.gov/26093062

19. Ma, C., Liu, Y., Neumann, S. & Gao, X. Nicotine from cigarette smoking and diet and Parkinson disease: A review. Transl. Neurodegener. 6, 18 (2017) DOI: 10.1186/s40035-017-0090-8; https://pubmed.ncbi.nlm.nih.gov/28680589

20. Newhouse, P. A., Potter, A., Kelton, M. & Corwin, J. Nicotinic treatment of Alzheimer's disease. Biol. Psychiatry 49, 268-278 (2001) DOI: 10.1016/S0006-3223(00)01069-6; https://www.biologicalpsychiatryjournal.com/article/S0006-3223(00)01069-6/fulltext

21. Lombardo, S. & Maskos, U. Role of the nicotinic acetylcholine receptor in Alzheimer's disease pathology and treatment. Neuropharmacology 96, 255-262 (2015) DOI: 10.1016/j.neuropharm.2014.11.018; https://pubmed.ncbi.nlm.nih.gov/25514383

22. Rusted, J. M., Sawyer, R., Jones, C., Trawley, S. L. & Marchant, N. L. Positive effects of nicotine on cognition: The deployment of attention for prospective memory. Psychopharmacology 202, 93-102 (2009) DOI: 10.1007/s00213-008-1320-7; https://pubmed.ncbi.nlm.nih.gov/18815772

23. Jasinska, A. J., Zorick, T., Brody, A. L. & Stein, E. A. Dual role of nicotine in addiction and cognition: A review of neuroimaging studies in humans. Neuropharmacology 84, 111-122 (2014) DOI: 10.1016/j.neuropharm.2013.02.015; https://pubmed.ncbi.nlm.nih.gov/23474015

24. Wesnes, K. A., Edgar, C. J., Kezic, I., Salih, H. M. & De Boer, P. Effects of nicotine withdrawal on cognition in a clinical trial setting. Psychopharmacology 229, 133-140 (2013) DOI: 10.1007/s00213-013-3089-6; https://pubmed.ncbi.nlm.nih.gov/23591603

25. Newhouse, P. A., Potter, A. & Singh, A. Effects of nicotinic stimulation on cognitive performance. Curr. Opin. Pharmacol. 4, 36-46 (2004) DOI: 10.1016/j.coph.2003.11.001; https://pubmed.ncbi.nlm.nih.gov/15018837

26. Newhouse, P., Kellar, K., Aisen, P., White, H., Wesnes, K., Coderre, E., Pfaff, A., Wilkins, H., Howard, D. & Levin, E. D. Nicotine treatment of mild cognitive impairment: A 6-month double-blind pilot clinical trial. Neurology 78, 91-101 (2012) DOI: 10.1212/WNL.0b013e31823efcbb; https://pubmed.ncbi.nlm.nih.gov/22665146

27. Laikowski, M. M., Reisdorfer, F. & Moura, S. NAChR $\alpha4\beta2$ subtype and their relation with nicotine addiction, cognition, depression and hyperactivity disorder. Curr. Med. Chem. 26, 3792-3811 (2019) DOI: 10.2174/0929867325666180410105135; https://pubmed.ncbi.nlm.nih.gov/29637850

28. Vermeulen, J. M., Schirmbeck, F., Blankers, M., et al. Association between smoking behavior and cognitive functioning in patients with psychosis, siblings, and healthy control subjects: Results from a prospective 6-year follow-up study. Am. J. Psychiatry 175, 1121-1128 (2018) DOI: 10.1176/appi.ajp.2018.18010069; https://pubmed.ncbi.nlm.nih.gov/30138044

29. Gogos, A., Skokou, M., Ferentinou, E. & Gourzis, P. Nicotine consumption during the prodromal phase of schizophrenia – a review of the literature. Neuropsychiatr. Dis. Treat. 15, 2943-2958 (2019) DOI: 10.2147/NDT.S210199; https://pubmed.ncbi.nlm.nih.gov/31802874

30. Guimarães, K., Madureira, D. Q. M. & Madureira, A. L. The reward-attention circuit model: Nicotine's influence on attentional focus and consequences on attention deficit hyperactivity disorder. Neurocomputing 242, 140-149 (2017) DOI: 10.1016/j.neucom.2017.02.072; https://www.sciencedirect.com/science/article/pii/S092523121730396X

31. Boggs, D. L., Surti, T. S., Esterlis, I., Pittman, B., Cosgrove, K., Sewell, R. A., Ranganathan, M. & D'Souza, D. C. Minimal effects of prolonged smoking abstinence or resumption on cognitive performance challenge the „self-medication" hypothesis in schizophrenia. Schizophr. Res. 194, 62-69 (2018) DOI: 10.1016/j.schres.2017.03.047; https://pubmed.ncbi.nlm.nih.gov/28392208

32. Kollins, S. H., Sweitzer, M. M., McClernon, F. J. & Perkins, K. A. Increased subjective and reinforcing effects of initial nicotine exposure in young adults with attention deficit hyperactivity disorder (ADHD) compared to matched peers: results from an experimental model of first-time tobacco use. Neuropsychopharmacology 45, 851-856 (2020) DOI: 10.1038/s41386-019-0581-7; https://pubmed.ncbi.nlm.nih.gov/31785588

33. Marquardt, H. & Schäfer, S. Lehrbuch der Toxikologie, Wissenschatliche Verlagsgesellschaft mbH, Stuttgart (2004)

34. Dawkins, L. E., Kimber, C. F., Doig, M., Feyerabend, C. & Corcoran, O. Self-titration by experienced e-cigarette users: blood nicotine delivery and subjective effects. Psychopharmacology (Berl) 233, 2933-2941 (2016) DOI: 10.1007/s00213-016-4338-2; https://pubmed.ncbi.nlm.nih.gov/27235016

35. Norbert Zillatron. EU ENVI „expert" hearing 2013-02-25. (2013), https://www.youtube.com/watch?v=FoTWUwPc70k

36. Hukkanen, J., Jacob III, P. & Benowitz, N. L. Metabolism and disposition kinetics of nicotine. Pharmacol. Rev. 57, 79-115 (2005) https://pubmed.ncbi.nlm.nih.gov/15734728

37. Nair, M. K., Chetty, D. J., Ho, H. & Chien, Y. W. Biomembrane permeation of nicotine: Mechanistic studies with porcine mucosae and skin. J. Pharm. Sci. 86, 257-262 (1997) DOI: 10.1021/js960095w; https://pubmed.ncbi.nlm.nih.gov/9040106

38. Zorin, S., Kuylenstierna, F. & Thulin, H. In vitro test of nicotine's permeability through human skin. Risk evaluation and safety aspects. Ann. Occup. Hyg. 43, 405-413 (1999) https://pubmed.ncbi.nlm.nih.gov/10518466

39. Rose, J. E., Mukhin, A. G., Lokitz, S. J., Turkington, T. G., Herskovic, J., Behm, F. M., Garg, S. & Garg, P. K. Kinetics of brain nicotine accumulation in dependent and nondependent smokers assessed with PET and cigarettes containing 11C-nicotine. Proc. Natl. Acad. Sci. U.S.A. 107, 5190-5195 (2010) https://pubmed.ncbi.nlm.nih.gov/20212132

40. Dawkins, L. & Corcoran, O. Acute electronic cigarette use: Nicotine delivery and subjective effects in regular users. Psychopharmacology 231, 401-407 (2014) DOI: 10.1007/s00213-013-3249-8; https://pubmed.ncbi.nlm.nih.gov/23978909

41. Yan, X. S. & D'Ruiz, C. Effects of using electronic cigarettes on nicotine delivery and cardiovascular function in comparison with regular cigarettes. Regul. Toxicol. Pharmacol. 71, 24-34 (2015) DOI: 10.1016/j.yrtph.2014.11.004; https://pubmed.ncbi.nlm.nih.gov/25460033

42. Hiler, M., Karaoghlanian, N., Talih, S., Maloney, S., Breland, A., Shihadeh, A. & Eissenberg, T. Effects of electronic cigarette heating coil resistance and liquid nicotine concentration on user nicotine delivery, heart rate, subjective effects, puff topography, and liquid consumption. Exp. Clin. Psychopharmacol. (2019) DOI: 10.1037/pha0000337; https://pubmed.ncbi.nlm.nih.gov/31855003

43. St.Helen, G., Dempsey, D. A., Havel, C. M., Jacob, P., III & Benowitz, N. L. Impact of e-liquid flavors on nicotine intake and pharmacology of e-cigarettes. Drug Alcohol Depend. 178, 391-398 (2017) DOI: 10.1016/j.drugalcdep.2017.05.042; https://pubmed.ncbi.nlm.nih.gov/28704768

44. Kobert, R. Lehrbuch der Intoxikationen. Band II: Spezieller Teil, Verlag von Ferdinand Enke, Stuttgart (1906)

45. Schroff, C. D. Pharmacologie, Wilhelm Braumüller, Wien (1856)

46. Mayer, B. How much nicotine kills a human? Tracing back the generally accepted lethal dose to dubious self-experiments in the nineteenth century. Arch. Toxicol. 88, 5-7 (2014) https://pubmed.ncbi.nlm.nih.gov/24091634

47. Centers for Disease Control and Prevention (CDC). The National Institute for Occupational Safety and Health (NIOSH) – Nicotine. https://www.cdc.gov/niosh/idlh/54115.html

48. Fagerström, K. O. & Schneider, N. G. Measuring nicotine dependence: A review of the Fagerstrom Tolerance Questionnaire. J. Behav. Med. 12, 159-182 (1989) DOI: 10.1007/BF00846549; https://pubmed.ncbi.nlm.nih.gov/2668531

49. Etter, J. F., Vu Duc, T. & Perneger, T. V. Validity of the Fagerström test for nicotine dependence and of the heaviness of smoking index among relatively light smokers. Addiction 94, 269-281 (1999) DOI: 10.1046/j.1360-0443.1999.94226910.x; https://pubmed.ncbi.nlm.nih.gov/10396794

50. Volkow, N. D., Fowler, J. S., Wang, G. J., Swanson, J. M. & Telang, F. Dopamine in drug abuse and addiction: Results of imaging studies and treatment implications. Arch. Neurol. 64, 1575-1579 (2007) DOI: 10.1001/archneur.64.11.1575; https://pubmed.ncbi.nlm.nih.gov/15098002

51. Moore, D., Aveyard, P., Connock, M., Wang, D., Fry-Smith, A. & Barton, P. Effectiveness and safety of nicotine replacement therapy assisted reduction to stop smoking: Systematic review and meta-analysis. BMJ Open 338, 867-870 (2009) DOI: 10.1136/bmj.b1024; https://pubmed.ncbi.nlm.nih.gov/19342408

52. Stanley, T. D. & Massey, S. Evidence of nicotine replacement's effectiveness dissolves when meta-regression accommodates multiple sources of bias. J. Clin. Epidemiol. 79, 41-45 (2016) DOI: 10.1016/j.jclinepi.2016.03.024; https://pubmed.ncbi.nlm.nih.gov/27079846

53. Solingapuram Sai, K. K., Zuo, Y., Rose, J. E. y. z., Garg, P. K., Garg, S., Nazih, R., Mintz, A. & Mukhin, A. G. Rapid brain nicotine uptake from electronic cigarettes. J. Nucl. Med. (2019) DOI: 10.2967/jnumed.119.230748; https://pubmed.ncbi.nlm.nih.gov/31676729

54. Fowler, C. D., Gipson, C. D., Kleykamp, B. A., et al. Basic science and public policy: Informed regulation for nicotine and tobacco products. Nicotine Tob. Res. 20. 789-799 (2018) DOI: 10.1093/ntr/ntx175; https://pubmed.ncbi.nlm.nih.gov/29065200

55. Guillem, K., Vouillac, C., Azar, M. R., Parsons, L. H., Koob, G. F., Cador, M. & Stinus, L. Monoamine oxidase inhibition dramatically increases the motivation to self-administer nicotine in rats. J. Neurosci. 25, 8593-8600 (2005) DOI: 10.1523/JNEUROSCI.2139-05.2005; https://pubmed.ncbi.nlm.nih.gov/16177026

56. Costello, M. R., Reynaga, D. D., Mojica, C. Y., Zaveri, N. T., Belluzzi, J. D. & Leslie, F. M. Comparison of the reinforcing properties of nicotine and cigarette smoke extract in rats. Neuropsychopharmacology 39, 1843-1851 (2014) DOI: 10.1038/npp.2014.31; https://pubmed.ncbi.nlm.nih.gov/24513971

57. Smith, T. T., Schaff, M. B., Rupprecht, L. E., Schassburger, R. L., Buffalari, D. M., Murphy, S. E., Sved, A. F. & Donny, E. C. Effects of MAO inhibition and a combination of minor alkaloids, β-carbolines, and acetaldehyde on nicotine self-administration in adult male rats. Drug Alcohol Depend. 155, 243-252 (2015) DOI: 10.1016/j.drugalcdep.2015.07.002; https://pubmed.ncbi.nlm.nih.gov/26257022

58. Fowler, J. S., Logan, J., Wang, G. J. & Volkow, N. D. Monoamine oxidase and cigarette smoking. Neurotoxicology 24, 75-82 (2003) DOI: 10.1016/S0161-813X(02)00109-2; https://pubmed.ncbi.nlm.nih.gov/12564384

59. Belluzzi, J. D., Wang, R. & Leslie, F. M. Acetaldehyde enhances acquisition of nicotine self-administration in adolescent rats. Neuropsychopharmacology 30. 705-712 (2005) DOI: 10.1038/sj.npp.1300586; https://pubmed.ncbi.nlm.nih.gov/15496937

60. Guillem, K., Vouillac, C., Azar, M. R., Parsons, L. H., Koob, G. F., Cador, M. & Stinus, L. Monoamine oxidase A rather than monoamine oxidase B inhibition increases nicotine reinforcement in rats. Eur. J. Neurosci. 24, 3532-3540 (2006) DOI: 10.1111/j.1460-9568.2006.05217.x; https://pubmed.ncbi.nlm.nih.gov/17229101

61. Clemens, K. J., Caillé, S., Stinus, L. & Cador, M. The addition of five minor tobacco alkaloids increases nicotine-induced hyperactivity, sensitization and intravenous self-administration in rats. Int. J. Neuropsychopharmacol. 12, 1355-1366 (2009) DOI: 10.1017/S1461145709000273; https://pubmed.ncbi.nlm.nih.gov/19366487

62. Hogg, R. C. Contribution of monoamine oxidase inhibition to tobacco dependence: A review of the evidence. Nicotine Tob. Res. 18, 509-523 (2016) DOI: 10.1093/ntr/ntv245; https://pubmed.ncbi.nlm.nih.gov/26508396

63. Berlin, I., Said, S., Spreux-Varoquaux, O., Olivares, R., Launay, J. M. & Puech, A. J. Monoamine oxidase A and B activities in heavy smokers. Biol. Psychiatry 38, 756-761 (1995) DOI: 10.1016/0006-3223(95)00084-4; https://pubmed.ncbi.nlm.nih.gov/8580230

64. Rose, J. E., Behm, F. M., Ramsey, C. & Ritchie, J. C. Platelet monoamine oxidase, smoking cessation, and tobacco withdrawal symptoms. Nicotine Tob. Res. 3, 383-390 (2001) DOI: 10.1080/14622200110087277; https://pubmed.ncbi.nlm.nih.gov/11694206

65. Fowler, J. S., Logan, J., Wang, G. J., et al. Comparison of monoamine oxidase A in peripheral organs in nonsmokers and smokers. J. Nucl. Med. 46, 1414-1420 (2005) https://pubmed.ncbi.nlm.nih.gov/16157522

66. Shahab, L., Gilchrist, G., Hagger-Johnson, G., Shankar, A., West, E. & West, R. Reciprocal associations between smoking cessation and depression in older smokers: Findings from the English Longitudinal Study of Ageing. Br. J. Psychiatry 207, 243-249 (2015) DOI: 10.1192/bjp.bp.114.153494; https://pubmed.ncbi.nlm.nih.gov/25999339

67. Zvolensky, M. J., Bakhshaie, J., Sheffer, C., Perez, A. & Goodwin, R. D. Major depressive disorder and smoking relapse among adults in the United States: A 10-year, prospective investigation. Psychiatry Res. 226, 73-77 (2015) DOI: 10.1016/j.psychres.2014.11.064; https://pubmed.ncbi.nlm.nih.gov/25650047

68. Patten, S. B., Williams, J. V. A., Lavorato, D. H., Wang, J. L., Sajobi, T. T. & Bulloch, A. G. M. Major depression and non-specific distress following smoking cessation in the Canadian general population. J. Affect. Disord. 218, 182-187 (2017) DOI: 10.1016/j.jad.2017.04.056; https://pubmed.ncbi.nlm.nih.gov/28477495

69. Stepankova, L., Kralikova, E., Zvolska, K., Pankova, A., Ovesna, P., Blaha, M. & Brose, L. S. Depression and smoking cessation: Evidence from a smoking cessation clinic with 1-Year follow-up. Ann. Behav. Med. 51, 454-463 (2017) DOI: 10.1007/s12160-016-9869-6; https://pubmed.ncbi.nlm.nih.gov/28035641

70. Shoaib, M. & Buhidma, Y. Why are antidepressant drugs effective smoking cessation aids? Curr. Neuropharmacol. 16, 426-437 (2018) DOI: 10.2174/1570159X1566617091514212 2; https://pubmed.ncbi.nlm.nih.gov/28925882

71. Berlin, I., Saïd, S., Spreux-Varoquaux, O., Launay, J. M., Olivares, R., Millet, V., Lecrubier, Y. & Puech, A. J. A reversible monoamine oxidase A inhibitor (moclobemide) facilitates smoking cessation and abstinence in heavy, dependent smokers. Clin. Pharmacol. Ther. 58, 444-452 (1995) DOI: 10.1016/0009-9236(95)90058-6; https://pubmed.ncbi.nlm.nih.gov/7586937

72. Berlin, I., Hunneyball, I. M., Greiling, D., Jones, S. P., Fuder, H. & Stahl, H. D. A selective reversible monoamine oxidase B inhibitor in smoking cessation: Effects on its own and in association with transdermal nicotine patch. Psychopharmacology 223, 89-98 (2012) DOI: 10.1007/s00213-012-2692-2; https://pubmed.ncbi.nlm.nih.gov/22451094

73. Siu, E. C. K. & Tyndale, R. F. Non-nicotinic therapies for smoking cessation. Annu. Rev. Pharmacol. Toxicol. 47, 541-564 (2007) DOI: 10.1146/annurev.pharmtox.47.120505.105354; https://pubmed.ncbi.nlm.nih.gov/17209799

74. Fagerström, K. Determinants of tobacco use and renaming the FTND to the Fagerström test for cigarette dependence. Nicotine Tob. Res. 14, 75-78 (2012) DOI: 10.1093/ntr/ntr137; https://pubmed.ncbi.nlm.nih.gov/22025545

75. Frenk, H. & Dar, R. If the data contradict the theory, throw out the data: Nicotine addiction in the 2010 report of the Surgeon General. Harm Reduct. J. 8, 1477-7517-1478-1412 (2011) DOI: 10.1186/1477-7517-8-12; https://pubmed.ncbi.nlm.nih.gov/21595895

76. Etter, J. F. & Eissenberg, T. Dependence levels in users of electronic cigarettes, nicotine gums and tobacco cigarettes. Drug Alcohol Depend. 147, 68-75 (2015) DOI: 10.1016/j.drugalcdep.2014.12.007; https://pubmed.ncbi.nlm.nih.gov/25561385

77. Liu, G., Wasserman, E., Kong, L. & Foulds, J. A comparison of nicotine dependence among exclusive e-cigarette and cigarette users in the PATH study. Prev. Med. 104, 86-91 (2017) DOI: 10.1016/j.ypmed.2017.04.001; https://pubmed.ncbi.nlm.nih.gov/28389330

78. Jankowski, M., Krzystanek, M., Zejda, J. E., Majek, P., Lubanski, J., Lawson, J. A. & Brozek, G. E-cigarettes are more addictive than traditional cigarettes—A study in highly educated young people. Int. J. Environ. Res. Public Health 16(2019) DOI: 10.3390/ijerph16132279; https://pubmed.ncbi.nlm.nih.gov/31252671

79. Du, P., Fan, T., Yingst, J., Veldheer, S., Hrabovsky, S., Chen, C. & Foulds, J. Changes in e-cigarette use behaviors and dependence in long-term e-cigarette users. Am. J. Prev. Med. 57, 374-383 (2019) DOI: 10.1016/j.amepre.2019.04.021; https://pubmed.ncbi.nlm.nih.gov/31375364

80. Etter, J. F. A longitudinal study of cotinine in long-term daily users of e-cigarettes. Drug Alcohol Depend. 160. 218-221 (2016) DOI: 10.1016/j.drugalcdep.2016.01.003; https://pubmed.ncbi.nlm.nih.gov/26804899

81. Small, E., Shah, H. P., Davenport, J. J., Geier, J. E., Yavarovich, K. R., Yamada, H., Sabarinath, S. N., Derendorf, H., Pauly, J. R., Gold, M. S. & Bruijnzeel, A. W. Tobacco smoke exposure induces nicotine dependence in rats. Psychopharmacology 208, 143-158 (2010) DOI: 10.1007/s00213-009-1716-z; https://pubmed.ncbi.nlm.nih.gov/19936715

82. Bruijnzeel, A. W., Rodrick, G., Singh, R. P., Derendorf, H. & Bauzo, R. M. Repeated pre-exposure to tobacco smoke potentiates subsequent locomotor responses to nicotine and tobacco smoke but not amphetamine in adult rats. Pharmacol. Biochem. Behav. 100. 109-118 (2011) DOI: 10.1016/j.pbb.2011.08.005; https://pubmed.ncbi.nlm.nih.gov/21871478

83. Csabai, D., Cseko, K., Szaiff, L., Varga, Z., Miseta, A., Helyes, Z. & Czéh, B. Low intensity, long term exposure to tobacco smoke inhibits hippocampal neurogenesis in adult mice. Behav. Brain Res. 302, 44-52 (2016) DOI: 10.1016/j.bbr.2016.01.022; https://pubmed.ncbi.nlm.nih.gov/26792108

84. Sorrells, S. F., Paredes, M. F., Cebrian-Silla, A., et al. Human hippocampal neurogenesis drops sharply in children to undetectable levels in adults. Nature 555, 377-381 (2018) DOI: 10.1038/nature25975; https://pubmed.ncbi.nlm.nih.gov/29513649

85. Moreno-Jiménez, E. P., Flor-García, M., Terreros-Roncal, J., Rábano, A., Cafini, F., Pallas-Bazarra, N., Ávila, J. & Llorens-Martín, M. Adult hippocampal neurogenesis is abundant in neurologically healthy subjects and drops sharply in patients with Alzheimer's disease. Nat. Med. 25, 554-560 (2019) DOI: 10.1038/s41591-019-0375-9; https://pubmed.ncbi.nlm.nih.gov/30911133

86. Lee, L. Y., Burki, N. K., Gerhardstein, D. C., Gu, Q., Kou, Y. R. & Xu, J. Airway irritation and cough evoked by inhaled cigarette smoke: Role of neuronal nicotinic acetylcholine receptors. Pulm. Pharmacol. Ther. 20. 355-364 (2007) https://pubmed.ncbi.nlm.nih.gov/17137814

87. Naqvi, N. H. & Bechara, A. The airway sensory impact of nicotine contributes to the conditioned reinforcing effects of individual puffs from cigarettes. Pharmacol. Biochem. Behav. 81, 821-829 (2005) DOI: 10.1016/j.pbb.2005.06.005; https://pubmed.ncbi.nlm.nih.gov/15996724

88. Etter, J. F. Throat hit in users of the electronic cigarette: An exploratory study. Psychol. Addict. Behav. 30. 93-100 (2016) DOI: 10.1037/adb0000137; https://pubmed.ncbi.nlm.nih.gov/26653150

89. WIPO IP Portal. WO2014182736 – NICOTINE SALT FORMULATIONS FOR AEROSOL DEVICES AND METHODS THEREOF. (2014) https://patentscope.wipo.int/search/en/detail.jsf?docId=WO2014182736

90. Cisternino, S., Chapy, H., André, P., Smirnova, M., Debray, M. & Scherrmann, J. M. Coexistence of passive and proton antiporter-mediated processes in nicotine transport at the mouse blood-brain barrier. AAPS J. 15, 299-307 (2013) DOI: 10.1208/s12248-012-9434-6; https://pubmed.ncbi.nlm.nih.gov/23212563

91. Tega, Y., Yuzurihara, C., Kubo, Y., Akanuma, S. I., Ehrhardt, C. & Hosoya, K. I. Functional expression of nicotine influx transporter in A549 human alveolar epithelial cells. Drug Metab. Pharmacokinet. 31, 99-101 (2016) DOI: 10.1016/j.dmpk.2015.11.006; https://pubmed.ncbi.nlm.nih.gov/26830082

92. Seeman, J. I. Possible role of ammonia on the deposition, retention, and absorption of nicotine in humans while smoking. Chem. Res. Toxicol. 20. 326-343 (2007) DOI: 10.1021/tx600290v; https://pubmed.ncbi.nlm.nih.gov/17316028

93. David, G., Parmentier, E. A., Taurino, I. & Signorell, R. Tracing the composition of single e-cigarette aerosol droplets in situ by laser-trapping and Raman scattering. Sci. Rep. 10. 7929 (2020) DOI: 10.1038/s41598-020-64886-5; https://pubmed.ncbi.nlm.nih.gov/32404884

94. O'Connell, G., Pritchard, J. D., Prue, C., Thompson, J., Verron, T., Graff, D. & Walele, T. A randomised, open-label, cross-over clinical study to evaluate the pharmacokinetic profiles of cigarettes and e-cigarettes with nicotine salt formulations in US adult smokers. Intern. Emerg. Med. 14, 853-861 (2019) DOI: 10.1007/s11739-019-02025-3; https://pubmed.ncbi.nlm.nih.gov/30712148

95. Morshed, K. M., Nagpaul, J. P., Majumdar, S. & Amma, M. K. Kinetics of propylene glycol elimination and metabolism in rat. Biochem. Med. Metab. Biol. 39, 90-97 (1988) DOI: 10.1016/0885-4505(88)90062-x; https://pubmed.ncbi.nlm.nih.gov/3355719

96. Renne, R. A., Wehner, A. P., Greenspan, B. J., Deford, H. S., Ragan, H. A., Westerberg, R. B., Buschbom, R. L., Burger, G. T., Hayes, A. W., Suber, R. L. & Mosberg, A. T. 2-week and 13-week inhalation studies of aerosolized glycerol in rats. Inhal. Toxicol. 4, 95-111 (1992) DOI: 10.3109/08958379209145307; https://www.tandfonline.com/doi/abs/10.3109/08958379209145307

97. Werley, M. S., Kirkpatrick, D. J., Oldham, M. J., Jerome, A. M., Langston, T. B., Lilly, P. D., Smith, D. C. & McKinney, W. J. Toxicological assessment of a prototype e-cigaret device and three flavor formulations: A 90-day inhalation study in rats. Inhal. Toxicol. 28, 22-38 (2016) DOI: 10.3109/08958378.2015.1130758; https://pubmed.ncbi.nlm.nih.gov/26787428

98. Phillips, B., Titz, B., Kogel, U., et al. Toxicity of the main electronic cigarette components, propylene glycol, glycerin, and nicotine, in Sprague-Dawley rats in a 90-day OECD inhalation study complemented by molecular endpoints. Food Chem. Toxicol. 109, 315-332 (2017) DOI: 10.1016/j.fct.2017.09.001; https://pubmed.ncbi.nlm.nih.gov/28882640

99. Vardavas, C. I., Anagnostopoulos, N., Kougias, M., Evangelopoulou, V., Connolly, G. N. & Behrakis, P. K. Short-term pulmonary effects of using an electronic cigarette: Impact on respiratory flow resistance, impedance, and exhaled nitric oxide. Chest 141, 1400-1406 (2012) DOI: 10.1378/chest.11-2443; https://pubmed.ncbi.nlm.nih.gov/22194587

100. European Chemical Agency (ECHA). Committees for Risk Assessment (RAC) and Socio-economic Analysis (SEAC) adopted 19 final opinions for recommending authorisation. (2016) https://echa.europa.eu/documents/10162/22867731/annex_rac_seac_en.pdf/b18b01c2-7016-f0c8-fdf5-26584ed63f93

101. Robertson, O. H., Loosli, C. G., Puck, T. T., Bigg, E. & Miller, B. F. The protection of mice against infection with air-borne influenza virus by means of propylene glycol vapor. Science 94, 612-613 (1941) DOI: 10.1126/science.94.2452.612; https://pubmed.ncbi.nlm.nih.gov/17740060

102. Robertson, O. H., Bigg, E., Puck, T. T. & Miller, B. F. The bacericidal action of propylene glycol vapor on microorganims suspended in air. I. J. Exp. Med. 75, 593-610 (1942) DOI: 10.1084/jem.75.6.593; https://pubmed.ncbi.nlm.nih.gov/19871209

103. Miler, J. A., Mayer, B. & Hajek, P. Changes in the Frequency of Airway Infections in Smokers Who Switched To Vaping: Results of an Online Survey. J. Addict. Res. Ther. 7(2016) DOI: 10.4172/2155-6105.1000290; https://www.omicsonline.org/open-access/changes-in-the-frequency-of-airway-infections-in-smokers-who-switched-to-vaping-results-of-an-online-survey-2155-6105-1000290.php?aid=77944

104. Fowles, J. & Dybing, E. Application of toxicological risk assessment principles to the chemical constituents of cigarette smoke. Tob. Control 12, 424-430 (2003) DOI: 10.1136/tc.12.4.424; https://pubmed.ncbi.nlm.nih.gov/14660781

105. De Flora, S., Izzotti, A., D'Agostini, F., Bennicelli, C., You, M., Lubet, R. A. & Balansky, R. M. Induction and modulation of lung tumors: Genomic and transcriptional alterations in cigarette smoke-exposed mice. Exp. Lung Res. 31, 19-35 (2005) DOI: 10.1080/01902140490494986; https://pubmed.ncbi.nlm.nih.gov/15765917

106. Beauval, N., Verriele, M., Garat, A., Fronval, I., Dusautoir, R., Antherieu, S., Garcon, G., Lo-Guidice, J. M., Allorge, D. & Locoge, N. Influence of puffing conditions on the carbonyl composition of e-cigarette aerosols. Int. J. Hyg. Environ. Health 222, 136-146 (2019) DOI: 10.1016/j.ijheh.2018.08.015; https://pubmed.ncbi.nlm.nih.gov/30220464

107. Wang, P., Chen, W., Liao, J., Matsuo, T., Ito, K., Fowles, J., Shusterman, D., Mendell, M. & Kumagai, K. A device-independent evaluation of carbonyl emissions from heated electronic cigarette solvents. PLoS ONE 12, e0169811 (2017) DOI: 10.1371/journal.pone.0169811; https://pubmed.ncbi.nlm.nih.gov/28076380

108. Farsalinos, K. E., Voudris, V. & Poulas, K. E-cigarettes generate high levels of aldehydes only in 'dry puff' conditions. Addiction 110, 1352-1356 (2015) DOI: 10.1111/add.12942; https://pubmed.ncbi.nlm.nih.gov/25996087

109. Duell, A. K., McWhirter, K. J., Korzun, T., Strongin, R. M. & Peyton, D. H. Sucralose-enhanced degradation of electronic cigarette liquids during vaping. Chem. Res. Toxicol. 32, 1241-1249 (2019) DOI: 10.1021/acs.chemrestox.9b00047; https://pubmed.ncbi.nlm.nih.gov/31079450

110. Farsalinos, K. E. & Voudris, V. Do flavouring compounds contribute to aldehyde emissions in e-cigarettes? Food Chem. Toxicol. 115, 212-217 (2018) DOI: 10.1016/j.fct.2018.02.059; https://pubmed.ncbi.nlm.nih.gov/29501274

111. Bundesinstitut für Risikobewertung. Toxikologische Bewertung von Formaldehyd. (2006) https://www.bfr.bund.de/cm/343/toxikologische_bewertung_von_formaldehyd.pdf

112. Gaur, S. & Agnihotri, R. Health effects of trace metals in electronic cigarette aerosols—a systematic review. Biol. Trace Elem. Res. 188, 295-315 (2019) DOI: 10.1007/s12011-018-1423-x; https://pubmed.ncbi.nlm.nih.gov/29974385

113. Olmedo, P., Goessler, W., Tanda, S., Grau-Perez, M., Jarmul, S., Aherrera, A., Chen, R., Hilpert, M., Cohen, J. E., Navas-Acien, A. & Rule, A. M. Metal concentrations in e-cigarette liquid and aerosol samples: The contribution of metallic coils. Environ. Health Perspect. 126, Article 027010 (2018) DOI: 10.1289/EHP2175; https://pubmed.ncbi.nlm.nih.gov/29467105

114. Farsalinos, K. E. & Rodu, B. Metal emissions from e-cigarettes: a risk assessment analysis of a recently-published study. Inhal. Toxicol. 30, 321-326 (2018) DOI: 10.1080/08958378.2018.1523262; https://pubmed.ncbi.nlm.nih.gov/30384783

115. LeBouf, R. F., Burns, D. A., Ranpara, A., Attfield, K., Zwack, L. & Stefaniak, A. B. Headspace analysis for screening of volatile organic compound profiles of electronic juice bulk material. Anal. Bioanal. Chem. 410, 5951-5960 (2018) DOI: 10.1007/s00216-018-1215-3; https://pubmed.ncbi.nlm.nih.gov/29974153

116. Elias, J., Dutra, L. M., St Helen, G. & Ling, P. M. Revolution or redux? Assessing IQOS through a precursor product. Tob. Control 27, s102-s110 (2018) DOI: 10.1136/tobaccocontrol-2018-054327; https://pubmed.ncbi.nlm.nih.gov/30305324

117. Philip Morris International. THE IQOS STORY. The Evolution of Smoke-Free Products. (2019) https://www.pmiscience.com/resources/docs/default-source/Presentations2019/baker_isontech-2019-the-iqos-story.pdf?sfvrsn=9d0fd806_0

118. Philip Morris International. World Health Organization report on tobacco: Fact versus fiction. (2019) https://www.pmi.com/our-science/facts-versus-fiction---world-health-organization-report-on-tobacco

119. van der Toorn, M., Frentzel, S., De Leon, H., Goedertier, D., Peitsch, M. C. & Hoeng, J. Aerosol from a candidate modified risk tobacco product has reduced effects on chemotaxis and transendothelial migration compared to combustion of conventional cigarettes. Food Chem. Toxicol. 86, 81-87 (2015) DOI: 10.1016/j.fct.2015.09.016; https://pubmed.ncbi.nlm.nih.gov/26432920

120. Poussin, C., Laurent, A., Peitsch, M. C., Hoeng, J. & De Leon, H. Systems toxicology-based assessment of the candidate modified risk tobacco product THS2.2 for the adhesion of monocytic cells to human coronary arterial endothelial cells. Toxicology 339, 73-86 (2016) DOI: 10.1016/j.tox.2015.11.007; https://pubmed.ncbi.nlm.nih.gov/26655683

121. Schaller, J. P., Keller, D., Poget, L., et al. Evaluation of the Tobacco Heating System 2.2. Part 2: Chemical composition, genotoxicity, cytotoxicity, and physical properties of the aerosol. Regul. Toxicol. Pharmacol. 81, S27-S47 (2016) DOI: 10.1016/j.yrtph.2016.10.001; https://pubmed.ncbi.nlm.nih.gov/27720919

122. Titz, B., Boué, S., Phillips, B., et al. Effects of cigarette smoke, cessation, and switching to two heat-not-burn tobacco products on lung lipid metabolism in C57BL/6 and Apoe-/- mice-an integrative systems toxicology analysis. Toxicol. Sci. 149, 441-457 (2016) DOI: 10.1093/toxsci/kfv244; https://pubmed.ncbi.nlm.nih.gov/26582801

123. Bekki, K., Inaba, Y., Uchiyama, S. & Kunugita, N. Comparison of chemicals in mainstream smoke in heat-not-burn tobacco and combustion cigarettes. J. UOEH 39, 201-207 (2017) DOI: 10.7888/juoeh.39.201; https://pubmed.ncbi.nlm.nih.gov/28904270

124. Farsalinos, K. E., Yannovits, N., Sarri, T., Voudris, V. & Poulas, K. Nicotine delivery to the aerosol of a heat-not-burn tobacco product: Comparison with a tobacco cigarette and e-cigarettes. Nicotine Tob. Res. 20, 1004-1009 (2018) DOI: 10.1093/ntr/ntx138; https://pubmed.ncbi.nlm.nih.gov/28637344

125. Adriaens, K., Van Gucht, D. & Baeyens, F. IQOS™ vs. e-cigarette vs. tobacco cigarette: A direct comparison of short-term effects after overnight-abstinence. Int. J. Environ. Res. Public Health 15, 2902 (2018) DOI: 10.3390/ijerph15122902; https://pubmed.ncbi.nlm.nih.gov/30567400

126. Leigh, N. J., Palumbo, M. N., Marino, A. M., O'Connor, R. J. & Goniewicz, M. L. Tobacco-specific nitrosamines (TSNA) in heated tobacco product IQOS. Tob. Control 27, S37-S38 (2018) DOI: 10.1136/tobaccocontrol-2018-054318; https://pubmed.ncbi.nlm.nih.gov/30242043

127. Mallock, N., Boss, L., Burk, R., Danziger, M., Welsch, T., Hahn, H., Trieu, H. L., Hahn, J., Pieper, E., Henkler-Stephani, F., Hutzler, C. & Luch, A. Levels of selected analytes in the emissions of "heat not burn" tobacco products that are relevant to assess human health risks. Arch. Toxicol. 92, 2145-2149 (2018) DOI: 10.1007/s00204-018-2215-y; https://pubmed.ncbi.nlm.nih.gov/29730817

128. Drovandi, A., Salem, S., Barker, D., Booth, D. & Kairuz, T. Human biomarker exposure from cigarettes versus novel heat-not-burn devices: A systematic review and meta-analysis. Nicotine Tob. Res. (2019) DOI: 10.1093/ntr/ntz200; https://pubmed.ncbi.nlm.nih.gov/31641752

129. Lüdicke, F., Michael Ansari, S., Lama, N., Blanc, N., Bosilkovska, M., Donelli, A., Picavet, P., Baker, G., Haziza, C., Peitsch, M. & Weitkunat, R. Effects of switching to a heat-not-burn tobacco product on biologically relevant biomarkers to assess a candidate modified risk tobacco product: A randomized trial. Cancer Epidemiol. Biomarkers and Prev. 28, 1934-1943 (2019) DOI: 10.1158/1055-9965.EPI-18-0915; https://pubmed.ncbi.nlm.nih.gov/31270101

130. Pieper, E., Mallock, N., Henkler-Stephani, F. & Luch, A. Tabakerhitzer als neues Produkt der Tabakindustrie: Gesundheitliche Risiken. Bundesgesundheitsbl. 61, 1422-1428 (2018) DOI: doi.org/10.1007/s00103-018-2823-y; https://pubmed.ncbi.nlm.nih.gov/30284624

131. Haziza, C., de La Bourdonnaye, G., Donelli, A., Poux, V., Skiada, D., Weitkunat, R., Baker, G., Picavet, P. & Lüdicke, F. Reduction in exposure to selected harmful and potentially harmful constituents approaching those observed upon smoking abstinence in smokers switching to the Menthol Tobacco Heating System 2.2 for 3 months (Part 1). Nicotine Tob. Res. 22, 539-548 (2020) DOI: 10.1093/ntr/ntz013; https://pubmed.ncbi.nlm.nih.gov/30722062

132. Haziza, C., de La Bourdonnaye, G., Donelli, A., Skiada, D., Poux, V., Weitkunat, R., Baker, G., Picavet, P. & Ludicke, F. Favorable changes in biomarkers of potential harm to reduce the adverse health effects of smoking in smokers switching to the Menthol Tobacco Heating System 2.2 for 3 months (Part 2). Nicotine Tob. Res. 22, 549-559 (2020) DOI: 10.1093/ntr/ntz084; https://pubmed.ncbi.nlm.nih.gov/31125079

133. Collishaw, N. This should change everything: Using the toxic profile of heat-not-burn products as a performance standard to phase out combustible cigarettes. Tob. Control 28, 245-248 (2019) DOI: 10.1136/tobaccocontrol-2017-054219; https://pubmed.ncbi.nlm.nih.gov/30032098

134. Pratte, P., Cosandey, S. & Ginglinger, C. G. Investigation of solid particles in the mainstream aerosol of the Tobacco Heating System THS2.2 and mainstream smoke of a 3R4F reference cigarette. Hum. Exp. Toxicol. 36, 1115-1120 (2017) DOI: 10.1177/0960327116681653; https://pubmed.ncbi.nlm.nih.gov/27932538

135. Oviedo, A., Lebrun, S., Kogel, U., et al. Evaluation of the Tobacco Heating System 2.2. Part 6: 90-day OECD 413 rat inhalation study with systems toxicology endpoints demonstrates reduced exposure effects of a mentholated version compared with mentholated and non-mentholated cigarette smoke. Regul. Toxicol. Pharmacol. 81, S93-S122 (2016) DOI: 10.1016/j.yrtph.2016.11.004; https://pubmed.ncbi.nlm.nih.gov/27818348

136. Tabuchi, T., Gallus, S., Shinozaki, T., Nakaya, T., Kunugita, N. & Colwell, B. Heat-not-burn tobacco product use in Japan: Its prevalence, predictors and perceived symptoms from exposure to secondhand heat-not-burn tobacco aerosol. Tob. Control (2017) DOI: 10.1136/tobaccocontrol-2017-053947; https://pubmed.ncbi.nlm.nih.gov/29248896

137. Cummings, K. M., Nahhas, G. J. & Sweanor, D. T. What Is accounting for the rapid decline in cigarette sales in Japan? Int. J. Environ. Res. Public Health 17, E3570 (2020) DOI: 10.3390/ijerph17103570; https://pubmed.ncbi.nlm.nih.gov/32443663

138. CNB Television. Philip Morris CEO on Altria and the future of e-cigarettes. (2019) https://www.youtube.com/watch?v=bTtQQ8tpmGE

139. Deutsches Krebsforschungszentrum, Heidelberg. Rote Reihe Tabakprävention und Tabakkontrolle: Passivrauchen – ein unterschätztes Gesundheitsrisiko. (2005) https://www.dkfz.de/de/presse/pressemitteilungen/2005/download/Passivrauchen_Band_5.pdf

140. Novo Argumente für den Fortschritt. Passivrauchen als statistisches Konstrukt. (2008) https://www.novo-argumente.com/artikel/print_novo95_51

141. Taylor, R., Najafi, F. & Dobson, A. Meta-analysis of studies of passive smoking and lung cancer: Effects of study type and continent. Int. J. Epidemiol. 36, 1048-1059 (2007) DOI: 10.1093/ije/dym158; https://pubmed.ncbi.nlm.nih.gov/17690135

142. Aune, D., Schlesinger, S., Norat, T. & Riboli, E. Tobacco smoking and the risk of heart failure: A systematic review and meta-analysis of prospective studies. Eur. J. Prev. Cardiol. 26, 279-288 (2019) DOI: 10.1177/2047487318806658; https://pubmed.ncbi.nlm.nih.gov/30335502

143. Carreras, G., Lugo, A., Gallus, S., et al. Burden of disease attributable to second-hand smoke exposure: A systematic review. Prev. Med. 129, 105833 (2019) DOI: 10.1016/j.ypmed.2019.105833; https://pubmed.ncbi.nlm.nih.gov/31505203

144. Lipfert, F. W. & Wyzga, R. E. Longitudinal relationships between lung cancer mortality rates, smoking, and ambient air quality: a comprehensive review and analysis. Crit. Rev. Toxicol. 49, 790-818 (2019) DOI: 10.1080/10408444.2019.1700210; https://pubmed.ncbi.nlm.nih.gov/31985340

145. Wang, A., Kubo, J., Luo, J., et al. Active and passive smoking in relation to lung cancer incidence in the Women's Health Initiative Observational Study prospective cohort. Ann. Oncol. 26, 221-230 (2015) DOI: 10.1093/annonc/mdu470; https://pubmed.ncbi.nlm.nih.gov/25316260

146. Peres, J. No clear link between passive smoking and lung cancer. J. Natl. Cancer Inst. 105, 1844-1846 (2013) DOI: 10.1093/jnci/djt365; https://pubmed.ncbi.nlm.nih.gov/24316598

147. Long, G. A. Comparison of select analytes in exhaled aerosol from e-cigarettes with exhaled smoke from a conventional cigarette and exhaled breaths. Int. J. Environ. Res. Public Health 11, 11177-11191 (2014) DOI: 10.3390/ijerph111111177; https://pubmed.ncbi.nlm.nih.gov/25350011

148. St.Helen, G., Havel, C., Dempsey, D. A., Jacob, P., III & Benowitz, N. L. Nicotine delivery, retention and pharmacokinetics from various electronic cigarettes. Addiction 111, 535-544 (2016) DOI: 10.1111/add.13183; https://pubmed.ncbi.nlm.nih.gov/26430813

149. McAuley, T. R., Hopke, P. K., Zhao, J. & Babaian, S. Comparison of the effects of e-cigarette vapor and cigarette smoke on indoor air quality. Inhal. Toxicol. 24, 850-857 (2012) DOI: 10.3109/08958378.2012.724728; https://pubmed.ncbi.nlm.nih.gov/23033998

150. McNeill, A., Etter, J. F., Farsalinos, K., Hajek, P., le Houezec, J. & McRobbie, H. A critique of a World Health Organization-commissioned report and associated paper on electronic cigarettes. Addiction 109, 2128–2134 (2014) DOI: 10.1111/add.12730; https://pubmed.ncbi.nlm.nih.gov/25196419

151. Liu, J., Liang, Q., Oldham, M. J., Rostami, A. A., Wagner, K. A., Gillman, I. G., Patel, P., Savioz, R. & Sarkar, M. Determination of selected chemical levels in room air and on surfaces after the use of cartridge-and tank-based e-vapor products or conventional cigarettes. Int. J. Environ. Res. Public Health 14, 969 (2017) DOI: 10.3390/ijerph14090969; https://pubmed.ncbi.nlm.nih.gov/28846634

152. Logue, J. M., Sleiman, M., Montesinos, V. N., Russell, M. L., Litter, M. I., Benowitz, N. L., Gundel, L. A. & Destaillats, H. Emissions from electronic cigarettes: Assessing vapers' intake of toxic compounds, secondhand exposures, and the associated health impacts. Environ. Sci. Technol. 51, 9271-9279 (2017) DOI: 10.1021/acs.est.7b00710; https://pubmed.ncbi.nlm.nih.gov/28766331

153. van Drooge, B. L., Marco, E., Perez, N. & Grimalt, J. O. Influence of electronic cigarette vaping on the composition of indoor organic pollutants, particles, and exhaled breath of bystanders. Environ. Sci. Pollut. Res. 26, 4654–4666 (2019) DOI: 10.1007/s11356-018-3975-x; https://pubmed.ncbi.nlm.nih.gov/30560536

154. O'Connell, G., Colard, S., Cahours, X. & Pritchard, J. D. An assessment of indoor air quality before, during and after unrestricted use of E-cigarettes in a small room. Int. J. Environ. Res. Public Health 12, 4889-4907 (2015) DOI: 10.3390/ijerph120504889; https://pubmed.ncbi.nlm.nih.gov/25955526

155. Schober, W., Fembacher, L., Frenzen, A. & Fromme, H. Passive exposure to pollutants from conventional cigarettes and new electronic smoking devices (IQOS, e-cigarette) in passenger cars. Int. J. Hyg. Environ. Health 222, 486-493 (2019) DOI: 10.1016/j.ijheh.2019.01.003; https://pubmed.ncbi.nlm.nih.gov/30685192

156. Kulmala, M. How particles nucleate and grow. Science 302, 1000-1001 (2003) DOI: 10.1126/science.1090848; https://pubmed.ncbi.nlm.nih.gov/14605359

157. Martuzevicius, D., Prasauskas, T., Setyan, A., O'Connell, G., Cahours, X., Julien, R. & Colard, S. Characterisation of the spatial and temporal dispersion differences between exhaled e-cigarette mist and cigarette smoke. Nicotine Tob. Res. 21, 1371-1377 (2019) DOI: 10.1093/ntr/nty121; https://pubmed.ncbi.nlm.nih.gov/29924352

158. Enomoto, M., Tierney, W. J. & Nozaki, K. Risk of human health by particulate matter as a source of air pollution – Comparison with tobacco smoking. J. Toxicol. Sci. 33, 251-267 (2008) DOI: 10.2131/jts.33.251; https://pubmed.ncbi.nlm.nih.gov/18670156

159. Bundesintitut für Risikobewertung. Nikotinfreie E-Shishas bergen gesundheitliche Risiken. (2015) https://www.bfr.bund.de/cm/343/nikotinfreie-e-shishas-bergen-gesundheitliche-risiken.pdf

160. Neuberger, M. The electronic cigarette: A wolf in sheep's clothing. Wien. Klin. Wochenschr. 127, 385-387 (2015) DOI: 10.1007/s00508-015-0753-3; https://pubmed.ncbi.nlm.nih.gov/26230008

161. Interessensgemeinschaft E-Dampfen. BfR vs Professor Bernd Mayer. (2015) https://ig-ed.org/2015/05/bfr-vs-professor-bernd-mayer/

162. Stellungnahme der Innenraumhygienekommission (IRK) zu elektronischen Zigaretten (E-Zigaretten). Bundesgesundheitsbl. 59, 1660-1661 (2016) DOI: 10.1007/s00103-016-2464-y; https://pubmed.ncbi.nlm.nih.gov/27885450

163. Umweltbundesamt. Stellungnahme der Innenraumhygienekommission (IRK) zu elektronischen Zigaretten (E-Zigaretten)(2016) https://link.springer.com/content/pdf/10.1007/s00103-016-2464-y.pdf

164. Justiz Online. Oberverwaltungsgericht NRW, 4 A 775/14. (2014) http://www.justiz.nrw.de/nrwe/ovgs/ovg_nrw/j2014/4_A_775_14_Urteil_20141104.html

165. Krüsemann, E. J. Z., Boesveldt, S., De Graaf, K. & Talhout, R. An e-liquid flavor wheel: A shared vocabulary based on systematically reviewing e-Liquid flavor classifications in literature. Nicotine Tob. Res. 21, 1310-1319 (2019) DOI: 10.1093/ntr/nty101; https://pubmed.ncbi.nlm.nih.gov/29788484

166. Russell, C., McKeganey, N., Dickson, T. & Nides, M. Changing patterns of first e-cigarette flavor used and current flavors used by 20.836 adult frequent e-cigarette users in the USA. Harm Reduct. J. 15(2018) DOI: 10.1186/s12954-018-0238-6; https://pubmed.ncbi.nlm.nih.gov/29954412

167. Schneller, L. M., Bansal-Travers, M., Goniewicz, M. L., McIntosh, S., Ossip, D. & O'Connor, R. J. Use of flavored electronic cigarette refill liquids among adults and youth in the US—results from wave 2 of the population assessment of tobacco and health study (2014–2015). PLoS ONE 13, e0202744 (2018) DOI: 10.1371/journal.pone.0202744; https://pubmed.ncbi.nlm.nih.gov/30138412

168. Bundesinstitut für Risikobewertung. Süßstoff Sucralose: Beim Erhitzen von Lebensmitteln können gesundheitsschädliche Verbindungen entstehen. (2019) https://www.bfr.bund.de/cm/343/suessstoff-sucralose-beim-erhitzen-von-lebensmitteln-koennen-gesundheitsschaedliche-verbindungen-entstehen.pdf

169. Jensen, R. P., Luo, W., Pankow, J. F., Strongin, R. M. & Peyton, D. H. Hidden formaldehyde in e-cigarette aerosols. N. Engl. J. Med. 372, 392-394 (2015) DOI: 10.1056/NEJMc1413069; https://pubmed.ncbi.nlm.nih.gov/25607446

170. Ochando, T., Mouret, J. R., Humbert-Goffard, A., Sablayrolles, J. M. & Farines, V. Vicinal diketones and their precursors in wine alcoholic fermentation: Quantification and dynamics of production. Food Res. Int. 103, 192-199 (2018) DOI: 10.1016/j.foodres.2017.10.040; https://pubmed.ncbi.nlm.nih.gov/29389605

171. Hubbs, A. F., Cummings, K. J., McKernan, L. T., Dankovic, D. A., Park, R. M. & Kreiss, K. Comment on Farsalinos et al., "Evaluation of Electronic Cigarette Liquids and Aerosol for the Presence of Selected Inhalation Toxins". Nicotine Tob Res 17, 1288-1289 (2015) DOI: 10.1093/ntr/ntu338; https://pubmed.ncbi.nlm.nih.gov/25586777

172. Farsalinos, K. E., Kistler, K. A., Gillman, G. & Voudris, V. Why we consider the NIOSH-proposed safety limits for diacetyl and acetyl propionyl appropriate in the risk assessment of electronic cigarette liquid use: A response to Hubbs et al. Nicotine Tob. Res. 17, 1290-1291 (2015) DOI: 10.1093/ntr/ntv005; https://pubmed.ncbi.nlm.nih.gov/25586778

173. Kreiss, K., Gomaa, A., Kullman, G., Fedan, K., Simoes, E. J. & Enright, P. L. Clinical bronchiolitis obliterans in workers at a microwave-popcorn plant. N Engl J Med 347, 330-338 (2002) DOI: 10.1056/NEJMoa020300; https://pubmed.ncbi.nlm.nih.gov/12151470

174. Rose, C. S. Early detection, clinical diagnosis, and management of lung disease from exposure to diacetyl. Toxicology 388, 9-14 (2017) DOI: 10.1016/j.tox.2017.03.019; https://pubmed.ncbi.nlm.nih.gov/28344095

175. Hubbs, A. F., Goldsmith, W. T., Kashon, M. L., Frazer, D., Mercer, R. R., Battelli, L. A., Kullman, G. J., Schwegler-Berry, D., Friend, S. & Castranova, V. Respiratory toxicologic pathology of inhaled diacetyl in sprague-dawley rats. Toxicol. Pathol. 36, 330-344 (2008) DOI: 10.1177/0192623307312694; https://pubmed.ncbi.nlm.nih.gov/18474946

176. Morgan, D. L., Flake, G. P., Kirby, P. J. & Palmer, S. M. Respiratory toxicity of diacetyl in C57BL/6 mice. Toxicol. Sci. 103, 169-180 (2008) DOI: 10.1093/toxsci/kfn016; https://pubmed.ncbi.nlm.nih.gov/18227102

177. Pierce, J. S., Abelmann, A., Spicer, L. J., Adams, R. E. & Finley, B. L. Diacetyl and 2,3-pentanedione exposures associated with cigarette smoking: implications for risk assessment of food and flavoring workers. Crit. Rev. Toxicol. 44, 420-435 (2014) DOI: 10.3109/10408444.2014.882292; https://pubmed.ncbi.nlm.nih.gov/24635357

178. Fujioka, K. & Shibamoto, T. Determination of toxic carbonyl compounds in cigarette smoke. Environ Toxicol 21, 47-54 (2006) DOI: 10.1002/tox.20153; https://pubmed.ncbi.nlm.nih.gov/16463255

179. Farsalinos, K. E., Kistler, K. A., Gillman, G. & Voudris, V. Evaluation of electronic cigarette liquids and aerosol for the presence of selected inhalation toxins. Nicotine Tob. Res. 17, 168-174 (2015) DOI: 10.1093/ntr/ntu176; https://pubmed.ncbi.nlm.nih.gov/25180080

180. Allen, J. G., Flanigan, S. S., LeBlanc, M., Vallarino, J., MacNaughton, P., Stewart, J. H. & Christiani, D. C. Flavoring chemicals in e-Cigarettes: Diacetyl, 2,3-pentanedione, and acetoin in a sample of 51 products, Including fruit-, candy-, and cocktail-flavored E-cigarettes. Environ. Health Perspect. 124, 733-739 (2016) DOI: 10.1289/ehp.1510185; https://pubmed.ncbi.nlm.nih.gov/26642857

181. Pierce, J. S., Abelmann, A. & Finley, B. L. Comment on "Flavoring Chemicals in E-Cigarettes: Diacetyl, 2,3-Pentanedione, and Acetoin in a Sample of 51 Products, Including Fruit-, Candy-, and Cocktail-Flavored E-Cigarettes". Environ. Health Perspect. 124, A100-A101 (2016) DOI: 10.1289/ehp.1611350; https://pubmed.ncbi.nlm.nih.gov/27248354

182. Allen, J. G., Flanigan, S. S., LeBlanc, M., Vallarino, J., MacNaughton, P., Stewart, J. H. & Christiani, D. C. Response to "Comment on 'Flavoring Chemicals in E-Cigarettes: Diacetyl, 2,3-Pentanedione, and Acetoin in a Sample of 51 Products, Including Fruit-, Candy-, and Cocktail-Flavored E-Cigarettes'". Environ. Health Perspect. 124, A102-A103 (2016) DOI: 10.1289/Ehp348; https://pubmed.ncbi.nlm.nih.gov/27248154

183. Vardavas, C., Girvalaki, C., Vardavas, A., Papadakis, S., Tzatzarakis, M., Behrakis, P. & Tsatsakis, A. Respiratory irritants in e-cigarette refill liquids across nine European countries: a threat to respiratory health? Eur. Resp. J. 50, 1701698 (2017) DOI: 10.1183/13993003.01698-2017; https://pubmed.ncbi.nlm.nih.gov/29269582

184. Farsalinos, K. & Lagoumintzis, G. Toxicity classification of e-cigarette flavouring compounds based on European Union regulation: analysis of findings from a recent study. Harm Reduct. J. 16, 48 (2019) DOI: 10.1186/s12954-019-0318-2; https://pubmed.ncbi.nlm.nih.gov/31345235

185. Litt, M. D., Duffy, V. & Oncken, C. Cigarette smoking and electronic cigarette vaping patterns as a function of e-cigarette flavourings. Tob. Control 25 (Suppl. 2), ii67–ii72 (2016) DOI: 10.1136/tobaccocontrol-2016-053223; https://pubmed.ncbi.nlm.nih.gov/27633766

186. Villanti, A. C., Collins, L. K., Niaura, R. S., Gagosian, S. Y. & Abrams, D. B. Menthol cigarettes and the public health standard: a systematic review. BMC Public Health 17, 983 (2017) DOI: 10.1186/s12889-017-4987-z; https://pubmed.ncbi.nlm.nih.gov/29284458

187. Benowitz, N. L., Herrera, B. & Jacob, P. Mentholated cigarette smoking inhibits nicotine metabolism. J. Pharmacol. Exp. Ther. 310, 1208-1215 (2004) DOI: 10.1124/jpet.104.066902; https://pubmed.ncbi.nlm.nih.gov/15084646

188. Sarkar, M., Wang, J. & Liang, Q. Metabolism of nicotine and 4-(methylnitrosamino)-l-(3-pyridyl)-lbutanone (NNK) in menthol and non-menthol cigarette smokers. Drug Metab. Lett. 6, 198-206 (2012) DOI: 10.2174/1872312811206030007; https://pubmed.ncbi.nlm.nih.gov/23140558

189. Wickham, R. J. How menthol alters tobacco-smoking behavior: A biological perspective. Yale J. Biol. Med. 88, 279-287 (2015) https://pubmed.ncbi.nlm.nih.gov/26339211

190. Bundesministeriums für Ernährung und Landwirtschaft. Entwurf einer Zweiten Verordnung zur Änderung der Tabakerzeugnis-Verordnung. (2014) https://www.bmel.de/SharedDocs/Downloads/Ernaehrung/Gesundheit/Tabakrichtlinie/RefEntwurf2.AendVOTabakerzVO.pdf?__blob=publicationFile

191. Bündnis für Tabakfreien Genuss e.V. Bundesrat spricht sich gegen absolutes „Menthol-Verbot" aus – Votum für Höchstmengenregelung. (2017) https://www.tabakfreiergenuss.org/bundesrat-spricht-sich-gegen-absolutes-menthol-verbot-aus-votum-fuer-hoechstmengenregelung/

192. Rosbrook, K. & Green, B. G. Sensory Effects of menthol and nicotine in an e-cigarette. Nicotine Tob. Res. 18, 1588-1595 (2016) DOI: 10.1093/ntr/ntw019; https://pubmed.ncbi.nlm.nih.gov/26783293

193. Fetterman, J. L., Weisbrod, R. M., Feng, B., Bastin, R., Tuttle, S. T., Holbrook, M., Baker, G., Robertson, R. M., Conklin, D. J., Bhatnagar, A. & Hamburg, N. M. Flavorings in tobacco products induce endothelial cell dysfunction. Arterioscler. Thromb. Vasc. Biol. 38, 1607-1615 (2018) DOI: 10.1161/ATVBAHA.118.311156; https://pubmed.ncbi.nlm.nih.gov/29903732

194. Wölkart, G., Kollau, A., Stessel, H., Russwurm, M., Koesling, D., Schrammel, A., Schmidt, K. & Mayer, B. Effects of flavoring compounds used in electronic cigarette refill liquids on endothelial and vascular function. PLoS One 14, e0222152 (2019) DOI: 10.1371/journal.pone.0222152; https://pubmed.ncbi.nlm.nih.gov/31498828

195. Mishra, P. K., Adameova, A., Hill, J. A., et al. Guidelines for evaluating myocardial cell death. Am. J. Physiol. 317, H891-H922 (2019) DOI: 10.1152/ajpheart.00259.2019; https://pubmed.ncbi.nlm.nih.gov/31418596

196. Behar, R. Z., Luo, W., Lin, S. C., Wang, Y., Valle, J., Pankow, J. F. & Talbot, P. Distribution, quantification and toxicity of cinnamaldehyde in electronic cigarette refill fluids and aerosols. Tob. Control 25, ii94-ii102 (2016) DOI: 10.1136/tobaccocontrol-2016-053224; https://pubmed.ncbi.nlm.nih.gov/27633763

197. Nystoriak, M. A., Kilfoil, P. J., Lorkiewicz, P. K., Ramesh, B., Kuehl, P. J., McDonald, J., Bhatnagar, A. & Conklin, D. J. Comparative effects of parent and heated cinnamaldehyde on the function of human iPSC-derived cardiac myocytes. Toxicol. In Vitro 61, 104648 (2019) DOI: 10.1016/j.tiv.2019.104648; https://pubmed.ncbi.nlm.nih.gov/31518667

198. Zhu, R., Liu, H., Liu, C., Wang, L., Ma, R., Chen, B., Li, L., Niu, J., Fu, M., Zhang, D. & Gao, S. Cinnamaldehyde in diabetes: A review of pharmacology, pharmacokinetics and safety. Pharmacol. Res. 122, 78-89 (2017) DOI: 10.1016/j.phrs.2017.05.019; https://pubmed.ncbi.nlm.nih.gov/28559210

199. Dorri, M., Hashemitabar, S. & Hosseinzadeh, H. Cinnamon (Cinnamomum zeylanicum) as an antidote or a protective agent against natural or chemical toxicities: a review. Drug. Chem. Toxicol. 41, 338-351 (2018) DOI: 10.1080/01480545.2017.1417995; Drug Chem Toxicol

200. Vasconcelos, N. G., Croda, J. & Simionatto, S. Antibacterial mechanisms of cinnamon and its constituents: A review. Microb. Pathog. 120, 198-203 (2018) DOI: 10.1016/j.micpath.2018.04.036; https://pubmed.ncbi.nlm.nih.gov/29702210

201. Pisinger, C., Dagli, E., Filippidis, F. T., et al. ERS and tobacco harm reduction. Eur. Resp. J. 54, 1902009 (2019) DOI: 10.1183/13993003.02009-2019; https://pubmed.ncbi.nlm.nih.gov/31801824

202. Britton, J., George, J., Bauld, L., Agrawal, S., Moxham, J., Arnott, D., McNeill, A. & Hopkinson, N. S. A rational approach to e-cigarettes – challenging ERS policy on tobacco harm reduction. Eur. Resp. J., [published online ahead of print, 2020 Feb 2024] 2000166 (2020) DOI: 10.1183/13993003.00166-2020; https://pubmed.ncbi.nlm.nih.gov/32094209

203. Polosa, R., Morjaria, J. B., Caponnetto, P., Campagna, D., Russo, C., Alamo, A., Amaradio, M. D. & Fisichella, A. Effectiveness and tolerability of electronic cigarette in real-life: A 24-month prospective observational study. Intern. Emerg. Med. 9, 537-546 (2014) DOI: 10.1007/s11739-013-0977-z; https://pubmed.ncbi.nlm.nih.gov/23873169

204. Polosa, R., Morjaria, J., Caponnetto, P., Caruso, M., Strano, S., Battaglia, E. & Russo, C. Effect of smoking abstinence and reduction in asthmatic smokers switching to electronic cigarettes: Evidence for harm reversal. Int. J. Environ. Res. Public Health 11, 4965-4977 (2014) DOI: 10.3390/ijerph110504965; https://pubmed.ncbi.nlm.nih.gov/24814944

205. Polosa, R., Morjaria, J. B., Caponnetto, P., Caruso, M., Campagna, D., Amaradio, M. D., Ciampi, G., Russo, C. & Fisichella, A. Persisting long term benefits of smoking abstinence and reduction in asthmatic smokers who have switched to electronic cigarettes. Discov. Med. 21, 99-108 (2016) https://pubmed.ncbi.nlm.nih.gov/27011045

206. Polosa, R., Morjaria, J. B., Caponnetto, P., Prosperini, U., Russo, C., Pennisi, A. & Bruno, C. M. Evidence for harm reduction in COPD smokers who switch to electronic cigarettes. Respir. Res. 17, 166 (2016) DOI: 10.1186/s12931-016-0481-x; https://pubmed.ncbi.nlm.nih.gov/27986085

207. Polosa, R., Morjaria, J. B., Prosperini, U., Russo, C., Pennisi, A., Puleo, R., Caruso, M. & Caponnetto, P. Health effects in COPD smokers who switch to electronic cigarettes: a retrospective-prospective 3-year follow-up. Int J Chron Obstruct Pulmon Dis 13, 2533-2542 (2018) DOI: 10.2147/COPD.S161138; https://pubmed.ncbi.nlm.nih.gov/30197510

208. Bowler, R. P., Hansel, N. N., Jacobson, S., et al. Electronic cigarette use in US adults at risk for or with COPD: Analysis from two observational cohorts. J. Gen. Intern. Med. 32, 1315-1322 (2017) DOI: 10.1007/s11606-017-4150-7; https://pubmed.ncbi.nlm.nih.gov/28884423

209. Cummings, K. M. & Polosa, R. E-Cigarette and COPD: Unreliable conclusion about health risks. J. Gen. Intern. Med. 33, 784-785 (2018) DOI: 10.1007/s11606-018-4396-8; https://pubmed.ncbi.nlm.nih.gov/29564607

210. Sargent, R. P., Shepard, R. M. & Glantz, S. A. Reduced incidence of admissions for myocardial infarction associated with public smoking ban: before and after study. BMJ 328, 977-980 (2004) DOI: 10.1136/bmj.38055.715683.55; https://pubmed.ncbi.nlm.nih.gov/15066887

211. VapingPost. Stanton Glantz – Expert, or Extremist? (2017) https://www.vapingpost.com/2017/04/28/stanton-glantz-expert-or-extremist/

212. Bhatta, D. N. & Glantz, S. A. Electronic cigarette use and myocardial infarction among adults in the US Population Assessment of Tobacco and Health. J. Am. Heart Assoc. 8, e012317 (2019) DOI: 10.1161/JAHA.119.012317; https://pubmed.ncbi.nlm.nih.gov/31165662

213. Brad Rodu – Tobacco Truth. Open Letter to the American Heart Association: #QuitLying. (2019) https://rodutobaccotruth.blogspot.com/2019/11/open-letter-to-american-heart.html

214. [Anonymous]. Retraction to: Electronic Cigarette Use and Myocardial Infarction Among Adults in the US Population Assessment of Tobacco and Health (Journal of the American Heart Association, (2019), 8, 12, (e012317), 10.1161/JAHA.119.012317). J. Am. Heart Assoc. 9, e014519 (2020) DOI: 10.1161/JAHA.119.014519; https://pubmed.ncbi.nlm.nih.gov/32066313

215. Bhatta, D. N. & Glantz, S. A. Association of e-cigarette use with respiratory disease among adults: A longitudinal analysis. Am. J. Prev. Med. 58, 182-190 (2020) DOI: 10.1016/j.amepre.2019.07.028; https://pubmed.ncbi.nlm.nih.gov/31859175

216. Mons, U. E-Zigaretten-Studien: Masse statt Klasse. Dtsch. Arztebl. International 117, A-1118 (2020) https://www.aerzteblatt.de/int/article.asp?id=214130

217. Bernd Mayer. Erfahrungsberichte von Umsteigern. (2020) https://drive.google.com/file/d/1lCRLnEdlmgUtlN176ku8cWqqZJ-uYd1l/view?usp=sharing
(oder auf https://www.deltax.at/E-Zigarette_Erfahrungsberichte_Umsteiger/)

218. Kuntic, M., Oelze, M., Steven, S., Kroller-Schon, S., Kalinovic, S., Frenis, K., Vujacic-Mirski, K., Huesmann, R., Hoffmann, T., Daiber, A. & Munzel, T. Short-term e-cigarette vapor exposure causes vascular oxidative stress and dysfunction – evidence for a close connection to brain damage and a key role of the phagocytic NADPH oxidase (NOX-2). Eur. Heart J. 9, [published online ahead of print, 2019 Nov 2013] (2019) DOI: 10.1093/eurheartj/ehz772; https://pubmed.ncbi.nlm.nih.gov/31715629

219. Heitzer, T., Brockhoff, C., Mayer, B., Warnholtz, A., Mollnau, S., Henne, S., Meinertz, T. & Münzel, T. Tetrahydrobiopterin improves endothelium-dependent vasodilation in chronic smokers – Evidence for a dysfunctional nitric oxide synthase. Circ. Res. 86, E36-E41 (2000) DOI: 10.1161/01.res.86.2.e36.; https://pubmed.ncbi.nlm.nih.gov/10666424

220. Mayer, B. Acrolein exposure from electronic cigarettes. Eur. Heart J. 41, 1523 (2020) https://pubmed.ncbi.nlm.nih.gov/32211887

221. George, J., Hussain, M., Vadiveloo, T., Ireland, S., Hopkinson, P., Struthers, A. D., Donnan, P. T., Khan, F. & Lang, C. C. Cardiovascular effects of switching from tobacco cigarettes to electronic cigarettes. J. Am. Coll. Cardiol. 74, 3112-3120 (2019) DOI: 10.1016/j.jacc.2019.09.067; https://pubmed.ncbi.nlm.nih.gov/31740017

222. Thomson, R., McDaid, L., Emery, J., Phillips, L., Naughton, F., Cooper, S., Dyas, J. & Coleman, T. Practitioners' views on nicotine replacement therapy in pregnancy during lapse and for harm reduction: A qualitative study. Int. J. Environ. Res. Public Health 16, 4791 (2019) DOI: 10.3390/ijerph16234791; https://pubmed.ncbi.nlm.nih.gov/31795347

223. Cooper, S., Taggar, J., Lewis, S., Marlow, N., Dickinson, A., Whitemore, R. & Coleman, T. Effect of nicotine patches in pregnancy on infant and maternal outcomes at 2 years: Follow-up from the randomised, double-blind, placebo-controlled SNAP trial. Lancet Respir. Med. 2, 728-737 (2014) DOI: 10.1016/S2213-2600(14)70157-2; https://pubmed.ncbi.nlm.nih.gov/25127405

224. Tran, D. T., Preen, D. B., Einarsdottir, K., Kemp-Casey, A., Randall, D., Jorm, L. R., Choi, S. K. Y. & Havard, A. Use of smoking cessation pharmacotherapies during pregnancy is not associated with increased risk of adverse pregnancy outcomes: A population-based cohort study. BMC Med. 18, 15 (2020) DOI: 10.1186/s12916-019-1472-9; https://pubmed.ncbi.nlm.nih.gov/32019533

225. Claire, R., Chamberlain, C., Davey, M. A., Cooper, S. E., Berlin, I., Leonardi-Bee, J. & Coleman, T. Pharmacological interventions for promoting smoking cessation during pregnancy. Cochrane Database Syst. Rev. 3, CD010078 (2020) DOI: 10.1002/14651858.CD010078.pub3; https://pubmed.ncbi.nlm.nih.gov/32129504

226. smokefreeaction.org.uk. Use of electronic cigarettes before, during and after pregnancy. A guide for maternity and other healthcare professionals. (2019) https://smokefreeaction.org.uk/wp-content/uploads/2019/08/2019-Challenge-Group-ecigs-briefing-FINAL.pdf

227. Mehra, V. M., Keethakumar, A., Bohr, Y. M., Abdullah, P. & Tamim, H. The association between alcohol, marijuana, illegal drug use and current use of E-cigarette among youth and young adults in Canada: Results from Canadian Tobacco, Alcohol and Drugs Survey 2017. BMC Public Health 19(2019) DOI: 10.1186/s12889-019-7546-y; https://pubmed.ncbi.nlm.nih.gov/31477067

228. Meernik, C. & Goldstein, A. O. Should clinicians recommend e-cigarettes to their patients who smoke? No. Ann. Fam. Med. 14, 302-303 (2016) DOI: 10.1370/afm.1961; https://pubmed.ncbi.nlm.nih.gov/27401416

229. Clive Bates – The counterfactual. Ten perverse intellectual contortions: a guide to the sophistry of anti-vaping activists. (2018) https://www.clivebates.com/ten-perverse-intellectual-contortions-a-guide-to-the-sophistry-of-anti-vaping-activists/#s4.1

230. Nutt, D. J., King, L. A. & Phillips, L. D. Drug harms in the UK: A multicriteria decision analysis. Lancet 376, 1558-1565 (2010) DOI: 10.1016/S0140-6736(10)61462-6; https://pubmed.ncbi.nlm.nih.gov/21036393

231. Nutt, D. J., Phillips, L. D., Balfour, D., Curran, H. V., Dockrell, M., Foulds, J., Fagerström, K., Letlape, K., Milton, A., Polosa, R., Ramsey, J. & Sweanor, D. Estimating the harms of nicotine-containing products using the MCDA approach. Eur. Addict. Res. 20, 218-225 (2014) DOI: 10.1159/000360220; https://pubmed.ncbi.nlm.nih.gov/24714502

232. Public Health England. E-cigarettes: an evidence update. A report commissioned by Public Health England. (2015) https://assets.publishing.service.gov.uk/government/uploads/system/uploads/attachment_data/file/733022/Ecigarettes_an_evidence_update_A_report_commissioned_by_Public_Health_England_FINAL.pdf

233. Public Health England. Vaping in England: an evidence update including mental health and pregnancy, March 2020, (2020) https://assets.publishing.service.gov.uk/government/uploads/system/uploads/attachment_data/file/869401/Vaping_in_England_evidence_update_March_2020.pdf

234. [Anonymous]. E-cigarettes: Public Health England's evidence-based confusion. Lancet 386, 829 (2015) DOI: 10.1016/S0140-6736(15)00042-2; https://pubmed.ncbi.nlm.nih.gov/26335861

235. Polosa, R. E-cigarettes: Public Health England's evidence based confusion? Lancet 386, 1237-1238 (2015) DOI: 10.1016/S0140-6736(15)00133-6; https://pubmed.ncbi.nlm.nih.gov/26346249

236. C.V. Phillips – Antithrlies.com. Saying e-cigarettes are "95 % less harmful" is a very bad idea (part 143 of 10,000). (2016) https://antithrlies.com/2016/05/25/saying-e-cigarettes-are-95-less-harmful-is-a-very-bad-idea-part-143-of-10000/

237. Wiebel, J. F., Gohlke, H. & Loddenkemper, R. E-Zigaretten: Eine unterschätzte Gefahr für Lunge und Herz-Kreislauf Vergleich des Schadenspotentials von E-Zigaretten und Tabakzigaretten. Zwischenbilanz zum Weltnichtrauchertag 2019. Ärztlicher Arbeitskreis (2019) http://www.aerztlicher-arbeitskreis.de/files/gesundheitsgefahren_durch_e-zigaretten.pdf

238. Canistro, D., Vivarelli, F., Cirillo, S., et al. E-cigarettes induce toxicological effects that can raise the cancer risk. Sci. Rep. 7, 2028 (2017) DOI: 10.1038/s41598-017-02317-8; https://pubmed.ncbi.nlm.nih.gov/28515485

239. Stephens, W. E. Comparing the cancer potencies of emissions from vapourised nicotine products including e-cigarettes with those of tobacco smoke. Tob. Control 27, 10-17 (2018) DOI: 10.1136/tobaccocontrol-2017-053808; https://pubmed.ncbi.nlm.nih.gov/28778971

240. Slob, W., Soeteman-Hernández, L. G., Bil, W., Staal, Y. C. M., Stephens, W. E. & Talhout, R. A method for comparing the impact on carcinogenicity of tobacco products: A case study on heated tobacco versus cigarettes. Risk Analysis, [published online ahead of print, 2020 May 2021] (2020) DOI: 10.1111/risa.13482; https://pubmed.ncbi.nlm.nih.gov/32356921

241. Flacco, M. E., Fiore, M., Acuti Martellucci, C., Ferrante, M., Gualano, M. R., Liguori, G., Bravi, F., Pirone, G. M., Marzuillo, C. & Manzoli, L. Tobacco vs. electronic cigarettes: absence of harm reduction after six years of follow-up. Eur. Rev. Med. Pharmacol. Sci. 24, 3923-3934 (2020) DOI: 10.26355/eurrev_202004_20859; https://pubmed.ncbi.nlm.nih.gov/32329868

242. Dampf im Bild TV. Interview der WELT Redaktion mit Dr. Thomas Hering. (2018) https://www.youtube.com/watch?v=4seRXQhKsyk

243. Roberts, C. K., Hevener, A. L. & Barnard, R. J. Metabolic syndrome and insulin resistance: Underlying causes and modification by exercise training. Compr. Physiol. 3, 1-58 (2013) DOI: 10.1002/cphy.c110062; https://pubmed.ncbi.nlm.nih.gov/23720280

244. Piirtola, M., Jelenkovic, A., Latvala, A., et al. Association of current and former smoking with body mass index: A study of smoking discordant twin pairs from 21 twin cohorts. PLoS ONE 13, e0200140 (2018) DOI: 10.1371/journal.pone.0200140; https://pubmed.ncbi.nlm.nih.gov/30001359

245. Artese, A., Stamford, B. A. & Moffatt, R. J. Cigarette smoking: An accessory to the development of insulin resistance. Am. J. Lifestyle Med. 13, 602-605 (2019) DOI: 10.1177/1559827617726516; https://pubmed.ncbi.nlm.nih.gov/31662726

246. Eliasson, B., Taskinen, M. R. & Smith, U. Long-term use of nicotine gum is associated with hyperinsulinemia and insulin resistance. Circulation 94, 878-881 (1996) DOI: 10.1161/01.CIR.94.5.878; https://pubmed.ncbi.nlm.nih.gov/8790020

247. Bernd Mayer – Youtube. Dampfen bei Übergewicht und Diabetes? (2019) https://youtu.be/oRmekMVsx0k

248. Deutsches Kompetenzzentrum Gesundheitsförderung und Diätetik e.V. (DKGD). Pro und Kontra Süßstoff. (2009) https://www.dkgd.de/dkgd-presse/pro-und-kontra-suessstoff.html

249. Bonnet, F., Tavenard, A., Esvan, M., Laviolle, B., Viltard, M., Lepicard, E. M. & Lainé, F. Consumption of a carbonated beverage with high-intensity sweeteners has no effect on insulin sensitivity and secretion in nondiabetic adults. J. Nutr. 148, 1293-1299 (2018) DOI: 10.1093/jn/nxy100; https://pubmed.ncbi.nlm.nih.gov/29982723

250. East, K., Brose, L. S., McNeill, A., Cheeseman, H., Arnott, D. & Hitchman, S. C. Harm perceptions of electronic cigarettes and nicotine: A nationally representative cross-sectional survey of young people in Great Britain. Drug Alcohol Depend. 192, 257-263 (2018) DOI: 10.1016/j.drugalcdep.2018.08.016; https://pubmed.ncbi.nlm.nih.gov/30300799

251. NORC at the University of Chicago. Public believes nicotine-based smoking and vaping products are more harmful than those Containing THC. (2019) https://www.norc.org/NewsEventsPublications/PressReleases/Pages/public-believes-nicotine-based-smoking-and-vaping-products-are-more-harmful-than-those-containing-thc.aspx

252. Huang, J., Feng, B., Weaver, S. R., Pechacek, T. F., Slovic, P. & Eriksen, M. P. Changing perceptions of harm of e-cigarette vs cigarette use among adults in 2 US national surveys from 2012 to 2017. JAMA Netw. Open 2, e191047 (2019) DOI: 10.1001/jamanetworkopen.2019.1047; https://pubmed.ncbi.nlm.nih.gov/30924893

253. Lund, K. E. & Vedoy, T. F. Relative risk perceptions between snus and cigarettes in a snus-prevalent society – an observational study over a 16 year period. Int. J. Environ. Res. Public Health 16, 879 (2019) DOI: 10.3390/ijerph16050879; https://pubmed.ncbi.nlm.nih.gov/30862006

254. Bundesinstitut für Risikobewertung. BfR-Verbrauchermonitor 2019 | Spezial E-Zigaretten. (2019) https://www.bfr.bund.de/cm/350/bfr-verbrauchermonitor-2019-spezial-e-zigaretten.pdf

255. PRESSEPORTAL – Philip Morris GmbH. Risikoreduzierung für Raucher: Kartografie zeigt großen Informationswunsch bei deutschen Gesundheitsexperten. (2020) https://www.presseportal.de/pm/37922/4608172

256. Bell, K., Salmon, A., Bowers, M., Bell, J. & McCullough, L. Smoking, stigma and tobacco 'denormalization': Further reflections on the use of stigma as a public health tool. A commentary on Social Science & Medicine's Stigma, Prejudice, Discrimination and Health Special Issue (67: 3). Soc. Sci. Med. 70, 795-799 (2010) DOI: 10.1016/j.socscimed.2009.09.060; https://pubmed.ncbi.nlm.nih.gov/20044187

257. Sæbø, G. & Scheffels, J. Assessing notions of denormalization and renormalization of smoking in light of e-cigarette regulation. Int. J. Drug Policy 49, 58-64 (2017) DOI: 10.1016/j.drugpo.2017.07.026; https://pubmed.ncbi.nlm.nih.gov/28987929

258. Patel, R. R. & Schmidt, H. Should employers be permitted not to hire smokers? A review of US legal provisions. Int. J. Health Policy Manag. 6, 701-706 (2017) DOI: 10.15171/ijhpm.2017.33; https://pubmed.ncbi.nlm.nih.gov/29172377

259. Díez-Izquierdo, A., Cassanello-Peñarroya, P., Lidón-Moyano, C., Matilla-Santander, N., Balaguer, A. & Martínez-Sánchez, J. M. Update on thirdhand smoke: A comprehensive systematic review. Environmental Research 167, 341-371 (2018) DOI: 10.1016/j.envres.2018.07.020; https://pubmed.ncbi.nlm.nih.gov/30096604

260. Bush, D. & Goniewicz, M. L. A pilot study on nicotine residues in houses of electronic cigarette users, tobacco smokers, and non-users of nicotine-containing products. Int. J. Drug Policy 26, 609-611 (2015) DOI: 10.1016/j.drugpo.2015.03.003; https://pubmed.ncbi.nlm.nih.gov/25869751

261. Khachatoorian, C., Jacob, P., Benowitz, N. L. & Talbot, P. Electronic cigarette chemicals transfer from a vape shop to a nearby business in a multiple-tenant retail building. Tob. Control 28, 519-525 (2019) DOI: 10.1136/tobaccocontrol-2018-054316; https://pubmed.ncbi.nlm.nih.gov/30158206

262. Khachatoorian, C., Jacob, P., Sen, A., Zhu, Y., Benowitz, N. L. & Talbot, P. Identification and quantification of electronic cigarette exhaled aerosol residue chemicals in field sites. Environmental Research 170, 351-358 (2019) DOI: 10.1016/j.envres.2018.12.027; https://pubmed.ncbi.nlm.nih.gov/30623881

263. Chen, J., Ho, S. Y., Leung, L. T., Wang, M. P. & Lam, T. H. Adolescent support for tobacco control policies and associations with tobacco denormalization beliefs and harm perceptions. Int. J. Environ. Res. Public Health 16, 147 (2019) DOI: 10.3390/ijerph16010147; https://pubmed.ncbi.nlm.nih.gov/30621115

264. Kang, H. & Cho, S. I. Cohort effects of tobacco control policy: Evidence to support a tobacco-free norm through smoke-free policy. Tob. Control 29, 96-102 (2020) DOI: 10.1136/tobaccocontrol-2018-054536; https://pubmed.ncbi.nlm.nih.gov/30554163

265. O'Connor, R. J., Rees, V. W., Rivard, C., Hatsukami, D. K. & Cummings, K. M. Internalized smoking stigma in relation to quit intentions, quit attempts, and current e-cigarette use. Subst. Abus. 38, 330-336 (2017) DOI: 10.1080/08897077.2017.1326999; https://pubmed.ncbi.nlm.nih.gov/28481713

266. Lozano, P., Thrasher, J. F., Forthofer, M., Hardin, J., Shigematsu, L. M. R., Arillo Santillan, E. & Fleischer, N. L. Smoking-related stigma: A public health tool or a damaging force? Nicotine Tob. Res. 22, 96-103 (2020) DOI: 10.1093/ntr/nty151; https://pubmed.ncbi.nlm.nih.gov/30053141

267. Bayer, R. & Bachynski, K. E. Banning smoking in parks and on beaches: Science, policy, and the politics of denormalization. Health Aff. 32, 1291-1298 (2013) DOI: 10.1377/hlthaff.2012.1022; https://pubmed.ncbi.nlm.nih.gov/23836746

268. Scott, N., Crane, M., Lafontaine, M., Seale, H. & Currow, D. Stigma as a barrier to diagnosis of lung cancer: patient and general practitioner perspectives. Prim. Health Care Res. Dev. 16, 618-622 (2015) DOI: 10.1017/S1463423615000043; https://pubmed.ncbi.nlm.nih.gov/25660904

269. King, A. C., Smith, L. J., McNamara, P. J., Matthews, A. K. & Fridberg, D. J. Passive exposure to electronic cigarette (E-cigarette) use increases desire for combustible and e-cigarettes in young adult smokers. Tob. Control 24, 501-504 (2015) DOI: 10.1136/tobaccocontrol-2014-051563; https://pubmed.ncbi.nlm.nih.gov/24848637

270. Hallingberg, B., Maynard, O. M., Bauld, L., Brown, R., Gray, L., Lowthian, E., MacKintosh, A. M., Moore, L., Munafo, M. R. & Moore, G. Have e-cigarettes renormalised or displaced youth smoking? Results of a segmented regression analysis of repeated cross sectional survey data in England, Scotland and Wales. Tob. Control 29, 207-216 (2020) DOI: 10.1136/tobaccocontrol-2018-054584; https://pubmed.ncbi.nlm.nih.gov/30936390

271. Bauld, L., Mackintosh, A. M., Eastwood, B., Ford, A., Moore, G., Dockrell, M., Arnott, D., Cheeseman, H. & McNeill, A. Young people's use of e-cigarettes across the united kingdom: Findings from five surveys 2015–2017. Int. J. Environ. Res. Public Health 14, 973 (2017) DOI: 10.3390/ijerph14090973; https://pubmed.ncbi.nlm.nih.gov/28850065

272. Foxon, F. & Selya, A. S. Electronic cigarettes, nicotine use trends, and use initiation ages among US adolescents from 1999–2018. Addiction, [published online ahead of print, 2020 Apr 2025] (2020) DOI: doi: 10.1111/add.15099; https://pubmed.ncbi.nlm.nih.gov/32335976

273. ash – action on smoking and health. Use of e-cigarettes (vaporisers) among adults in Great Britain. (2019) https://ash.org.uk/wp-content/uploads/2019/09/Use-of-e-cigarettes-among-adults-2019.pdf

274. Marty's Megastore 1210 Wien. TPD 2016 Deutscher Bundestag Landwirtschaftsausschuss E-Zigarette Dr. Bernd Mayer. (2016) https://www.youtube.com/watch?v=JJtYTeCjNIw

275. NEO MAGAZIN ROYALE. Homöopathie wirkt* | NEO MAGAZIN ROYALE mit Jan Böhmermann – ZDFneo. (2019) https://www.youtube.com/watch?v=pU3sAYRl4-k

276. EUR-Lex. The precautionary principle. (2000) https://eur-lex.europa.eu/legal-content/EN/TXT/?uri=LEGISSUM%3Al32042

277. ARD – Tagesschau. Robert Loddenkemper, Pneumologe, zur Schädlichkeit von E-Zigaretten. (2019) https://www.tagesschau.de/multimedia/video/video-620573.html

278. Centers for Disease Control and Prevention. Outbreak of Lung Injury Associated with the Use of E-Cigarette, or Vaping, Products. (2020) https://www.cdc.gov/tobacco/basic_information/e-cigarettes/severe-lung-disease.html

279. Marlière, C., De Greef, J., Gohy, S., Hoton, D., Wallemacq, P., Jacquet, L. M. & Belkhir, L. Fatal E-cigarette or vaping associated lung injury (EVALI): A first case report in Europe. Eur. Resp. J., [published online ahead of print, 2020 Mar 2026] (2020) DOI: 10.1183/13993003.00077-2020; https://pubmed.ncbi.nlm.nih.gov/32217651

280. Nau media AG. Werden Menschen durch E-Zigaretten lungenkrank? (2019) https://www.nau.ch/news/amerika/werden-menschen-durch-e-zigaretten-lungenkrank-65571835

281. Morning Consult. As vaping-related lung illnesses worsen, public holds e-cigarettes like Juul culpable. (2019) https://morningconsult.com/2019/09/19/as-vaping-related-lung-illnesses-worsen-public-holds-e-cigarettes-like-juul-culpable/

282. Leafly. Vape pen lung disease has insiders eyeing misuse of new additives. (2019) https://www.leafly.com/news/health/vape-pen-lung-disease-thc-oil-additive-investigation

283. Butt, Y. M., Smith, M. L., Tazelaar, H. D., Vaszar, L. T., Swanson, K. L., Cecchini, M. J., Boland, J. M., Bois, M. C., Boyum, J. H., Froemming, A. T., Khoor, A., Mira-Avendano, I., Patel, A. & Larsen, B. T. Pathology of vaping-associated lung injury. N. Engl. J. Med. 381, 1780-1781 (2019) DOI: 10.1056/NEJMc1913069; https://pubmed.ncbi.nlm.nih.gov/31577870

284. Layden, J. E., Ghinai, I., Pray, I., et al. Pulmonary illness related to e-cigarette use in Illinois and Wisconsin – Final report. N. Engl. J. Med. 382, 903-916 (2020) DOI: 10.1056/NEJMoa1911614; https://pubmed.ncbi.nlm.nih.gov/31491072

285. Thakrar, P. D., Boyd, K. P., Swanson, C. P., Wideburg, E. & Kumbhar, S. S. E-cigarette, or vaping, product use-associated lung injury in adolescents: a review of imaging features. Pediatr. Radiol. 50, 338-344 (2020) DOI: 10.1007/s00247-019-04572-5; https://pubmed.ncbi.nlm.nih.gov/31897566

286. Bhat, T. A., Kalathil, S. G., Bogner, P. N., Blount, B. C., Goniewicz, M. L. & Thanavala, Y. M. An animal model of inhaled Vitamin E acetate and Evali-like lung injury. N. Engl. J. Med. 382, 1175-1177 (2020) DOI: 10.1056/NEJMc2000231; https://pubmed.ncbi.nlm.nih.gov/32101656

287. Wu, D. & O'Shea, D. F. Potential for release of pulmonary toxic ketene from vaping pyrolysis of Vitamin E acetate. Proc. Natl. Acad. Sci. U.S.A. 117, 6349-6355 (2020) DOI: 10.1073/pnas.1920925117; https://pubmed.ncbi.nlm.nih.gov/32156732

288. Narimani, M. & da Silva, G. Does "Dry Hit" vaping of Vitamin E acetate contribute to EVALI? Simulating toxic ketene formation during E-cigarette use. ChemRxiv, Posted date: 02/03/2020 (2020) DOI: doi.org/10.26434/chemrxiv.11889828.v1; https://doi.org/10.26434/chemrxiv.11889828.v1

289. Prof. Michael Siegel. The Rest of the Story: Tobacco and Alcohol News Analysis and Commentary... .Providing the whole story behind tobacco and alcohol news. (2020) http://tobaccoanalysis.blogspot.com

290. Vaping360, A Look Back at CDC's Award-Nominated "EVALI" Response. (2020) https://vaping360.com/vape-news/90032/a-look-back-at-cdcs-award-nominated-evali-response/

291. Arcavi, L. & Benowitz, N. L. Cigarette smoking and infection. Arch. Int. Med. 164, 2206-2216 (2004) DOI: 10.1001/archinte.164.20.2206; https://pubmed.ncbi.nlm.nih.gov/15534156

292. Feldman, C. & Anderson, R. Cigarette smoking and mechanisms of susceptibility to infections of the respiratory tract and other organ systems. J. Infect. 67, 169-184 (2013) https://pubmed.ncbi.nlm.nih.gov/23707875

293. Kalil, A. C. & Thomas, P. G. Influenza virus-related critical illness: Pathophysiology and epidemiology. Crit. Care 23, 258 (2019) DOI: 10.1186/s13054-019-2539-x; https://pubmed.ncbi.nlm.nih.gov/31324202

294. Baskaran, V., Murray, R. L., Hunter, A., Lim, W. S. & McKeever, T. M. Effect of tobacco smoking on the risk of developing community acquired pneumonia: A systematic review and meta-analysis. PLoS ONE 14, e0220204 (2019) DOI: 10.1371/journal.pone.0220204; https://pubmed.ncbi.nlm.nih.gov/31318967

295. Hespanhol, V. P. & Barbara, C. Pneumonia mortality, comorbidities matter? Pulmonology, S2531-0437(2519)30205-30203 Online ahead of print (2019) DOI: 10.1016/j.pulmoe.2019.10.003; https://pubmed.ncbi.nlm.nih.gov/31787563

296. The Influence Foundation – Filter.
Anti-Vaping Zealots Find Opportunity in the Pandemic. (2020)
https://filtermag.org/anti-vaping-zealots-find-opportunity-in-the-pandemic/amp/

297. reason Foundation. While a Real Epidemic Raged, the Surgeon General
Was Spreading Misinformation About Masks and Vaping. (2020)
https://reason.com/2020/04/02/while-a-real-epidemic-raged-the-surgeon-general-was-spreading-misinformation-about-masks-and-vaping/

298. Volkow, N. D. Collision of the COVID-19 and addiction epidemics. Ann. Intern. Med., [published online ahead of print, 2020 Apr 2022] (2020) DOI: 10.7326/M20-1212; https://pubmed.ncbi.nlm.nih.gov/32240293

299. Madison, M. C., Landers, C. T., Gu, B. H., et al. Electronic cigarettes disrupt lung lipid homeostasis and innate immunity independent of nicotine.
J. Clin. Invest. 129, 4290-4304 (2019) DOI: 10.1172/JCI128531;
https://www.scopus.com/inward/record.uri?eid=2-s2.0-85072791194&doi=10.1172%2fJCI128531&partnerID=40&md5=55f16b26c6082a44d873591cae1f1684

300. UCSF Center for Tobacco Control Research and Education. UCSF adds smoking and vaping nicotine and cannabis to COVID-19 triage protocol. (2020) https://tobacco.ucsf.edu/ucsf-adds-smoking-and-vaping-nicotine-and-cannabis-covid-19-triage-protocol

301. Farsalinos, K., Barbouni, A. & Niaura, R. Smoking, vaping and hospitalization for COVID-19. Qeios (2020) DOI: 10.32388/Z69O8A.13;
https://www.qeios.com/read/article/561

302. CDC COVID-19 Response Team. Preliminary Estimates of the Prevalence of Selected Underlying Health Conditions Among Patients with Coronavirus Disease 2019 – United States, February 12-March 28, 2020. MMWR Morb. Mortal. Wkly. Rep. 69, 382-386 (2020) 10.15585/mmwr.mm6913e2; https://pubmed.ncbi.nlm.nih.gov/32240123

303. Dreher, M., Kersten, A., Bickenbach, J., et al. Charakteristik von 50 hospitalisierten COVID-19-Patienten mit und ohne ARDS. Dtsch. Arztebl. Int. 117, 271-278 (2020) DOI: 10.3238/arztebl.2020.0271; https://www.aerzteblatt.de/archiv/213454/Charakteristik-von-50-hospitalisierten-COVID-19-Patienten-mit-und-ohne-ARDS

304. Miyara, M., Tubach, F., Pourcher, V., Morelot-Panzini, C., Pernet, J., Haroche, J., Lebbah, S., Morawiec, E., Gorochov, G., Caumes, E., Hausfater, P., Combes, A., Similowski, T. & Amoura, Z. Low incidence of daily active tobacco smoking in patients with symptomatic COVID-19. Qeios (2020) DOI: 10.32388/WPP19W.2; https://www.qeios.com/read/article/569

305. Simons, D., Shahab, L., Brown, J. & Perski, O. The association of smoking status with SARS-CoV-2 infection, hospitalisation and mortality from COVID-19: A living rapid evidence review. Qeios (2020) DOI: doi:10.32388/UJR2AW.2.; https://www.qeios.com/read/article/584

306. Richardson, S., Hirsch, J. S., Narasimha, M., et al. Comorbidities, and outcomes among 5700 patients hospitalized with COVID-19 in the New York City area. JAMA, [published online ahead of print, 2020 Apr 2022] (2020) DOI: 10.1001/jama.2020.6775;

307. Gerlach, H., Pappert, D., Lewandowski, K., Rossaint, R. & Falke, K. J. Long-term inhalation with evaluated low doses of nitric oxide for selective improvement of oxygenation in patients with adult respiratory distress syndrome. Intensive Care Med. 19, 443-449 (1993) DOI: 10.1007/BF01711084; https://pubmed.ncbi.nlm.nih.gov/8294626

308. Monteil, V., Kwon, H., Prado, P., et al. Inhibition of SARS-CoV-2 infections in engineered human tissues using clinical-grade soluble human ACE2. Cell, Journal pre-proof (2020) DOI: 10.1016/j.cell.2020.04.004; https://www.cell.com/pb-assets/products/coronavirus/CELL_CELL-D-20-00739.pdf

309. Wang, H., Yu, M., Ochani, M., Amelia, C. A., Tanovic, M., Susarla, S., Li, J. H., Wang, H., Yang, N., Ulloa, L., Al-Abed, Y., Czura, C. J. & Tracey, K. J. Nicotinic acetylcholine receptor α7 subunit is an essential regulator of inflammation. Nature 421, 384-388 (2003) DOI: 10.1038/nature01339; https://pubmed.ncbi.nlm.nih.gov/12508119

310. Yue, X., Basting, T. M., Flanagan, T. W., Xu, J., Lobell, T. D., Gilpin, N. W., Gardner, J. D. & Lazartigues, E. Nicotine downregulates the compensatory angiotensin-converting enzyme 2/angiotensin type 2 receptor of the renin-angiotensin system. Ann. Am. Thorac. Soc. 15, S126-S127 (2018) DOI: 10.1513/AnnalsATS.201706-464MG; https://www.ncbi.nlm.nih.gov/pmc/articles/PMC5955030/

311. Changeux, J. P., Amoura, Z., Rey, F. & Miyara, M. A nicotinic hypothesis for Covid-19 with preventive and therapeutic implications. Qeios (2020) DOI: 10.32388/FXGQSB; https://www.qeios.com/read/article/581

312. Farsalinos, K., Niaura, R. & Poulas, K. COVID-19, a disease of the nicotinic cholinergic system? Nicotine may be protective. Qeios (2020) DOI: 10.32388/JFLAE3.2.; https://www.qeios.com/read/JFLAE3.2

313. Farsalinos, K., Niaura, R., Le Houezec, J., Barbouni, A., Tsatsakis, A., Kouretas, D., Vantarakis, A. & Poulas, K. Editorial: Nicotine and SARS-CoV-2: COVID-19 may be a disease of the nicotinic cholinergic system. Toxicol. Rep., [published online ahead of print April 30 2020] (2020) DOI: 10.1016/j.toxrep.2020.04.012; https://www.sciencedirect.com/science/article/pii/S2214750020302924

314. France Inter. Une étude clinique bientôt lancée pour déterminer les effets de la nicotine sur le Covid-19. (2020) https://www.franceinter.fr/la-nicotine-une-arme-contre-le-covid

315. Bloomberg. Philip Morris money is funding pro-vaping virus spin. (2020) https://www.bloomberg.com/news/articles/2020-04-17/philip-morris-money-is-funding-pro-vaping-coronavirus-spin

316. STOP. Stopping Tobacco Organizations & Products. Review of controversial french studies on link between smoking and COVID-19. (2020) https://exposetobacco.org/wp-content/uploads/STP043_Covid19_FrenchStudies_02.pdf

317. Altria. Altria's Third-Quarter 2019 Earnings Conference Call. (2019) http://www.snl.com/interactive/newlookandfeel/4087349/Altria_Q3_2019_Presentation.pdf

318. GALLUP. Americans say Marijuana vaping less harmful than tobacco. (2018) https://news.gallup.com/poll/237839/americans-say-marijuana-vaping-less-harmful-tobacco.aspx

319. ash – action on smoking and health. In 2019 around half as many Britons now vape as smoke, and the majority are ex-smokers. (2019) https://ash.org.uk/media-and-news/press-releases-media-and-news/in-2019-around-half-as-many-britons-now-vape-as-smoke-and-the-majority-are-ex-smokers/

320. Farsalinos, K., Siakas, G., Poulas, K., Voudris, V., Merakou, K. & Barbouni, A. E-cigarette use is strongly associated with recent smoking cessation: an analysis of a representative population sample in Greece. Intern. Emerg. Med. 14, 835-842 (2019) DOI: 10.1007/s11739-018-02023-x; https://pubmed.ncbi.nlm.nih.gov/30637600

321. Hajek, P., Phillips-Waller, A., Przulj, D., Pesola, F., Myers Smith, K., Bisal, N., Li, J., Parrott, S., Sasieni, P., Dawkins, L., Ross, L., Goniewicz, M., Wu, Q. & McRobbie, H. J. A randomized trial of e-cigarettes versus nicotine-replacement therapy. N. Engl. J. Med. 380, 629-637 (2019) DOI: 10.1056/NEJMoa1808779; https://pubmed.ncbi.nlm.nih.gov/30699054

322. Cox, S., Dawkins, L., Doshi, J. & Cameron, J. Effects of e-cigarettes versus nicotine replacement therapy on short-term smoking abstinence when delivered at a community pharmacy. Addict. Behav. Rep. 10, 100202 (2019) DOI: 10.1016/j.abrep.2019.100202; https://pubmed.ncbi.nlm.nih.gov/31338412

323. Borrelli, B. & O'Connor, G. T. E-cigarettes to assist with smoking cessation. N. Engl. J. Med. 380, 678-679 (2019) DOI: 10.1056/NEJMe1816406; https://pubmed.ncbi.nlm.nih.gov/30699299

324. Jackson, S. E., Farrow, E., Brown, J. & Shahab, L. Is dual use of nicotine products and cigarettes associated with smoking reduction and cessation behaviours? A prospective study in England. BMJ Open 10, e036055 (2020) DOI: 10.1136/bmjopen-2019-036055; https://pubmed.ncbi.nlm.nih.gov/32179563

325. Kalkhoran, S. & Glantz, S. A. E-cigarettes and smoking cessation in real-world and clinical settings: A systematic review and meta-analysis. Lancet Respir. Med. 4, 116-128 (2016) DOI: 10.1016/S2213-2600(15)00521-4; https://pubmed.ncbi.nlm.nih.gov/26776875

326. Hajek, P., McRobbie, H. & Bullen, C. E-cigarettes and smoking cessation. Lancet Respir. Med. 4, e23 (2016) DOI: 10.1016/S2213-2600(16)30024-8; https://pubmed.ncbi.nlm.nih.gov/27133216

327. Gomajee, R., El-Khoury, F., Goldberg, M., Zins, M., Lemogne, C., Wiernik, E., Lequy-Flahault, E., Romanello, L., Kousignian, I. & Melchior, M. Association between electronic cigarette use and smoking reduction in France. JAMA Intern. Med. 179, 1193-1200 (2019) DOI: 10.1001/jamainternmed.2019.1483; https://pubmed.ncbi.nlm.nih.gov/31305860

328. The Real Cost. Vaping Is An Epidemic | The Real Cost. (2018) https://youtu.be/zYuyS1Oq8gY

329. DEBRA. Deutsche Befragung zum Rauchverhalten. (2020) http://debra-study.info/wordpress/

330. ash – action on smoking and health. Use of e-cigarettes among young people in Great Britain. (2019) http://ash.org.uk/wp-content/uploads/2019/06/ASH-Factsheet-Youth-E-cigarette-Use-2019.pdf

331. Centers for Disease Control and Prevention (CDC). Youth and Tobacco Use. (2019) https://www.cdc.gov/tobacco/data_statistics/fact_sheets/youth_data/tobacco_use/index.htm#current-estimates

332. Brad Rodu – Tobacco Truth. The 2018 American Teen Vaping Epidemic, Recalculated. (2019) https://rodutobaccotruth.blogspot.com/2019/05/the-2018-american-teen-vaping-epidemic.html?fbclid=IwAR3DvrekFZokPZ665O0fwVvbrHrahdbrH5u4UQ4nXLw3ytQJ10rBRdiCu_Q

333. Morgenstern, M., Nies, A., Goecke, M. & Hanewinkel, R. E-Cigarettes and the use of conventional cigarettes. A cohort study in 10th grade students in Germany. Dtsch. Arztebl. Int. 115, 243-248 (2018) DOI: 10.3238/arztebl.2018.0243; https://www.ncbi.nlm.nih.gov/pmc/articles/PMC5938547/

334. Phillips, C. V. Gateway effects: Why the cited evidence does not upport their existence for low-risk tobacco products (and what evidence would). Int. J. Environ. Res. Public Health 12, 5439-5464 (2015) DOI: 10.3390/ijerph120505439; https://pubmed.ncbi.nlm.nih.gov/26006122

335. Kandel, E. R. & Kandel, D. B. A molecular basis for nicotine as a gateway drug. N. Engl. J. Med. 371, 932-943 (2014) DOI: 10.1056/NEJMsa1405092; https://pubmed.ncbi.nlm.nih.gov/25409384

336. Consumer Advocates for Smoke-Free Alternatives Assoc. (CASAA). New claims that e-cigarettes are a gateway to cocaine use are junk science. (2014) http://www.casaa.org/news/new-claims-that-e-cigarettes-are-a-gateway-to-cocaine-use-are-junk-science/

337. CBS Baltimore. Vaping Prompts Maryland School To Remove Bathroom Doors. (2018) https://baltimore.cbslocal.com/2018/04/23/school-removes-bathroom-doors-vaping/

338. New York Post. Alabama school removes bathroom stall doors to stop students from vaping. (2019) https://nypost.com/2019/09/08/alabama-school-removes-bathroom-stall-doors-to-stop-students-from-vaping/

339. Du, P., Bascom, R., Fan, T., Sinharoy, A., Yingst, J., Mondal, P. & Foulds, J. Changes in flavor preference in a cohort of long-term electronic cigarette users. Ann. Am. Thorac. Soc. (2020) DOI: 10.1513/AnnalsATS.201906-472OC; https://pubmed.ncbi.nlm.nih.gov/31978316

340. Clive Bates – The counterfactual. The US vaping flavour ban: twenty things you should know. (2019) https://www.clivebates.com/the-us-vaping-flavour-ban-twenty-things-you-should-know/

341. Talih, S., Salman, R., El-Hage, R., Karam, E., Karaoghlanian, N., El-Hellani, A., Saliba, N. & Shihadeh, A. Characteristics and toxicant emissions of JUUL electronic cigarettes. Tob. Control 28, 678-680 (2019) DOI: 10.1136/tobaccocontrol-2018-054616; https://pubmed.ncbi.nlm.nih.gov/30745326

342. Pankow, J. F., Kim, K., McWhirter, K. J., Luo, W., Escobedo, J. O., Strongin, R. M., Duell, A. K. & Peyton, D. H. Benzene formation in electronic cigarettes. PloS One 12, e0173055 (2017) DOI: 10.1371/journal.pone.0173055; https://pubmed.ncbi.nlm.nih.gov/28273096

343. Dr. Farsalinos – E-Cigarette Research. Study titled „Benzene formation in e-cigarettes" found that air has more benzene than e-cigs. (2017) http://ecigarette-research.org/research/index.php/whats-new/2017/252-benz

344. Morean, M. E., Krishnan-Sarin, S. & S. O'Malley, S. Assessing nicotine dependence in adolescent e-cigarette users: The 4-item Patient-Reported Outcomes Measurement Information System (PROMIS) Nicotine Dependence Item Bank for electronic cigarettes. Drug Alcohol Depend. 188, 60-63 (2018) DOI: 10.1016/j.drugalcdep.2018.03.029; https://pubmed.ncbi.nlm.nih.gov/29753155

345. Vogel, E. A., Ramo, D. E. & Rubinstein, M. L. Prevalence and correlates of adolescents' e-cigarette use frequency and dependence. Drug Alcohol Depend. 188, 109-112 (2018) DOI: 10.1016/j.drugalcdep.2018.03.051; https://pubmed.ncbi.nlm.nih.gov/29763848

346. Centers for Disease Control and Prevention. Youth Risk Behavior Surveillance — United States, 2017. Supplementary Tables 7-15: Behaviors that Contribute to Unintentional Injuries. (2018) https://www.cdc.gov/healthyyouth/data/yrbs/2017_tables/contribute_to_injury.htm#t7_down

347. World Health Organization. E-cigarettes are harmful to health. (2020) https://www.who.int/news-room/detail/05-02-2020-e-cigarettes-are-harmful-to-health

348. Süddeutsche Zeitung. Cyberkriminelle entdecken E-Zigaretten für sich. (2016) https://www.sueddeutsche.de/digital/schadsoftware-cyberkriminelle-entdecken-e-zigaretten-fuer-sich-1.3013082

349. National Affairs. Sally Satel: The E-Cigarette Revolution That Wasn't. (2020) https://www.nationalaffairs.com/publications/detail/the-e-cigarette-revolution-that-wasn't

350. Tiihonen, J., Ronkainen, K., Kangasharju, A. & Kauhanen, J. The net effect of smoking on healthcare and welfare costs. A cohort study. BMJ Open 2, e001678 (2012) DOI: 10.1136/bmjopen-2012-001678; https://pubmed.ncbi.nlm.nih.gov/23233699

351. Lungenfachklinik Immenhausen. Kurs zur Tabakentwöhnung. (2020) http://www.lungenfachklinik-immenhausen.de/index.php?seitenid=218&parent=210&brosis=91&nmon=114&lang=

352. Lungenärzte im Netz. Das Dampfen nikotinhaltiger E-Zigaretten beeinträchtigt die Selbstreinigung der Atemwege. (2019) https://www.lungenaerzte-im-netz.de/news-archiv/meldung/article/das-dampfen-nikotinhaltiger-e-zigaretten-beeintraechtigt-die-selbstreinigung-der-atemwege/

353. Foundation for a Smoke-Free World. Global Trends in Nicotine – 2019 Update. (2019) https://www.smokefreeworld.org/wp-content/uploads/2019/08/fsfw_global_trends_in_nicotine_designupdate.pdf

354. Centers for Disease Control and Prevention. Cancers linked to tobacco use make up 40 % of all cancers diagnosed in the United States. (2016) https://www.cdc.gov/media/releases/2016/p1110-vital-signs-cancer-tobacco.html

355. DKFZ – Deutsches Krebsforschungszentrum. Aus der Wissenschaft – für die Politik. Regulierungsempfehlungen für elektronische Inhalationsprodukte. (2014) https://www.dkfz.de/de/tabakkontrolle/download/Publikationen/AdWfP/AdWfdP_Regulierungsempfehlungen_fuer_elektronische_Inhalationsprodukte.pdf

356. SPIEGEL Wissenschaft – Manfred Dworschak. Wie Pharmakonzerne gegen die E-Zigarette vorgehen. (2019) https://www.spiegel.de/wissenschaft/warum-die-pharmalobby-die-e-zigarette-bekaempft-a-00000000-0002-0001-0000-000165579742

357. World Health Organization. WHO FRAMEWORK CONVENTION ON TOBACCO CONTROL. (2003) https://www.who.int/tobacco/framework/WHO_FCTC_english.pdf

358. Conference of the Parties to the WHO Framework Convention on Tobacco Control. Electronic Nicotine Delivery Systems and Electronic Non-Nicotine Delivery Systems (ENDS/ENNDS). (2016) https://www.who.int/fctc/cop/cop7/FCTC_COP_7_11_EN.pdf

359. World Health Organization. WHO statement on ban of e-cigarettes by Government of India. (2019) https://www.who.int/india/news/detail/19-09-2019-who-statement-on-ban-of-e-cigarettes-by-government-of-india

360. Iowa Department of Justice – Office of the Attorney General. International experts in tobacco policy say WHO is blocking innovation and wasting opportunities to save millions of lives. (2020) https://www.iowaattorneygeneral.gov/newsroom/world-tobacco-day-who-vaping-experts

361. Prof. Heino Stöver – Youtube. Online-Symposium „Zwischenbilanz E-Zigarette: Was wir wissen, müssen" am 27.05.2020. Teil 4. (2020) https://www.youtube.com/watch?v=A9m8nKtL7HE

362. VAPERS.GURU – Joey Hoffmann. Vernetzung der Gegner der E-Zigarette in Deutschland. (2019) https://www.vapers.guru/wp-content/uploads/2019/05/Konspiration.pdf

363. VSI -Vape Scene Investigation (Youtube). Update zur USA Verbotswelle – Nur Geld der Grund? (2019) https://youtu.be/3v4N7-ZAXxA

364. World Health Organization. Guidelines for implementation of Article 5.3 of the WHO Framework Convention on Tobacco Control. (2008) https://www.who.int/fctc/guidelines/article_5_3.pdf?ua=1

365. 8th ECToH – European Conference on Tobacco or Health. Registration. (2020) https://www.ectoh.org/conference-ticket.html

366. Foundation for a Smoke-Free World. Funding. (2018) https://www.smokefreeworld.org/our-vision/funding/

367. World Health Organization. WHO Statement on Philip Morris funded Foundation for a Smoke-Free World. (2017) https://www.who.int/news-room/detail/28-09-2017-who-statement-on-philip-morris-funded-foundation-for-a-smoke-free-world

368. Yach, D. Accelerating an end to smoking: a call to action on the eve of the FCTC's COP9. Drugs and Alcohol Today (2020) DOI: 10.1108/DAT-02-2020-0012; https://www.emerald.com/insight/content/doi/10.1108/DAT-02-2020-0012/full/pdf

369. Polosa, R. & Crawley, F. P. Scientific and ethical obligations to publish tobacco industry-funded research on nicotine delivery systems of reduced risk. Toxicology 390, 61-62 (2017) DOI: 10.1016/j.tox.2017.09.003; https://pubmed.ncbi.nlm.nih.gov/28882573

370. Herman, E. S. & Chomski, N. Manufacturing Consent: The Political Economy of the Mass Media, Pantheon Books, USA (1988)

371. KONTRAST.at. Printmedien in Österreich. (2018) https://kontrast.at/medien-oesterreich/

372. Buchegger, R. Irren mit Hausverstand: Warum scheinbar einfache Lösungen und Alltagsregeln falsche Ratgeber sind, Goldegg Verlag, Berlin (2013)

Zum Autor

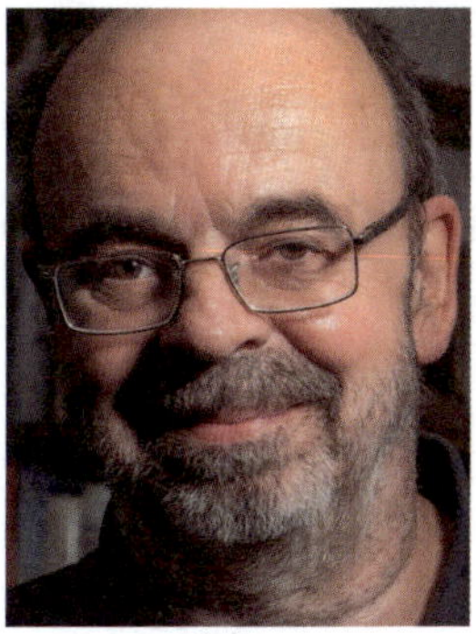

Dr. Bernhard-Michael (Bernd) Mayer, geboren 1959 in Graz, ist seit 1999 Ordentlicher Universitätsprofessor für Pharmakologie und Toxikologie im Fachbereich Pharmazie der Universität Graz. Sein Forschungsschwerpunkt ist die molekulare Pharmakologie des Herzkreislauf-Systems, einem Thema zu dem er über 300 Arbeiten in internationalen Fachzeitschriften veröffentlicht hat. Mayer wurde mit zahlreichen Wissenschaftspreisen ausgezeichnet und ist korrespondierendes Mitglied der Österreichischen Akademie der Wissenschaften.

Neben Forschung und Lehre im Bereich Pharmakologie und Toxikologie unterrichtet Mayer Philosophie der Naturwissenschaften und widmet sich der Aufklärung von Studierenden über Pseudowissenschaften und esoterische Konzepte der sogenannten Alternativmedizin. Seit 2006 beschäftigt sich Mayer auch mit den gesundheitlichen Aspekten von E-Zigaretten. In öffentlichen Vorträgen, Anhörungen vor politischen Gremien und schriftlichen Stellungnahmen entlarvt Mayer die Argumente gegen den Umstieg auf das Dampfen als nicht durch Wissenschaft gestützte Behauptungen finanziell und ideologisch bedrohter Interessensgruppen, allen voran der pharmazeutischen Industrie und dem eng mit der Industrie vernetzten öffentlichen Gesundheitswesen.

Die Freiheit der Wissenschaft ist im österreichischen Staatsgrundgesetz (Artikel 17) und im Universitätsgesetz (§ 2) verankert und hat Verfassungsrang. Als Universitätsprofessor und Beamter im öffentlichen Dienst ist Mayer ideell und finanziell unabhängig von Interessengruppen, Industrie, Politik und Behörden.